Rund um die Hand

Chirurgie
Surgery

Band 3

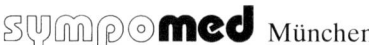 München

Vorwort

Nach dem Medizinstudium möchten viele angehende Chirurgen – und insbesondere Unfallchirurgen – ihre praktische operative Erfahrung möglichst rasch und nicht nur durch Assistieren erlernen, sondern auch durch Üben der Zugänge an der Leiche – kombiniert mit der Durchführung verschiedener Osteosynthesen – sowie durch Weichteiloperationen, um zuerst unter Anleitung und Überwachung eines erfahreneren Chirurgen und schließlich selbständig die verschiedensten Operationen durchführen zu können.

Um die notwendigen Bedingungen solcher Workshops mit praktischen Übungen, die auch als Kurse, Symposien, Arbeitstagungen etc. bezeichnet werden, optimal organisieren zu können, bedurfte es der Zusammenarbeit mit der Gesellschaft zur Wissenschaftlichen Aus- und Weiterbildung in der Unfallchirurgie Graz, der Universitätsklinik für Unfallchirurgie, dem Anatomischen Institut der Universität Graz, der Arbeitsgemeinschaft für Osteosynthesefragen Österreich sowie des Münchner Verlages «Sympomed». Letzterer hat die – früher nur als fotokopierte Unterlagen – zur Verfügung gestellten Vorträge hier in ansprechender Form herausgebracht.

Eine weitere entscheidende Grundvoraussetzung für die Qualität dieser Workshops ist in der optimalen Konservierung der anatomischen Präparate zu sehen, wie sie die Konservierung nach Thiel bietet. Nur dann findet der Chirurg am Präparat ähnliche Verhältnisse wie am Lebenden vor.

Dem Verlag, allen Autoren und insbesondere den Herren Dr. Wolfgang Grechenig, Prof. Dr. Michael Fellinger, Dr. Hans Gunther Clement von der Unfallchirurgischen Klinik sowie Dr. Norbert Peter Tesch und Prof. Dr. Andreas Weiglein vom Anatomischen Institut gebührt ein ganz besonderer Dank für ihre unermüdlichen Vorbereitungsarbeiten, die zu diesen Lehrveranstaltungen und zu diesem Buch geführt haben. Besonderer Dank gebührt auch Frau Hambrosch, die die anatomischen Zeichnungen hergestellt hat.

Dieses Buch soll den Teilnehmern und Lernenden zum Wissensgewinn dienen und zu wissenschaftlichen Diskussionen anregen. Konstruktive Kritik und Verbesserungsvorschläge sollen bei der nächsten Auflage berücksichtigt werden.

Graz, August 1998   *o. Univ.-Prof. Dr. F. Anderhuber*
                                      o. Univ.-Prof. Dr. R. Szyszkowitz

Einleitung

Die große Resonanz auf die Grazer postpromotionellen Fortbildungskurse für Unfallchirurgen, im speziellen auf den Workshop Handchirurgie, hat auch eine gesteigerte Nachfrage nach einem Manuskript mit sich gebracht. Mit dem Sympomed Verlag München konnten wir die Herausgabe eines etwas erweiterten «Hands out» in Buchform verwirklichen.

Dabei wenden wir uns nicht an den Handspezialisten, sondern an jene Kollegenschaft, welche die Art und Weise der Grazer Fortbildungskurse – nämlich aus der Praxis für die Praxis – als geeignete Form zur Aus- und Weiterbildung ansieht. Die Buchbeiträge sind deshalb nicht als wissenschaftliche Abhandlungen konzipiert, vollgepfropft mit Literaturhinweisen, vielmehr haben die Autoren neben heute allgemein gültige Richtlinien und Standards auch eigene Erfahrung aus langjähriger Praxis einfließen lassen.

Den Mitautoren, allen Freunden und Mitarbeitern, ohne die es die Grazer Fortbildungskurse in ihrer speziellen Form nicht gäbe, sagen wir Dank für ihre Mithilfe an der Kursgestaltung sowie für die Erarbeitung der Grundlagen dieses Buches. Speziellen Dank Herrn Prof. Dr. R. Szyszkowitz für seine Unterstützung sowie Herrn Prof. Dr. F. Anderhuber für sein Engagement in der postpromotionellen Fortbildung.

W. Grechenig
M. Fellinger

Inhalt

I. Frakturen

II. Arthroskopie am Handgelenk

III. Sehnen-/Nervenläsionen

IV. Der Handgelenkschmerz

V. Plastische Chirurgie

Autorenverzeichnis

Clement H., Ass. Dr. med.
Universitätsklinik für Unfallchirurgie
Auenbruggerplatz 7a
A-8036 Graz

Fellinger M., Univ.-Prof. Dr. med.
Universitätsklinik für Unfallchirurgie
Auenbruggerplatz 7a
A-8036 Graz

Georgi E., Dr. med.
Unfallkrankenhaus Graz
Göstingerstraße 24
A-8021 Graz

Grechenig W., OA Dr. med.
Universitätsklinik für Unfallchirurgie
Auenbruggerplatz 7a
A-8036 Graz

Hellbom B., Prof. Dr. med.
Klinische Abteilung für Plastische Chirurgie
Universitätsklinik für Chirurgie
Auenbruggerplatz 29
A-8036 Graz

Helmberger R., OA Dr. med.
Unfallkrankenhaus Salzburg
Dr.-Franz-Rehrl-Platz 5
A-5010 Salzburg

Hofer P., Univ.-Prof. Dr. med.
Universitätsklinik für Unfallchirurgie
Auenbruggerplatz 7a
A-8036 Graz

Kröpfl A., OA Dr. med.
Unfallkrankenhaus Salzburg
Dr.-Franz-Rehrl-Platz 5
A-5010 Salzburg

Mähring M., Prim. Univ.-Prof. Dr. med.
Universitätsklinik für Unfallchirurgie
Auenbruggerplatz 7a
A-8036 Graz

Mayr J., Univ.-Doz. Dr. med.
Universitätsklinik für Kinderchirurgie
Auenbruggerplatz 34
A-8036 Graz

Pachucki A., Prim. Dr. med.
A. ö. Krankenhaus Amstetten
Unfallabteilung
Krankenhausstraße 21
A-3300 Amstetten

Passler J. M., Univ.-Doz. Dr. med.
Universitätsklinik für Unfallchirurgie
Auenbruggerplatz 7a
A-8036 Graz

Pechlaner S., Doz. Dr. med.
Universitätsklinik für Unfallchirurgie
Anichstraße 35
A-6020 Innsbruck

Peicha G., OA Dr. med.
Universitätsklinik für Unfallchirurgie
Auenbruggerplatz 7a
A-8036 Graz

Pierer G., Prof. Dr. med.
Klinische Abteilung für Plastische Chirurgie
Universitätsklinik für Chirurgie
Auenbruggerplatz 29
A-8036 Graz

Plecko M., OA Dr. med.
Unfallkrankenhaus Graz
Göstingerstraße 24
A-8021 Graz

Russe F., OA Dr. med.
Unfallkrankenhaus Wien-Meidling
Kundratstraße 37
A-1120 Wien

Schwarzl F., OA Dr. med.
Klinische Abteilung für Plastische Chirurgie
Universitätsklinik für Chirurgie
Auenbruggerplatz 29
A-8036 Graz

Seggl W., Univ.-Prof. Dr. med.
Universitätsklinik für Unfallchirurgie
Auenbruggerplatz 7a
A-8036 Graz

Seibert F. J., OA Dr. med.
Universitätsklinik für Unfallchirurgie
Auenbruggerplatz 7a
A-8036 Graz

Szyszkowitz R., o.Univ.-Prof. Dr. med.
Universitätsklinik für Unfallchirurgie
Auenbruggerplatz 7a
A-8036 Graz

Tesch N. P., Dr. med.
Anatomisches Institut der Universität Graz
Harrachgasse 21
A-8010 Graz

Weiglein A., Univ.-Doz. Dr. med.
Anatomisches Institut der Universität Graz
Harrachgasse 21
A-8010 Graz

I. Frakturen

Chirurgie. München, Sympomed, 1998, vol 3, pp 1–5.

Elastisch-stabile Markschienung von Oberarmschaftfrakturen im Wachstumsalter

J. Mayr

Universitätsklinik für Kinderchirurgie, Graz, Österreich

Einleitung

Die Behandlung von Oberarmschaftfrakturen im Wachstumsalter erfolgt, wie von *Ritter* angegeben, fast ausschließlich konservativ [3]. Kinder und Jugendliche tolerieren die Ruhigstellung des verletzten Oberarmes im Gipsdesault, U-Gips, oder Gilchrist-Verband meist sehr gut, wobei die Ruhigstellungszeit im wesentlichen mit dem Alter des Kindes korreliert. Geburtstraumatische Humerusschaftfrakturen verheilen meist innerhalb von 2 Wochen, während Humerusschaftfrakturen bei Jugendlichen eine etwa 4wöchige Ruhigstellung erfordern. Nach dieser Ruhigstellungsphase erlangen Kinder auch ohne Physikotherapie sehr rasch wieder eine freie Beweglichkeit der angrenzenden Gelenke. Die von *Debozi* und *Hall* für Humerusfrakturen Erwachsener – und von *Sessa* et al. für kindliche Humerusschaftfrakturen beschriebene elastisch-stabile Markschienung (ESMS) mit den von *Ender* beschriebenen Federnägeln stellt daher im Wachstumsalter eine Sonderindikation dar, die für im Gipsverband nicht retinierbare Frakturen, für Kinder mit Mehrfachverletzungen, zerebral behinderte Kinder und Kinder mit Kettenfrakturen und begleitenden Haut- und Weichteilverletzungen der oberen Extremität reserviert werden sollte [1,2,4].

Methodik

Technik der ESMS mit Kinder-Endernägeln bei Humerusschaftfrakturen

Zwei C-förmig vorgebogene Kinder-Endernägel passender Länge werden im Endbereich nochmals auf etwa 1 cm Länge um ca. 10–20° in Richtung der Nagelvorbiegung abgewinkelt, um eine bessere Lenkbarkeit der Markschienen im Markraum zu gewährleisten. Die Wahl der Schienenstärke erfolgt so, daß beide Markschienen zusammen etwa $^2/_3$ des Markraumdurchmessers an der schmalsten Stelle des Röntgenbildes ausfüllen. In Allgemeinnarkose wird in Rückenlage bei gestrecktem Arm die Fraktur vorreponiert (gelingt dies wegen Interposition von Weichteilen nicht, sollte der Frakturbereich über eine kleine Inzision aufgesucht werden und die Interposition behoben werden). Über zwei etwa 2 cm lange, gegenüberliegende Hautinzisionen im Bereich des ulnaren und radialen Epikondyls wird im Humerusmetaphysenbereich proximal der Epiphysenfuge ein 3,2 mm Bohrloch (oder eine Knochenöffnung mit dem 3,5-mm-Pfriem) geschaffen und jeweils eine Markschiene in den Markraum eingebracht. Die Markschienen (MS) werden möglichst gleichzeitig im Markraum zur Fraktur vorgeschoben unter Hin- und Herschwenken der Spitze, um ein Verhaken der Schienenspitzen im Markraum zu vermeiden. Die technisch einfacher vorzubringende MS-Spitze wird unter Bildverstärker-Sicht etwas über den Frakturbereich vorgeschoben. Durch Verdrehen einer nur wenig (2–3 cm) ins proximale Fragment eingebrachten Markschienenspitze läßt sich eine Seitverschiebung der Frakturfragmente korrigieren, durch Verdrehen einer etwa 4–6 cm weit ins proximale Fragment eingebrachten Markschienenspitze läßt sich eine Angulation korrigieren und erleichtert so die Einbringung der zweiten MS. Zur Stabilisierung von Humerusschaftfrakturen sollten die Markschienen unter Schonung der Epiphysenfugen eingebracht werden. Auch dislozierte, proximale, metaphysäre Humerusfrakturen und proximale Humerusepiphysenlösungen lassen sich mit aufsteigend eingebrachten Markschienen stabilisieren. Zur Erzielung einer ausreichenden Stabilität kann eine Kreuzung der proximalen Wachstumsfuge erforderlich werden. Dann sollte lediglich eine Schienenstärke bis zu 2,5 mm verwendet werden. Humerusfrakturen des distalen Drittels lassen sich besser mit absteigend eingebrachten Kinder-Endernägeln stabilisieren, wobei durch eine S- bzw. C-förmige Vorbiegung der Markschienen die Einbringung beider Markschienen über eine Inzision und ein Bohrloch möglich ist (Abb. 1). Besteht nach Einbringen der Markschienen noch eine Restfehlstellung, so kann diese häufig durch gezieltes, geringfügiges Verdrehen der Markschienen unter Bildverstärker-Sicht nachkorrigiert werden. Die Anlage eines Gipsverbandes ist nicht erforderlich, es reicht, eine leichte Bandage und ein Dreiecktuch durch einige Tage zu tragen. Die MS werden nach ca. 3 Monaten entfernt.

Nachuntersuchung ESMS-stabilisierter Humerusschaftfrakturen
In einem 5-Jahres-Zeitraum wurden 23 ESMS zur Stabilisierung von Humerusschaftfrakturen ausgeführt, sowie 10 weitere ESMS zur Stabilisierung von pathologischen Humerusfrakturen (frakturierte, juvenile/aneurysmatische Knochenzysten). Nach Entfernung des Osteosynthesematerials wurden alle im Inland lebenden Kinder, die keine pathologische Humerusfraktur erlitten hatten, zu einer Nachuntersuchung eingeladen. Die Untersuchung erfolgte nach subjektiven Kriterien (Wetterfühligkeit, Schmerzen, störende Narben), klinischen Kriterien (ROM angrenzender Gelenke, Armachsen, Armlänge und grobe Kraft, jeweils im Seitenvergleich) und fakultativ durchgeführten Humerus-Röntgenaufnahmen.

Ergebnisse

Das Alter der 23 Kinder betrug zum Unfallzeitpunkt 9 Jahre (2–15 Jahre), und alle Kinder hatten geschlossene Frakturen erlitten. 4 dieser Kinder hatten Mehrfachverletzungen erlitten, und 2 Kinder Kettenfrakturen

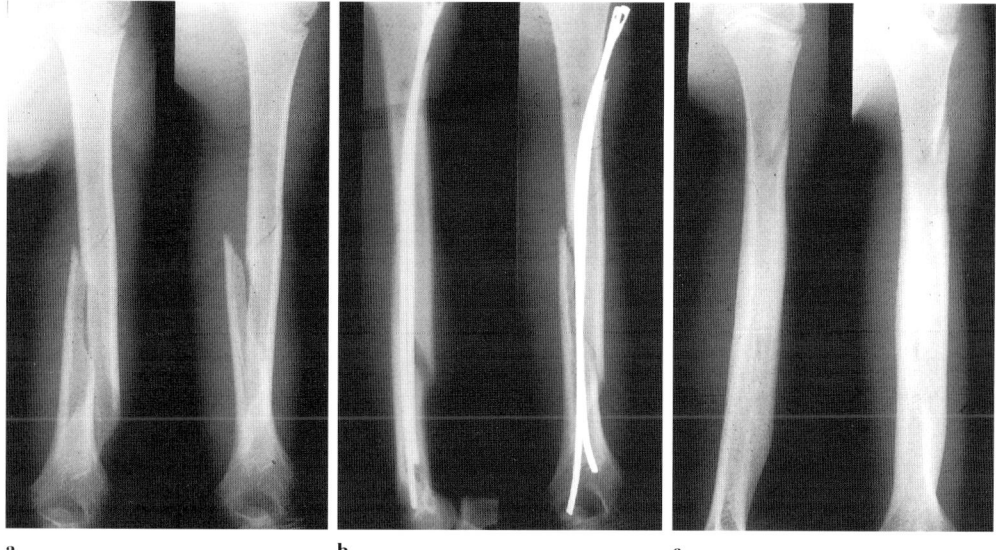

a   b   c

Abbildung 1. Distale Humerusspiralfraktur eines 10jährigen Knaben. **a** Dislozierte, distale Humerusspiralfraktur; **b** nach ESMS mit descendierend über 1 Bohrloch eingebrachten Kinder-Endernägeln; **c** Ergebnis 5 Monate nach Unfall. Achsengerechte Konsolidation der Fraktur.

(Abb. 2). Bei einem 2jährigen Kind bestand eine primäre Nervus-radialis-Läsion. Postoperativ kam es bei einem Kind 2 Wochen nach der Operation zum Auftritt einer Hautperforation über einem vorstehenden Schienenende, welche durch Entfernung der Schiene behandelt wurde. Alle Frakturen heilten, eine verzögerte Frakturheilung wurde bei keinem Patienten beobachtet. Die Markschienen wurden 3 Monate (2,5–4,0 Monate) nach ihrer Einbringung entfernt.

Nachuntersuchungsergebnisse

18 der 23 Kinder (78%) konnten 1 Jahr (3 Monate bis 3,5 Jahre) nach dem Unfall nachuntersucht werden. Die primäre Radialisparese des 2jährigen Kindes bildete sich innerhalb eines Jahres im wesentlichen bis auf eine Unfähigkeit der Dorsalflexion im Handgelenk zurück, worauf eine Sehnen-verlagerung zur Ermöglichung einer aktiven Handgelenkdorsalflexion mit sehr gutem funktionellem Ergebnis vorgenommen wurde. Von den übrigen 17 Kindern klagte eines über Wetterfühligkeit, keines der Kinder gab bela-

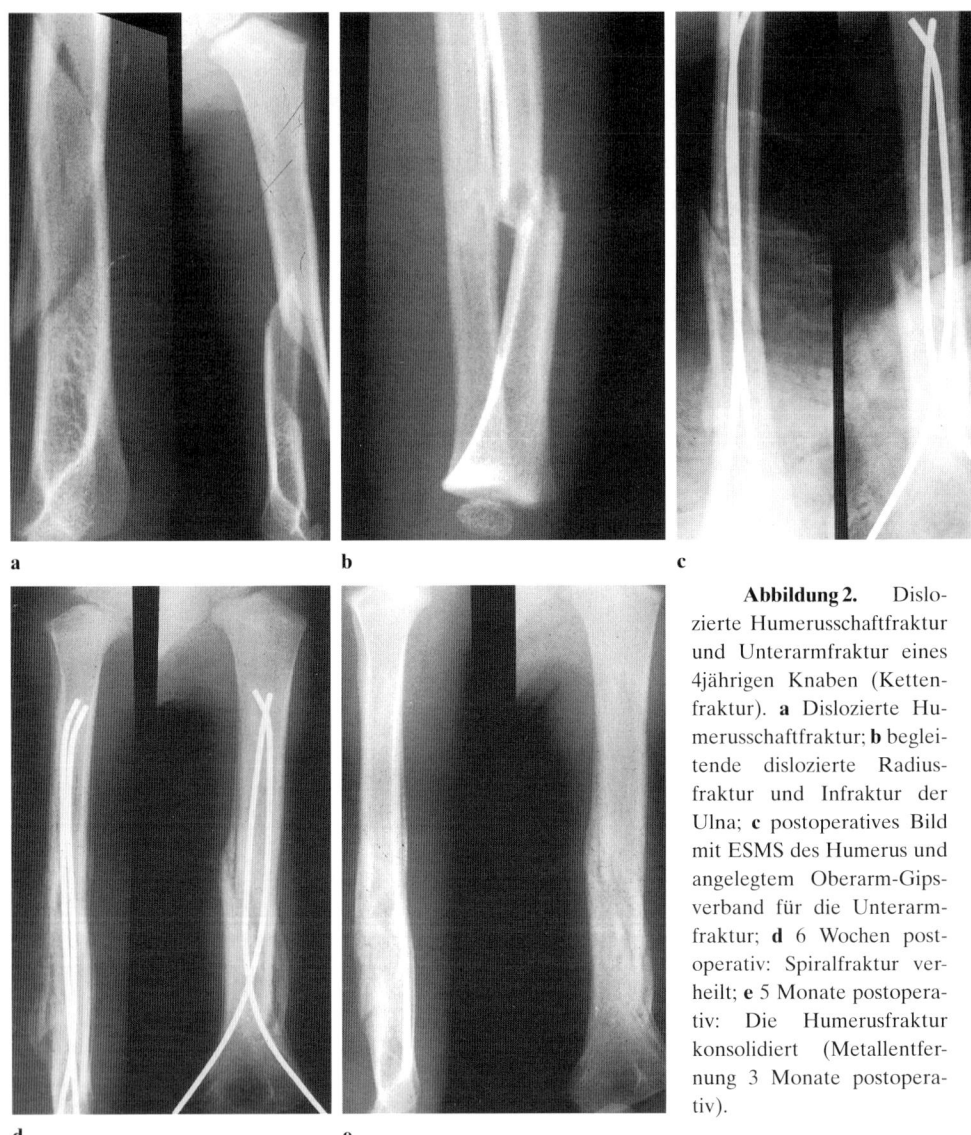

a b c

d e

Abbildung 2. Dislozierte Humerusschaftfraktur und Unterarmfraktur eines 4jährigen Knaben (Kettenfraktur). **a** Dislozierte Humerusschaftfraktur; **b** begleitende dislozierte Radiusfraktur und Infraktur der Ulna; **c** postoperatives Bild mit ESMS des Humerus und angelegtem Oberarm-Gipsverband für die Unterarmfraktur; **d** 6 Wochen postoperativ: Spiralfraktur verheilt; **e** 5 Monate postoperativ: Die Humerusfraktur konsolidiert (Metallentfernung 3 Monate postoperativ).

stungsabhängige Schmerzen oder störende Narbenbildungen an. 2 der 17 Kinder (11,7%) wiesen Bewegungseinschränkungen des Ellbogengelenks zwischen 5 und 10° im Seitenvergleich auf, und bei 2 Kindern (11,7%) zeigten sich Oberarmlängendifferenzen zwischen −5 und −15 mm am operierten Oberarm. Bei 2 Kindern (11,7%) fanden sich radiologische Achsabweichungen zwischen 5 und 15°. Im Nachuntersuchungszeitraum kam es zu keinem Auftritt einer Osteomyelitis.

Diskussion

Die Behandlung von Humerusschaftfrakturen im Wachstumsalter stellt weiterhin eine Domäne der konservativen Therapie dar. Die ESMS bietet sich als sichere, effektive, einfache und kostengünstige Behandlungsoption für Humerusschaftfrakturen im Wachstumsalter an, wenn sich die Fraktur nicht zufriedenstellend retinieren läßt, die Behandlungs- und Pflegesituation dies erfordert (Mehrfachverletzungen, Schädel-Hirn-Traumen), Kettenfrakturen eine Stabilisierung der Fraktur erfordern oder die Haut-Weichteilsituation einen Gipsverband nicht zuläßt. Die ESMS von Humerusschaftfrakturen im Wachstumsalter erfordert zwar einen Bildverstärkereinsatz und einen zweiten Eingriff zur Metallentfernung, sie erlaubt jedoch bei gegebener Indikation eine sichere und einfache Stabilisierung dieser Frakturen, erleichtert Pflege und Rehabilitation der betroffenen Kinder, erlaubt eine gipsfreie Nachbehandlung und ergibt sehr gute kosmetische und funktionelle Ergebnisse.

Literatur

1   Dobozi WR, Hall RF: Flexible intramedullary nailing of humeral shaft fractures; in Browner BD, Edwards CC (eds): The science and practice of intramedullary nailing. Philadelphia, Lea & Febiger, 1987, pp 305–318.
2   Ender J, Simon-Weidner R: Die Fixierung der trochantären Brüche mit runden elastischen Condylennägeln. Acta Chir Austr 1970;1:40–42.
3   Ritter G: Verletzungen des Schultergürtels und der oberen Extremität; in Sauer H (Hrsg): Das verletzte Kind. Stuttgart, Georg Thieme, 1984, pp 427–475.
4   Sessa S, Lascombes P, Prevot J, Gagneux E, Blanquart D: Embrochage centromédullaire dans les fractures de l'extrémité supérieure de l'humérus chez l'enfant et l'adolescent. Chir Pédiatr 1990;31:43–46.

Chirurgie. München, Sympomed, 1998, vol 3, pp 6–13.

Elastisch-stabile Markschienung (ESMS) von Kinderfrakturen im Unterarmbereich

J. Mayr

Universitätsklinik für Kinderchirurgie, Graz, Österreich

Einleitung

Seit der Beschreibung des Stabilisierungskonzeptes für trochantäre Brüche von *Ender* und *Simon-Weidner* unter Verwendung von runden, elastischen Kondylennägeln und der Beschreibung des biomechanischen Prinzips der ESMS, der Umwandlung von Scherkräften im Frakturbereich in Zug- und Druckkräfte durch *Firica*, hat die ESMS auch zur Behandlung von Unterarmfrakturen im Wachstumsalter zunehmende Verbreitung gefunden [2,3]. Die um die Fraktur gelegene Muskulatur spielt bei dieser Methode eine entscheidende Rolle für die Stabilisierung, denn sie korrigiert geringe postoperative Angulationen, umhüllt den Kallus und schränkt Rotationsbewegungen im Frakturbereich ein. Aufgrund des geringen Durchmessers des Markraumes der Unterarmknochen läßt sich jeweils nur eine Markschiene pro Unterarmknochen einbringen. Um das biomechanische Prinzip der ESMS anwenden zu können, ist durch geeignetes Vorbiegen und Positionieren (Rotation!) der Markschienen sicherzustellen, daß es zu einer idealen Ausspannung der Membrana interossea in Frakturhöhe kommt, da sonst die erforderliche 3-Punkt-Abstützung der Markschiene nicht gewährleistet ist.

Patienten und Methodik

1. In einem 4-Jahres-Zeitraum wurden 27 Kinder, 15 Mädchen und 12 Knaben, im Alter von 10 Jahren (4 und 15 Jahre) mit dislozierten Unterarmfrakturen im mittleren und proximalen Unterarmdrittel behandelt.

2. In einem 7-Jahres-Zeitraum wurden 29 Kinder, 16 Mädchen und 13 Knaben, im Alter von 9 Jahren (4 bis 15 Jahre) mit 20 Monteggia-Frakturen (darunter eine Monteggia-Fraktur mit Refraktur und 2 offene Monteggia-Frakturen) und 10 Radiusköpfchenfrakturen mit ESMS behandelt.

Indikation zur ESMS

Unterarmfrakturen
Alle Unterarmfrakturen im mittleren und proximalen Drittel, welche sich nach vorange-gangener Reposition im Gipsverband nicht sicher retinieren lassen, oder bei denen sich eine an-fangs tolerable Fragmentstellung so verschlechtert, daß zur Korrektur ein Eingriff in Narkose geplant wird, sollten durch ESMS stabilisiert werden.

Monteggiafrakturen
Monteggiafrakturen, bei denen nach Reposition die Fraktur im Gipsverband nicht ausrei-chend stabil retiniert werden kann, sollten durch ESMS stabilisiert und gipsfrei behandelt wer-den.

Radiusköpfchenfrakturen
Während Radiusköpfchenfrakturen (RKF) mit Fehlstellungswinkeln unter 40° oder Seit-verschiebungen unter 5 mm bei unter 10 Jahre alten Kindern ebenso wie RKF mit Fehlstellungs-winkeln unter 20° und Seitverschiebungen unter 3 mm bei über 10 Jahre alten Kindern tolerier-bar sind, sollten darüber hinausgehende Fehlstellungen entsprechend den Empfehlungen von *Linhart* geschlossen reponiert und mit ESMS stabilisiert werden [4].

Untersucht werden Alter bei Unfall, Frakturtyp und Dislokation (nach *Bado* bei Monteg-giafrakturen, nach *Judet* bei Radiusköpfchenfrakturen), der Auftritt postoperativer Komplika-tionen und das Ausheilungsergebnis [1,5].

Alle Kinder wurden nach Metallentfernung zu einer Nachuntersuchung (NU) eingeladen. Diese NU beurteilte subjektive Kriterien (Wetterfühligkeit, Schmerzen, störende Narben), klini-sche Kriterien (Bewegungsumfang im Seitenvergleich nach der Neutral-Null-Methode, Armach-sen-, grobe Kraft-, im Seitenvergleich) und eine Röntgenkontrolle in 2 Ebenen (radiologische Armachsen, Frakturkonsolidation).

ESMS-Technik

Radius
Eine S-förmig vorgebogene Markschiene (MS) (Stärke: $^2/_3$ der schmalsten Markraumstär-ke im Röntgenbild) mit leicht abgewinkelter Spitze wird im Bereich der distalen Radiusmeta-physe über eine kleine radialseitige Hautinzision und ein 3,2 mm Bohrloch nach proximal unter leichtem Hin- und Herwenden der Schiene mit Hilfe eines Handgriffes unter Bildverstärker-Kon-trolle über die Radiusfraktur vorgeschoben. Im Frakturbereich sollte die MS-Krümmung zuletzt nach radial weisen, um eine maximale Ausspannung der Membrana interossea zu erzielen. Han-delt es sich um eine Radiusköpfchenfraktur, wird entsprechend der Technik von *Metaizeau* [6] unter Bildverstärker-Kontrolle das Radiusköpfchen durch manuellen Druck so weit reponiert, daß die zum Radiusköpfchen zeigende MS-Spitze in das Radiusköpfchen vorgeschoben werden

kann und durch gleichzeitigen, manuellen Druck und geeignete Rotation der lang gelassenen MS (z. B. 30 cm Kirschner-Draht) das Radiusköpfchen vollständig reponiert werden kann. Zuletzt wird durch Abwinkeln des distalen MS-Endes die MS gegen eine Verdrehung gesichert. Nach Kürzen der MS und Hautverschluß erhält das Kind eine Armbandage und eine Armschlinge für einige Tage.

Ulna

Eine C-förmig vorgebogene Markraumschiene mit kurz abgewinkelter Spitze (letzter Zentimeter um etwa 10–20° abgewinkelt in Biegerichtung der Schiene, Stärke der Schiene $^2/_3$ der schmalsten Markraumbreite im Röntgenbild) wird im Bereich der Olecranonapophyse bzw. knapp distal dieser Apophysenfuge in die Ulna von proximal eingebracht. Unter Bildverstärker-Sicht wird die Passage der MS dorsal der proximalen Ulnagelenkfläche und im Frakturbereich kontrolliert und die korrekte Rotation der Schiene geprüft, so daß es wiederum zu einer optimalen Ausspannung der Membrana interossea im Frakturbereich kommt. Bei frischen Monteggiafrakturen kommt es während des Einbringens der MS in das distale Fragment praktisch immer zu einer Spontanreposition der Radiusköpfchenluxation, sobald die Länge und korrekte Achse der Ulna wiederhergestellt wird. Das MS-Ende wird unter der Haut versenkt und die Haut verschlossen, eine elastische Bandage angelegt, und eine Armschlinge wird für einige Tage empfohlen.

Ergebnisse

ESMS von Unterarmschaftfrakturen

27 Kinder mit dislozierten Unterarmschaftfrakturen (darunter ein Kind mit beidseitiger Unterarmfraktur) im mittleren und proximalen Unterarmdrittel wurden mit ESMS behandelt, darunter auch 3 Kinder mit Unterarmrefrakturen, welche nach konservativer Vorbehandlung aufgetreten waren, und 3 Kinder mit offenen Frakturen. Entsprechend dem Frakturtyp handelte es sich entweder um komplette Frakturen beider Unterarmknochen oder um Kombinationen zwischen einer kompletten Fraktur und einer Grünholz-Fraktur je eines Unterarmknochens. 1 Kind wies eine primäre Nervus-radialis-Teilläsion auf. Alle 3 Refrakturen (wegen Obliteration des Markraumes im Frakturbereich) (Abb. 1) und 2 geschlossene Unterarmschaftfrakturen (wegen Interposition von Weichteilen im Frakturbereich) mußten über kleine Inzisionen offen reponiert werden, die verbleibenden Frakturen konnten gedeckt mit ESMS stabilisiert werden. Postoperativ kam es 3mal zu Hautirritationen durch zu lang gelassene MS-Enden im Olecranonbereich, welche durch Kürzen der MS oder Entfernung der Schiene bei bereits konsolidierten Frakturen behandelt wurden. Die primäre Radialisschwäche bildete sich innerhalb von 3 Monaten vollständig zurück. Alle Frakturen heilten, und die Metallentfernung erfolgte nach 4 Monaten (2–8 Monate).

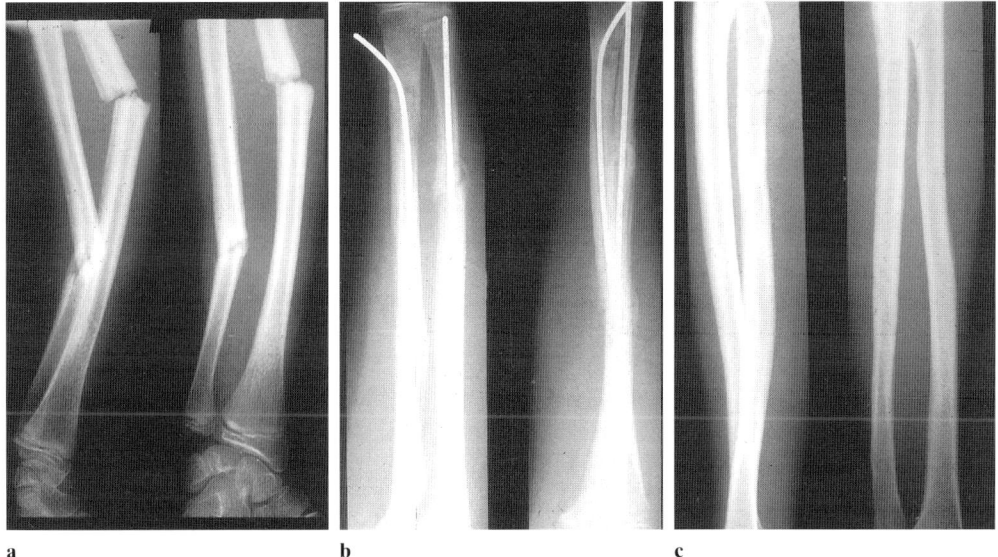

a   b   c

Abbildung 1. 7jähriges Mädchen, Unterarmrefraktur. **a** Refraktur; **b** 6 Wochen nach offener Reposition und elastisch-stabiler Markschienung; **c** Nachuntersuchungsbild nach 45 Monaten.

Nachuntersuchung der Unterarmschaftfrakturen

19 der 27 Kinder (70%) konnten nach 16 Monaten (3–45 Monate) nachuntersucht werden. 1 Kind klagte über Wetterfühligkeit, je 2 Kinder wiesen Bewegungseinschränkungen der Pro- und Supination zwischen 5 und 15° auf, und je 2 Kinder zeigten Achsabweichungen nach dorsal zwischen 5–10°. Bei einem 6jährigen Mädchen wurden nach 3 Monaten die Markschienen bei noch zirkulär ungleichmäßiger Frakturkonsolidation des Radius entfernt, und 2 Monate später kam es zum Auftritt einer Radiusrefraktur, welche konservativ im Gipsverband (mit 3-Punkt-Abstützung) durch 6 Wochen ausbehandelt wurde. Bei keinem Kind kam es im Nachuntersuchungszeitraum zum Auftritt einer Osteomyelitis.

Monteggia- und Radiusköpfchenfrakturen

In einem 7-Jahres-Zeitraum wurden 29 Kinder im Alter von 8,5 (3–14 Jahre) mit 20 Monteggiafrakturen (inklusive einer Monteggiarefraktur) und 10 Radiusköpfchenfrakturen mit ESMS behandelt. Die Klassifikation der

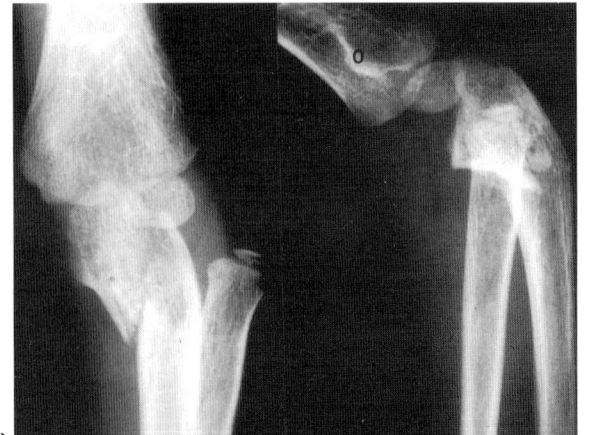

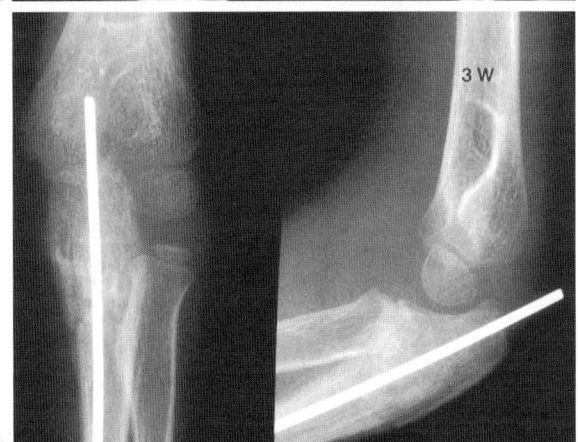

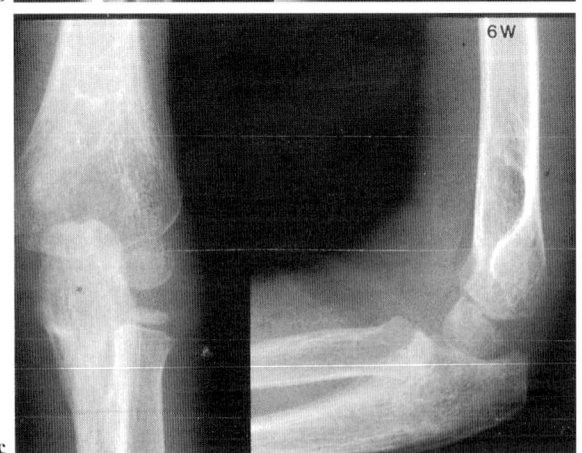

Abbildung 2. 6jähriges Mädchen, Monteggiafraktur von Typ Bado III (Radiusköpfchenluxation nach radial bei proximaler Ulnafraktur). **a** Unfallbild, proximale Ulnafraktur und Radiusköpfchenluxation nach radial; **b** 3 Wochen postoperativ, die Fraktur konsolidiert, zentrale Einstellung des Radiusköpfchens; **c** Bild 6 Wochen postoperativ, Metall bereits entfernt.

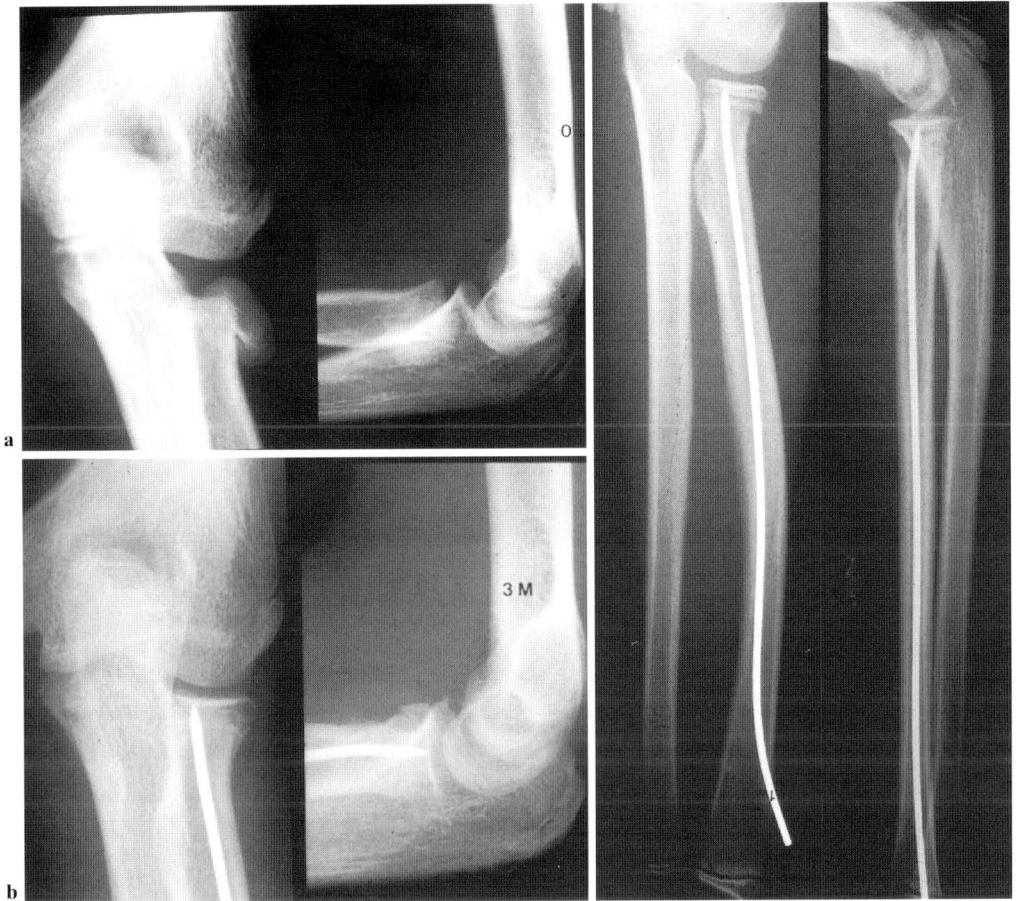

Abbildung 3. 13jähriges Mädchen, proximale Radiusepiphysenlösung mit kleinem metaphysärem Keil. **a** Radiusköpfchenepiphysenlösung mit kleinem metaphysärem Keil, Abkippungswinkel 70°, Verschiebung um Schaftbreite (Typ Judet III); **b** Bild 1 Woche nach gedeckter ESMS, gipsfreie Nachbehandlung; **c** Röntgenbild 3 Monate nach ESMS, Fraktur in achsengerechter Stellung konsolidiert.

Monteggiafrakturen erfolgte nach *Bado* (Bado I: 10 [1 Refraktur], Bado II: 3 und Bado III: 4. Bado Typ I Äquivalent: 3) [1] (Abb. 2). Zweimal handelte es sich um offene Monteggiafrakturen. Die Einteilung der Radiusköpfchenfrakturen erfolgte nach *Judet* (Judet II: 2, Judet III: 6, Judet IV: 2) [5].

Bei 2 Kindern mit geschlossener Monteggia-Fraktur war eine offene Reposition zur Behebung einer Weichteilinterposition im Frakturbereich erforderlich, und bei einem Kind mit Monteggia-Refraktur war die Einbringung der Markschiene erst nach Eröffnung des obliterierten Markraumes im Frakturbereich möglich. Bei diesem Kind war die Metallentfernung nach der ersten Monteggiafraktur bereits nach 2 Monaten erfolgt, und 2 Monate später kam es zum Auftritt der Refraktur.

Alle Radiusköpfchenfrakturen wurden durch gedeckte ESMS behandelt (Abb. 3). Alle Monteggia- und Radiusköpfchenfrakturen verheilten, und die Metallentfernung erfolgte nach 4 Monaten (1,5–12 Monate). Bei einem Kind kam es zu einer Hautirritation über dem Markschienenende im Olecranonbereich, die durch Schienenentfernung behandelt wurde.

Nachuntersuchung von Monteggiafrakturen
und Radiusköpfchenfrakturen

20 der 29 Kinder (69 %) konnten 14 Monate (3–60 Monate) nach dem Trauma nachuntersucht werden. Subjektiv klagte kein Kind über Schmerzen oder störende Narbenbildungen. Kein Kind wies ROM-Bewegungseinschränkungen über 10° im Seitenvergleich auf, und 2 Kinder zeigten Unterarmachsabweichungen zwischen 5 und 10° nach dorso-radial.

Diskussion

Die überwiegende Mehrzahl von Unterarmschaftfrakturen und Monteggiafrakturen läßt sich bei jüngeren Kindern konservativ mit sehr gutem Ergebnis behandeln. Diese Behandlung ist jedoch in Einzelfällen wenig erfolgversprechend, z. B. bei kompletten Frakturen, die sich nach Reposition nicht ausreichend verzahnen lassen und damit im Gipsverband nicht stabil zu retinieren sind. Dann bietet sich die ESMS als wenig invasive Alternative an. Sie ermöglicht eine definitive Erstversorgung und erspart den Kindern Nachrepositionen und Revisionseingriffe. Der Einsatz des Bildverstärkers ist jedoch notwendig, und ein weiterer Eingriff zur Metallentfernung ist erforderlich. Zur Vermeidung von Hautirritationen über den Markschienenenden sollten diese allerdings bei Operationsende sorgfältig versenkt werden, und die Metallentfernung ist zum Schutz vor Refrakturen erst 4–8 Monate postoperativ zu empfehlen. Die Hauptproblematik der Radiusköpfchenfraktur liegt im differenzierten Behandlungsschema in Abhängigkeit vom Knochenalter des Kindes und dem Fehlstellungsausmaß, wobei eine ausgeprägte Spontankorrekturpotenz von in Fehlstellung verheilten Radiusköpfchenfrakturen zu berücksichtigen ist [7]. So können vor dem 6. Lebensjahr Fehlstellungen bis zu 45° und Verschiebungen bis zu halber Schaftbreite spontan korrigiert werden, zwischen dem 6. und 10. Lebensjahr können Fehlstellungen bis zu 30° toleriert werden, und nach dem 10. Lebensjahr sollten nurmehr Fehlstellungen unter 15° toleriert werden. Die innere Stabilisierung in der beschriebenen Technik erlaubt eine gedeckte Reposition und übungsstabile innere Fixation dieser Frakturen. Ein besonderer Vorteil liegt darin, daß diese Behandlung zum Unterschied zu den offenen Radiusköpfchenrepositions- und Stabilisationsverfahren nicht mit einem erhöhten Risiko nachfolgender avaskulärer Nekrosen des Radiusköpfchens behaftet ist, wie auch unsere Ergebnisse zeigen [6]. Die ESMS als gedeckte Operation stellt ein sicheres, einfaches und gipsfreies Behandlungsverfahren für konservativ problematisch zu behandelnde Unterarmschaftfrakturen im mittleren und proximalen Unterarmdrittel, für instabile Monteggiafrakturen und stark dislozierte Radiusköpfchenfrakturen dar. Ein besonderer Vorteil ist die übungsstabile Fixation der Frakturfragmente, welche eine gipsfreie Nachbehandlung ermöglicht.

Literatur

1   Bado JL: The Monteggia lesion. Clin Orthop 1967;50:71–86.
2   Ender J, Simon-Weidner R: Die Fixierung der trochantären Brüche mit runden elastischen Condylennägeln. Acta Chir Austr 1970;1:40–42.
3   Firica A, Popescu R, Scarlet M et al: L'ostéosynthèse stable élastique: nouveau concept biomécanique. Rev Chir Orthop 1981;67(Suppl 2):82–91.
4   Linhart WE: Die Radiusköpfchenfraktur; in Hofmann-v. Kap-herr S (Hrsg): Die Frakturen an Unterarm und Hand im Kindesalter. Wiesbaden, Universum Verlagsanstalt, 1995, pp 60–64.
5   Judet J, Judet R, Lefranc J: Fracture du col radial chez l'enfant. Ann Chir 1962;16:1377–1385.
6   Metaizeau JP, Prévot J, Schmitt M: Reduction et fixation des fractures et decollements epiphysaires de la tete radiale par broche centro-medullaire. Rev Chir Orthop 1980;66:47–49.
7   Ritter G: Verletzungen des Schultergürtels und der oberen Extremität; in Sauer H (Hrsg): Das verletzte Kind. Stuttgart, Georg Thieme, 1984, pp 427–475.

Chirurgie. München, Sympomed, 1998, vol 3, pp 14–19.

Der «Point-Contact-Fixator (PC-Fix)» – ein neues Implantat zur Stabilisierung von Frakturen und Osteotomien am Unterarm

Beobachtungen zur Erprobung eines neuen Konzepts der «biologischen Osteosynthese»

H. P. Hofer, W. Grechenig

Universitätsklinik für Unfallchirurgie, LKH Graz, Österreich

Einleitung

Die zunehmende Kenntnis der Knochenbiologie und die Analyse klinischer Komplikationen führte mehr und mehr zu einer kritischen Beurteilung der klassischen Osteosynthesetechniken. Besonders bei ausgedehnten Trümmerzonen im Bereich der Diaphyse zeigte sich, daß mit der Plattenosteosynthese die operationstechnisch erreichbare maximale Stabilität mit anatomischer Reposition der Frakturfragmente nur zu Lasten der Fragmentvitalität verwirklicht werden konnte. Bewiesen wurde, daß zur Frakturheilung die ungestörte Gewebevitalität und nicht die primäre Osteosynthesestabilität von erstrangiger Bedeutung ist [2]. Dies berücksichtigend, repräsentierte die «Limited Contact Dynamic Compression Plate (LC-DCP)» einen weiteren Entwicklungsschritt. Ihr Design reduziert den Kontakt zwischen Knochenoberfläche und Platte und führt dadurch zu einer wesentlichen Verminderung des intrakortikalen Durchblutungsschadens [3].

Weiteres Streben nach Verbesserung eines ungestörten Heilungsverlaufes durch Minimierung des implantatbedingten vaskulären kortikalen Schadens nach Osteosynthese führte zu einem Umdenken im Behandlungskonzept am Beispiel der Stabilisierung von Unterarmschaftfrakturen. Das Resultat war die Entwicklung eines neuen Implantats, nämlich des «Point Contact Fixator (PC-Fix)» durch die AO/ASIF (Abb. 1a, b). Dessen zu erwartende Vorteile sind: Verminderung des Infektrisikos, frühere Konsolidierung – da bessere Vaskularisierung besteht – und Belastbarkeit, Verminderung des

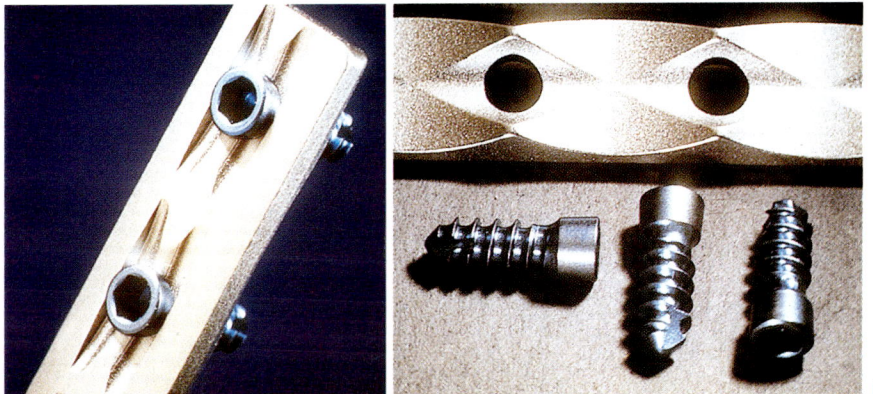

Abbildung 1. Der PC-Fix (Quelle: AO/ASIF, Davos, CH). **a** Oberseite des Implantats: Die Schrauben sind winkelstabil im Fixateur verriegelt; **b** die der Kortikalis aufliegende Unterseite: Der Fixateur kontaktiert den Knochen punktförmig, die Schrauben sind selbstschneidend, monokortikal.

Refrakturrisikos, sowie Stabilitätserhöhung. Das Risiko von Implantatversagen und Repositionsverlust soll minimiert werden [4].

Patienten, Material und Methodik

Das Implantat
Der PC-Fix gleicht einer Platte, ist aber biomechanisch ein komplett implantierbarer Fixateur interne aus Titan (Abb. 1a, b). Das Charakteristikum besteht in der Beschränkung der Implantat-Knochenkontaktfläche auf wenige Punkte, dadurch kommt es zu einer Verringerung der Knochennekrose durch komprimiertes Periost unter dem Implantat; die biologische periostale Funktion wird weitgehend erhalten. Die selbstschneidenden Schrauben sind winkelstabil in der «Platte» verriegelt, die Kraftübertragung auf den Knochen erfolgt somit über selbige. Ihre Verankerung erfolgt monokortikal [4,6] neutral oder exzentrisch. Durch die Verwendung der exzentrischen Bohrbüchse ergibt sich ein Spannweg zur interfragmentären Kompression von 0,3 mm. Der PC-Fix kann wie eine herkömmliche DCP vorgebogen werden.

Die Operationstechnik
Bei Quer- (bzw. Osteotomien) und Schrägfrakturen (AO-Klassifikation Typ A) erzielte man die Reposition direkt oder indirekt, eine axiale Kompression mit dem PC-Fix wurde angestrebt. Es kam oftmals zu einer «Fragmentverzahnung», das Repositionsergebnis erwies sich dann als besonders stabil, wenn einer der beiden Unterarmknochen intakt war. Schrägfrakturen wurden oft mittels Zugschrauben interfragmentär komprimiert.

Bei vorliegenden Biegungskeilen (AO-Klassifikation Typ B) reponierten wir diese direkt, wenn ihre Einpassung der Stabilitätserhöhung diente bzw. wenn sie, z. B. durch starke Verkip-

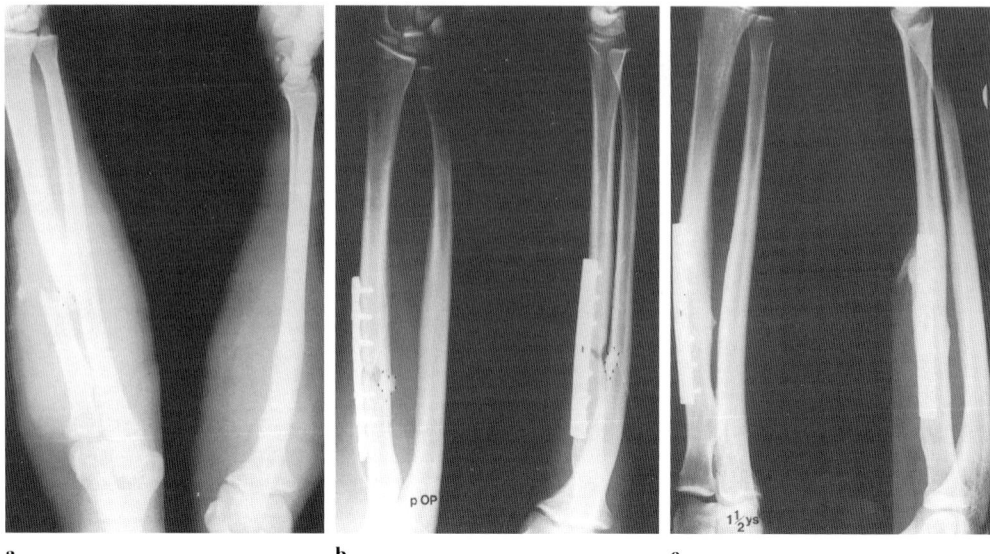

a   b   c

Abbildung 2. PC-Fix – Anwendungsbeispiel. **a** Pat. S. H., 24 Jahre, Primärröntgen: Zweitgradig offene Unterarmfraktur, AO-Klassifikation B 2/2; **b** Stabilisierung mittels 7-Loch PC-Fix
postoperativ: Adaptationsosteosynthese, der Frakturspalt bleibt einsehbar. Der ausgebrochene
Biegungskeil wird nicht reponiert, er verbleibt «in situ»; **c** «Remodelling» der nach 3 Monaten
konsolidierten Fraktur nach 1 ½ Jahren: Der Biegungskeil ist im Kallus inkorporiert.

pung und Interposition, ein Repositionshindernis darstellten und somit eine indirekte Reposition
nicht möglich war. Zusätzlich fanden dabei häufig Zugschrauben Verwendung.

Es wurde streng darauf geachtet, die Biegungskeile nicht von ihrer Weichteilverbindung –
sofern eine vorhanden war – zu lösen. Oftmals wurden sie auch «in situ» belassen und nicht reponiert (Abb. 2a–c).

Bei komplexen Frakturen (AO-Klassifikation Typ C) galt es, indirekt exakte Länge, Ach-
senverhältnisse und Rotation zu rekonstruieren, obwohl anfänglich herkömmliche, direkte Re-
positionsverfahren zur Anwendung kamen. Bei einigen Frakturen wurden hierbei Zugschrauben
additiv eingesetzt. Unter Zuhilfenahme indirekter Repositionstechniken diente bei Trümmer-
brüchen der PC-Fix als Überbrückungsosteosyntheseverfahren, Adaptation ersetzte die direkte
Reposition und Kompression.

Patienten
Von 6/1994 bis 11/1997 kam der PC-Fix bei 31 (16a–64a) Patienten (davon 3 bilateral = 34
Unterarme) zur Anwendung. Stabilisiert wurden damit Unterarmschaftfrakturen, Radiusschaft-
frakturen, Ulnaschaftfrakturen und Osteotomien. Gemäß der AO-Klassifikation fanden sich 9
A-, 15 B-, 5 C-Frakturen und 5 Osteotomien. 8mal lagen offene Frakturen vor, davon waren 4
zwei- bis drittgradig offen. Insgesamt waren die Ulna 21mal und der Radius 25mal beteiligt.

Resultate

Von den 46 Frakturen/Osteotomien (25mal Radius, 21mal Ulna) konnten 38 davon 6–8 Wochen postoperativ beurteilt werden. Dabei fand man 27mal deutliche, beginnende radiologische Konsolidierungszeichen, 6 waren bereits fest.

Ergebnisse 7–12 Monate postoperativ: Bei herkömmlicher anatomischer Reposition und interfragmentärer bzw. axialer Kompression durch Zugschrauben und/oder dem PC-Fix (21mal) beobachteten wir erwartungsgemäß primäre, d.h. Heilungsformen ohne vorhandenen Periostkallus [1]. Wurden Frakturen indirekt reponiert und überbrückt, registrierten wir bei der Nachuntersuchung deutliche bis stark ausgeprägte Periostkallusformationen. Dies betrifft vor allem das Vorgehen, geschildert bei der Versorgung von komplexen Frakturen.

Eine verzögerte Heilung einer zweitgradig offenen Fraktur (Frakturtyp B), sowie eine Implantatauslockerung (Frakturtyp B) führten zur Reosteosynthese, gefolgt von zufriedenstellender Ausheilung. Ein postoperativer Frühinfekt heilte ebenfalls nach Revision folgenlos. Ansonsten konsolidierten alle Frakturen im zu erwartenden Zeitraum achsengerecht.

Diskussion

Bei historischer Betrachtung des Wandels in der Frakturbehandlung bestand zuerst die *konservativ*-orientierte Phase, gefolgt von einer mechanisch orientierten Phase. Darauffolgend entwickelte sich dann eine *biologisch/mechanisch* orientierte Betrachtungsweise: Der Erfolg einer Osteosynthese ist nicht von der Zahl und Größe der Implantate, d.h. allein von der mechanischen Stabilität abhängig. Die Bedeutung der Biologie für eine ungestörte Knochenbruchheilung läßt sich so ausdrücken: Der Knochen ist ein lebendes Gewebe, und nur ein lebender Knochen kann heilen [8]!

Aus diesem Wandel läßt sich dieses neue Behandlungskonzept ableiten, welches für die präoperative Planung folgende Punkte berücksichtigt: Wahl der Osteosynthesemethode, Repositionstechnik, chirurgische Taktik und intra- und postoperative Begleittherapie [8].

Der PC-Fix wurde zum optimalen Erhalt der biologischen Funktionen (Knochenperfusion), zur Förderung der Frakturheilung und zur Erhöhung der Widerstandskraft gegen Infekte entwickelt [4]. Die Ergebnisse in unserem Kollektiv zeigen früh beginnende radiologische Konsolidierungszeichen; *Tepic* findet analog dazu, was die Knochenheilung einfacher Diaphysenfrakturen betrifft, eine der herkömmlichen Plattenosteosynthese bestehende Überlegenheit des PC-Fix [7].

Anfänglich bediente man sich in der Mehrzahl der Fälle in diesem Kollektiv aus Traditionsgründen der herkömmlichen präzisen Reposition und Kompression anstatt einfacher Adaptation und überbrückender Technik; selbige kommt erst nach einer «Lernkurve» und anfänglicher Gewöhnungsphase zum Einsatz.

Bei anatomischer Reposition und Kompression bestand primäre Heilung ohne substantielle, radiologisch sichtbare Periostkallusformation [1]. Eingepaßte Biegungskeile wurden zum Teil unter Kallusbildung reintegriert. Bei Nekrose, Stabilität und gut durchblutetem Weichteilmantel bestand Kallusformation am Übergang der vitalen in die avitale Kortikalis [5]. Bei indirekter Reposition, einfacher Adaptation und überbrückender Technik ohne interfragmentäre Kompression trat vermehrt kombinierte sekundäre Kontakt- und Spaltheilung auf (Abb. 2a–c) [1]. Das Verfahren ermöglichte in allen Fällen Übungsstabilität. Zwei Reosteosynthesen mußten durchgeführt werden, die Ausheilung erfolgte klinisch zufriedenstellend; ein postoperativer Frühinfekt nach querer Osteotomie war schicksalshaft und heilte nach Revision ebenfalls folgenlos.

Schlußfolgerung

Die dargestellten Behandlungsergebnisse des PC-Fix an den ersten 31 an der Universitätsklinik für Unfallchirurgie in Graz behandelten Patienten erlauben folgende Schlußfolgerung: Das neue Implantat, welches als extramedulläre Schienung anzusehen ist, eignet sich durch die einfache, schnelle Handhabung ausgezeichnet zur unfallchirurgischen Routineversorgung; operatives Handling und erste klinische Ergebnisse ermutigen zur Etablierung dieses Verfahrens.

Literatur

1   Aro HAT, Chao EYS: Bone-healing patterns affected by loading, fracture fragment stability, fracture type, and fracture site compression. Clin Orthop Rel Res 1993;8–17.
2   Gautier E, Ganz R: Die biologische Plattenosteosynthese. Zentralbl Chir 1994;119:564–572.
3   Gautier E, Perren SM: Die «Limited Contact Dynamic Compression Plate» (LC-DCP) – Biomechanische Forschung als Grundlage des neuen Plattendesigns. Orthopäde 1992; 21:11–23.

4   Perren SM, Buchanan JS: Basic concepts relevant to the design and development of the
     Point Contact Fixator (PC-Fix). Injury 1995;26(vol 2):1–6.

5   Szyszkowitz R, Weiß H, Muhr G: Nekrosecallus nach stabiler Osteosynthese. Arch Orthop
     Unfallchir 1974;79:281–295.

6   Tepic S, Perren SM: The biomechanics of the PC-Fix internal fixator. Injury 1995;26 (vol
     2):5–10.

7   Tepic S, Remiger AR, Morikawa K, Predieri M, Perren S: Strength recovery in fractured
     sheep tibia treated with a plate or an internal fixator: An experimental study with a two-
     year follow-up. J Orthop Trauma 1997;11(1):14–23.

8   Weller S: «Die biologische Osteosynthese» – Ein unfallchirurgischer Modetrend oder ein
     wichtiger operationstechnischer Aspekt? Chirurg 1995;34(3):53–56.

Chirurgie. München, Sympomed, 1998, vol 3, pp 20–30.

Management distaler Radiusfrakturen

M. Fellinger, W. Grechenig

Universitätsklinik für Unfallchirurgie, LKH Graz, Österreich

Einleitung

Brüche des distalen Radiusendes repräsentieren etwa 11–15 aller zu behandelnden Frakturen und gehören somit zum Alltag in der Unfallchirurgie. Die darüber vorhandene Literatur spiegelt den breiten Rahmen therapeutischer Konzepte und Techniken der konservativen und operativen Frakturbehandlung wider. Die gestiegenen Anforderungen unseres täglichen Lebens, sowohl im Beruf als auch in der Freizeit, haben dazu geführt, nach entsprechenden Verletzungen ein schmerzfreies und möglichst voll funktionsfähiges Handgelenk in den Mittelpunkt der diagnostischen und therapeutischen Bemühungen zu stellen, ohne allzusehr auf die – sicherlich vorhandenen – funktionellen Kompensationsmöglichkeiten zu vertrauen.

Im Hinblick auf neue diagnostische Verfahren, auf breitere biomechanische Erkenntnisse, auf darauf basierende – teilweise minimalinvasive – Therapieoptionen, geben die Behandlungsergebnisse insbesonders intraartikulärer Frakturen weiterhin Anlaß zur Diskussion.

Diagnose

Die Diagnose der Fraktur am distalen Radiusende wird im allgemeinen keine wesentlichen Schwierigkeiten bereiten, doch rechtfertigt die Vielfalt der Untersuchungsverfahren Überlegungen zum gezielten Einsatz bildgebender Diagnosemittel (Abb. 1).

In vielen Fällen weist die klinische Untersuchung bereits sichere Zeichen eines distalen Radiusbruches auf, manchmal muß die gesamte diagno-

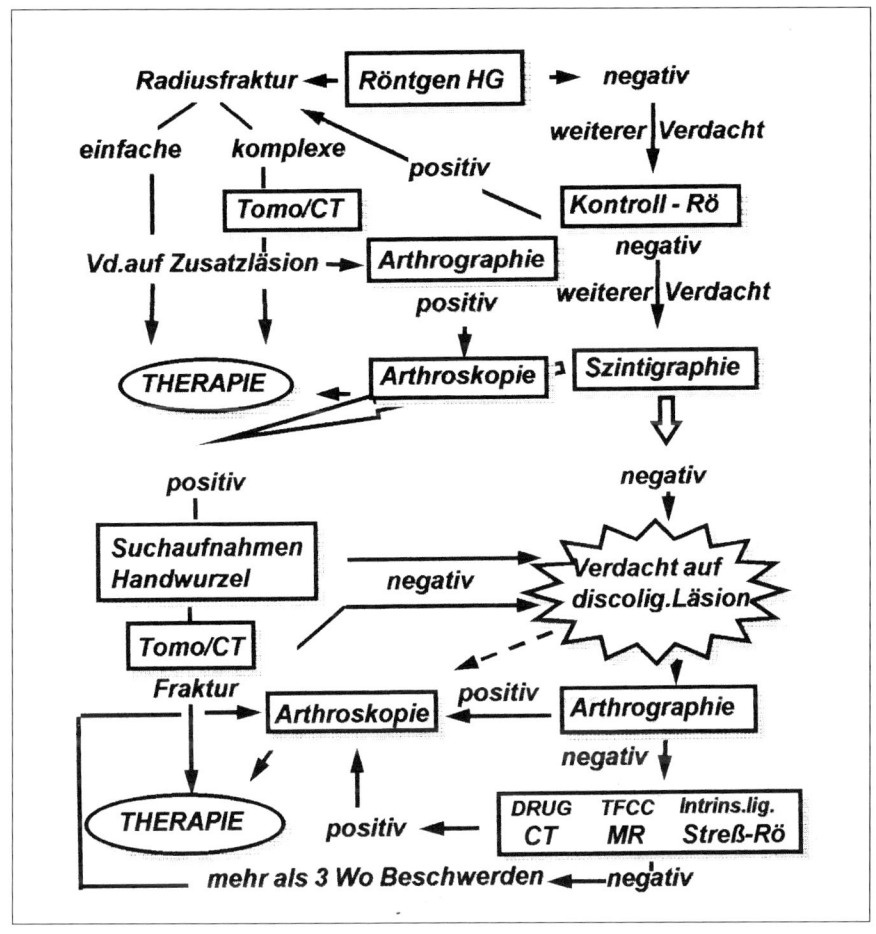

Abbildung 1. Distale Radiusfrakturen – diagnostischer Stufenplan.

stische Breite über Computertomographie, Magnetresonanzuntersuchungen bis hin zur Handgelenkarthroskopie durchschritten werden, um zu einer exakten Diagnose einer Verletzung im Handgelenkbereich zu kommen, denn erst dann sind zielführende Therapiemaßnahmen möglich.

Standardröntgen in zwei Ebenen stehen am Beginn der bildgebenden Diagnostik, dabei sollten diese Aufnahmen, wenn immer möglich, in den Standardpositionen durchgeführt werden (Abb. 2). Ist bei einfachen Frakturformen die aus den Röntgenbildern erzielte Information ausreichend, sind keine weiteren diagnostischen Maßnahmen notwendig. Bei komplexen Verletzungsmustern erscheint die Durchführung eines konventionellen Tomo-

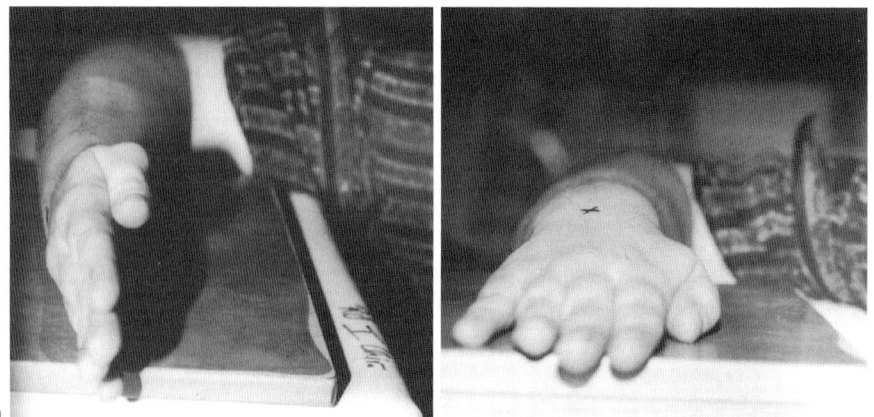

a   b

Abbildung 2. Standardröntgen in folgender Position: **a** 90° Abduktion im Schultergelenk, **b** 90° Beugung im Ellbogengelenk; ca. 10° ulnarseitig aufgekippt.

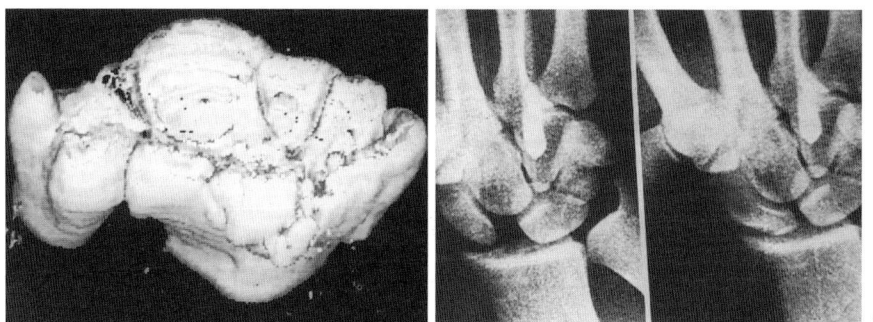

3   4

Abbildung 3. CT-3D-Rekonstruktion des distalen Radiusendes.
Abbildung 4. SL-Läsion in Streßröntgenaufnahmen.

gramms oder eines CT's (Abb. 3) durchaus sinnvoll, um dieWahl des in Frage kommenden therapeutischen Verfahrens und Vorgehens erleichtern zu können.

Besteht in den Standardröntgen der Verdacht auf eine Zusatzläsion im karpalen Bereich, etwa eine Erweiterung des SL-Spaltes (Abb. 4) oder eine dreieckförmige Konfiguration der SL-Verbindung (Abb. 5), findet sich eine Inkongruenz im distalen Radioulnargelenk, eine Fraktur des Processus styloideus ulnae oder ist aufgrund der Klinik oder der Frakturform und der daraus abgeleiteten radiologischen Hinweise mit einer Läsion der intrinsischen Bandverbindungen oder des TFCC zu rechnen, kann die Durchführung ei-

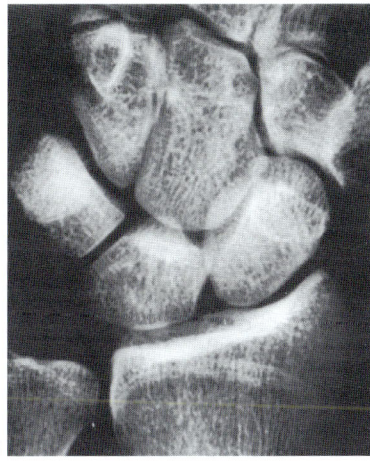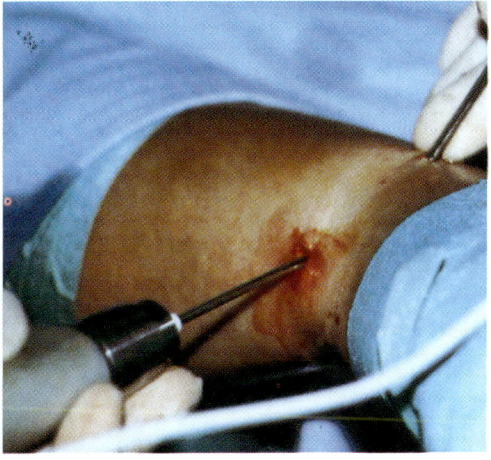

5

6

Abbildung 5. Dreieckförmige Konfiguration des SL-Spaltes als Hinweis für subtotale Ruptur des scapholunären interossären Bandes.
Abbildung 6. Durchführung einer Handgelenkarthroskopie.

ner Handgelenkarthrographie hilfreich sein. Dabei sind sowohl die Technik der Durchführung (Double-shoot-Arthrographie, Triple-shoot-Arthrographie) als auch mögliche Fehlerquellen der Arthrographie gerade beim frischen Trauma ins Kalkül zu ziehen. Bei positiver Arthrographie, das heißt pathologischem Kontrastmittelübertritt von einem an sich abgeschlossenen Gelenkkompartment in das andere, ist die definitive Abklärung der Läsion mittels Arthroskopie in Erwägung zu ziehen. Die Arthroskopie (Abb. 6) bei der akuten Handgelenkverletzung bietet neben der exakten Evaluierung vorhandener Zusatzläsionen sowohl im carpalen als auch im TFCC-Bereich auch die Möglichkeit einer gleichzeitig minimalinvasiven Therapie der diagnostizierten Verletzungen durch entsprechende Techniken.

Bei primär negativer Röntgenuntersuchung und weiterhin bestehendem klinischem Verdacht auf eine Verletzung im Handgelenkbereich bewährt sich die Durchführung einer Kontrolluntersuchung nach etwa einer Woche. Fällt bei weiterem Verdacht auf eine Verletzung auch diese Kontrollröntgenuntersuchung negativ aus, so empfiehlt sich die Durchführung einer Szintigraphie. Fällt diese nach etwa 3–5 Tagen nach Trauma positiv aus, stellen Suchaufnahmen der Handwurzel oder die Durchführung eines konventionellen oder Computertomogramms den nächsten Schritt in der therapeutischen Kaskade dar. Ist die Szintigraphie primär negativ oder lassen sich bei positivem Szintigramm im CT oder Tomogramm keine ossären Läsionen auffin-

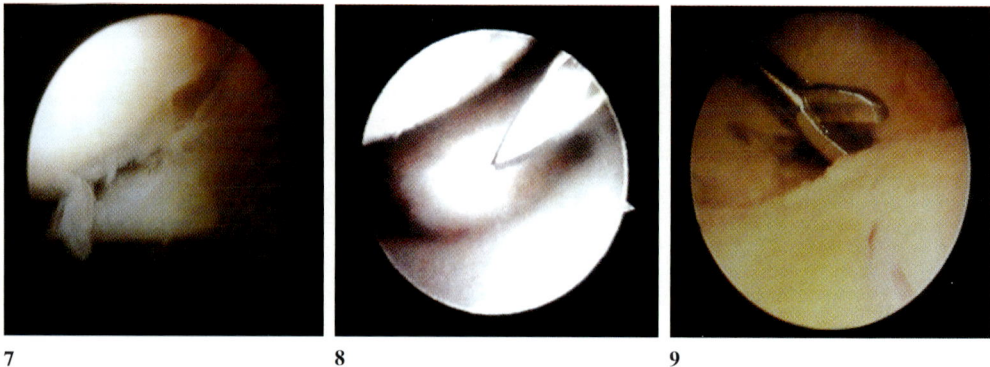

7   8   9

Abbildung 7. Arthroskopische Ansicht einer frischen SL-Ruptur Grad II (von radiocarpal aus gesehen).

Abbildung 8. Arthroskopisches Bild im Midcarpalgelenk einer frischen SL-Ruptur mit deutlicher Stufenbildung zwischen Scaphoid und Lunatum.

Abbildung 9. Traumatische Ruptur des Discus articularis (arthroskopische Resektion instabiler zentraler Anteile).

den, so liegt der Verdacht auf eine diskoligamentäre Läsion nahe. Die Durchführung einer Arthrographie, eines CT's im Hinblick auf Inkongruenzen im distalen Radioulnargelenk, eines MR's mit der Fragestellung einer TFCC-Läsion oder die Anfertigung von Streß-Röntgenaufnahmen zur Verifizierung einer carpalen Instabilität können die nächsten Schritte darstellen. Zu welchem Zeitpunkt die invasivste Diagnostik, die Handgelenkarthroskopie, gewählt wird, hängt auch von der Verfügbarkeit der einzelnen Diagnoseverfahren ab (Abb. 7, 8).

Klassifikation

Die Anforderungen an eine Klassifikation werden dann erfüllt, wenn eine leichte, unkomplizierte Anwendung im Alltag möglich ist und wenn aus der gewählten Einteilung therapeutische Konsequenzen oder sogar Prognosen im Hinblick auf das Behandlungsergebnis abzuleiten sind.

Zu den heute am häufigsten verwendeten Klassifikationen zählt die auf Frykmann basierende Frakureinteilung, die acht Bruchtypen unterscheidet. Die Grundlage bildet die Unterteilungen in extra- und intraartikuläre Frakturen sowie die Mitbeteiligung des Processus styloideus ulnae als Ausdruck einer schwereren Verletzungsform. Die Art und Weise der Fehlstellung wird in dieser Klassifikation genausowenig wie die Auswirkungen auf ein therapeutisches Konzept berücksichtigt.

Die Mayo- und Melone-Klassifikationen sind im deutschen Sprachraum wenig bekannt und kommen daher auch weniger häufig zur Anwendung.

Die Einteilung der distalen Speichenbrüche nach Fernandez und Jupiter berücksichtigt sowohl den Unfallmechanismus als auch Zusatzverletzungen des distalen Radioulnargelenks und gibt Anhaltspunkte und Empfehlungen zu einem Therapieverfahren. Die Unterteilung erfolgt in fünf Hauptgruppen, welche auf dem Unfallmechanismus basieren.

Typ 1	Extraartikuläre Biegungsbrüche der Metaphyse
Typ 2	Abscherfrakturen der Gelenkfläche (Barton's- und reverse Barton's-Frakturen, Brüche des Processus styloideus radii)
Typ 3	Kompressionsfrakturen der distalen Radiusgelenkfläche
Typ 4	Abrißfraktur mit radiocarpaler Verrenkung
Typ 5	Kombinierte Frakturformen bei Hochrasanztraumen

Zu jedem Frakturtyp werden Aussagen über die zu erwartende Stabilität der Fraktur, die Häufigkeit von Zusatzläsionen sowie auch Empfehlungen zur Therapie getätigt. Gleicherweise werden Läsionen des distalen Radioulnargelenks in der Klassifikation berücksichtigt und im Hinblick auf die zu erwartende Stabilität und auch notwendig erscheinende therapeutische Maßnahmen unterteilt.

Die AO-Klassifikation ist mit ihren 27 Subgruppen im alltäglichen Gebrauch unpraktikabel und sicherlich gewöhnungsbedürftig, vernachlässigt mögliche Zusatzverletzungen, gibt jedoch ansatzweise Richtlinien für das therapeutische Management. Eine modifizierte und vereinfachte AO-Klassifikation, wie bereits mehrmals vorgestellt, wird den Anforderungen des täglichen Gebrauchs gerecht und bietet gute Ansätze im Hinblick auf therapeutische Konzepte und Optionen. Dabei werden extraartikuläre Frakturen ohne weitere Unterteilung der Gruppe A zugeordnet, in die Gruppe B fallen die teilweise intraartikulären Frakturen, wobei ein Teil der Gelenkfläche noch mit der Metaphyse in Verbindung steht und somit die Radiuslänge erhalten ist. Die Unterteilung in 4 Subgruppen beschreibt die Fehlstellung und die anatomische Lokalisation der dislozierten gelenktragenden Fragmente und gibt in Kombination mit auszuwählenden Diagnoseverfahren therapeutische Ansätze. In der Gruppe C werden die komplexen intraartikulären Frakturen aufgelistet, wo es zur kompletten Separation der gelenkbildenden Anteile von der Metaphyse gekommen ist. Die Unterteilung in 3 Untergruppen erfolgt lediglich nach der einwirkenden Kraft und der daraus resultierenden Fehlstellung.

Modifizierte AO-Einteilung

A	Extraartikuläre Frakturen
B 1	Frakturen des Processus styloideus radii
B 2	Dorsale Abscherfrakturen
B 3	Palmare Abscherfrakturen (inkl. volare/ulnare Sigmoid-Notch-Frakturen)
B 4	Die «punch»-Frakturen (inkl. dorso/ulnare Frakturen der Sigmoid-Notch)
C 1	Komplexe, vollkommen intraartikuläre Frakturen mit dorsaler Fehlstellung
C 2	Komplexe, vollkommen intraartikuläre Frakturen mit palmarer Fehlstellung
C 3	«Pilon radial»-Frakturen bei axialer Stauchung

Therapeutisches Konzept

Die Wiederherstellung der anatomischen Verhältnisse am distalen Radius mit korrektem Radiusschaft und Radioulnarwinkel sowie der exakten Längenverhältnisse in der Relation zur Ulna und Erzielung kongruenter Verhältnisse im distalen Radioulnargelenk werden allgemein als Voraussetzung angesehen, um gute funktionelle Resultate nach Brüchen am distalen Radiusende erzielen zu können. Darüber hinaus wird bei Gelenkfrakturen die möglichst stufenfreie Rekonstruktion der Gelenkoberfläche anzustreben sein, da die Kompensationsmechanismen des Gelenkknorpels zum Niveauausgleich bei verbleibenden Stufen über 1 mm als nicht mehr ausreichend angesehen werden.

Da die Radiusfraktur am distalen Ende auch alleiniges sichtbares Zeichen einer «komplexen» Handgelenkverletzung mit Mitbeteiligung des Carpus – am häufigsten Bandverletzung der proximalen Carpalreihe – als auch des distalen Radioulnargelenks und des TFCC sein kann (Abb. 9), muß nach Versorgung der distalen Radiusfraktur nach möglichen Zusatzverletzungen, die das funktionelle Endresultat entscheidend mitbestimmen, gefahndet werden. Ein weiteres Augenmerk ist auf eine suffiziente Retention der einmal reponierten Fraktur zu richten. Somit soll bereits zum Zeitpunkt des Erstkontaktes mit dem Patienten Klarheit darüber bestehen, welches therapeutische Verfahren geeignet ist, das einmal erzielte Repositionsergebnis für die gesamte Dauer der Konsolidierung zu halten. Der Beurteilung der Stabilität einer Fraktur und der Einschätzung der Redislokationstendenz kommt somit eine entscheidende Rolle zu. Als radiologische Hinweise auf eine instabile Bruchform gelten auf den Primäraufnahmen:
  – Verkippung der Gelenkfläche um mehr als 20°
  – dorsale Trümmerzone

– Ulnavorschub über 3 mm
– intraartikuläre Fraktur
– ulnare Begleitverletzungen
– sowie ein Alter des Patienten über 60 Jahren

Bei Zutreffen von mehr als drei dieser Kriterien ist erfahrungsgemäß mit einer Redislokationsrate über 50 % zu rechnen.

Bei undislozierten Brüchen am distalen Radiusende sowie dislozierten extraartikulären und einfachen intraartikulären Frakturen kann die konservative Therapie eingeleitet werden, wobei nach der Reposition dislozierter Frakturen die Stabilitätsbeurteilung die Basis für die Entscheidung über das einzuschlagende Therapiekonzept darstellt (Abb. 10). Stabil erscheinende Frakturen werden primär einer engmaschigen Röntgenkontrolle unterzogen; kommt es zur sekundären Redislokation, so muß der konservative Therapieversuch als gescheitert angesehen werden. In der Folge soll somit auf ein aggressiveres Verfahren, welches die Aufrechterhaltung des Repositionsergebnisses garantiert, übergegangen werden.

Bei primär instabil eingeschätzten Frakturformen oder bei Mehrfragmentbrüchen ist bereits anfänglich ein operatives Verfahren zur Frakturstabilisierung in Erwägung zu ziehen, dies um so mehr, wenn Verdachtsmomente auf eine Zusatzläsion im Handgelenkbereich vorliegen. Dabei erscheint die Auswahl der einzusetzenden operativen Technik zur nachhalti-

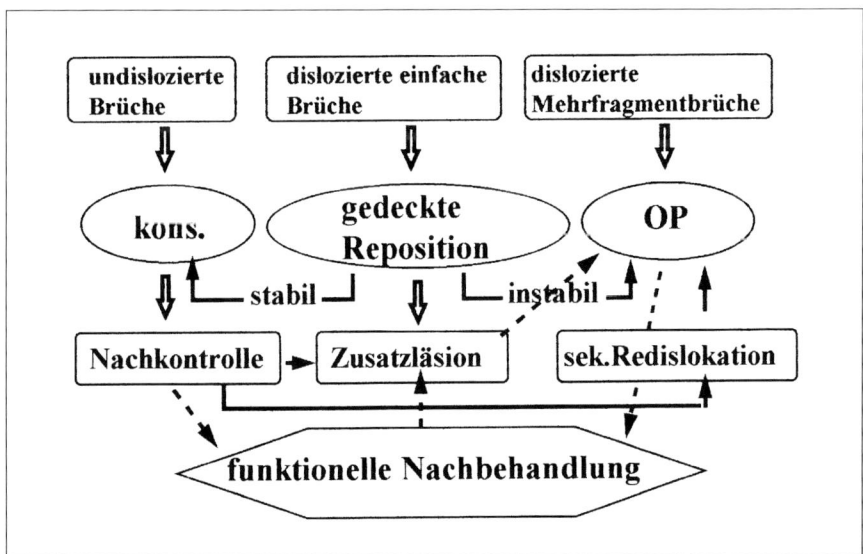

Abbildung 10. Schema zur Therapie von Frakturen am distalen Radiusende.

gen Retention der Fraktur nach gedeckter oder offener Reposition nachran-
gig gegenüber der Indikationsstellung zu einem aggressiven therapeutischen
Vorgehen.

Distales Radioulnargelenk

Verbleibende Instabilitäten oder Inkongruenzen im distalen Radioulnargelenk können Ursache therapieresistenter Beschwerden selbst nach re-
gelrecht ausgeheilter Radiusfraktur sein, da die Qualität der Umwendbewegungen der Hand einen entscheidenden Einfluß auf das funktionelle Endergebnis nach Handgelenktrauma hat. Als primäre Stabilisatoren des distalen Radioulnargelenks werden das Ligamentum radioulnare dorsale und
-palmare angesehen. Zu den sekundären stabilisierenden Strukturen zählen
neben dem eigentlichen Discus triangulare, dessen Hauptaufgaben in der
Verbesserung der Gelenkkongruenz im ulnaren Anteil und somit in der
Kraft- und Druckübertragung liegt, der Musculus pronator quadratus, weiters die Sehne und die Sehnenscheide des Musculus extensor carpi ulnaris
sowie die Membrana interossea.

So wie nach Stabilisierung von Schaftfrakturen im Oberschenkel- oder
Unterschenkelbereich die Überprüfung der Bandstabilität der benachbarten
Gelenke erfolgt, so soll auch nach Versorgung der distalen Radiusfrakturen
die Stabilität des distalen Radioulnargelenks einer Überprüfung unterzogen
werden. Dies natürlich um so mehr, wenn radiologische Hinweise auf eine
Mitbeteiligung des distalen Radioulnargelenks schließen lassen.

Als entsprechende radiologische Zeichen einer möglichen DRUG-Läsi-
on gelten:

– Diastase im DRUG > 3 mm
– Verkippen der distalen Radiusgelenkfläche > 30°
– In die Sigmoid-Notch auslaufende Frakturen
– Primärer Ulnavorschub > 5 mm
– Frakturen des Processus styloideus ulnae
– Frakturen des Ulnaköpfchens und/oder subkapitale Frakturen

Ist bei der vergleichenden klinischen Untersuchung des distalen Radioulnargelenks keine Instabilität feststellbar, die Überprüfung hat dabei sowohl in Supination als auch in Pronation zu erfolgen, erübrigt sich jede weitere Therapie. Findet sich bei vorhandenen Instabiliätszeichen eine stabile
Position, meist in Supination, ist eine Ruhigstellung in dieser Position vorzu-

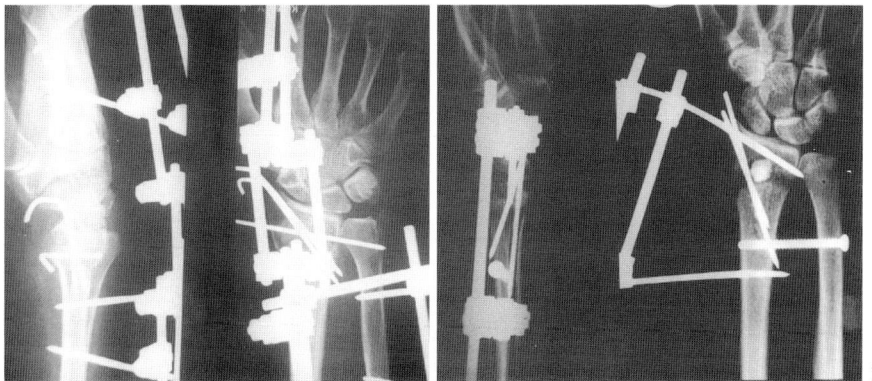

11   **12**

Abbildung 11. Röntgenbild eines radius- und ulnartransfixierenden Fixateur externe.
Abbildung 12. Ulnoradiale Stellschraube zur Versorgung einer DRUG-Instabilität (die Radiusfraktur mit nicht gelenküberbrückendem FE und perkutanen K-Drähten stabilisiert).

nehmen. Ergibt sich in allen Handgelenkpositionen eine Instabilität, wobei das distale Radioulnargelenk aber reponierbar ist, empfiehlt sich eine instrumentelle Fixation (temporäre Arthrodese des distalen Radioulnargelenks) in kongruenter Gelenkstellung. Dazu eignen sich transfixierende K-Drähte in Kombination mit einem Oberarmgips, der ulna- und radiusüberbrückende und fixierende Fixateur externe (Abb. 11) oder eine ulnoradiale Stellschraube (Abb. 12). Ob eine direkte operative Rekonstruktion (Abb. 13, 14) der lädierten Strukturen vorgenommen wird, ist individuell zu entscheiden, jedoch stellen dislozierte intraartikuläre Frakturen des distalen Radioulnargelenks oder nicht reponierbare Luxationen im DRUG eine Indikation zur offenen Versorgung der entsprechenden Läsionen dar.

Frakturen des Processus styloideus ulnae sind nicht zwingend mit einer Instabilität im distalen Radioulnargelenk gleichzusetzen, wobei Spitzenabrisse als auch Frakturen im Schaftbereich in der überwiegenden Mehrzahl der Fälle als benigne gelten. Aber auch die alleinige Osteosynthese des frakturierten Processus styloideus ulnae ist nicht unbedingt mit der Wiedererlangung stabiler Verhältnisse verbunden. Die Stabilisierung des Processus styloideus ulnae ist nur dann zielführend, wenn keine weiterreichenden Läsionen im TFCC-Bereich vorliegen und der Aufhängeapparat des TFCC an der Ulna intakt ist. Bei der arthroskopischen Abklärung findet man in dieser Situation das Fehlen des «Trampolineffektes» (Abb. 15) als Zeichen einer Insuffizienz des TFCC in seiner Funktion als Stabilisator des distalen Radioulnargelenks. In über der Hälfte der Fälle lassen sich bei arthroskopischer Ab-

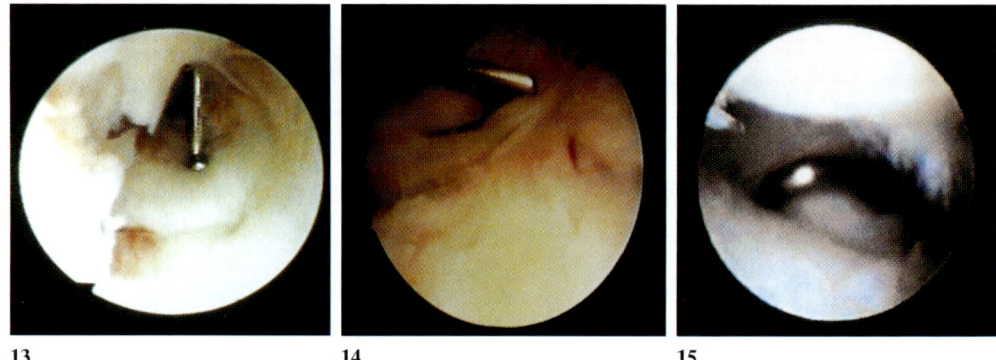

13   14   15

Abbildung 13. Arthroskopische Ansicht einer komplexen Läsion des TFCC bei Radius-fraktur und begleitender Instabilität im DRUG (das Ulnaköpfchen in der Tiefe sichtbar).

Abbildung 14. Zustand nach arthroskopischer Discusrefixation (Outside-in-Nahttechnik).

Abbildung 15. Aufgehobener «Trampolineffekt» bei Überprüfung des Discus articularis mittels Tasthäkchen.

klärung von Frakturen im Bereich des Processus styloideus ulnae zusätzliche Läsionen am TFCC finden. Dabei überwiegen periphere Rißbildungen, ge-folgt von zentralen Discusverletzungen und Abrissen des Discus triangularis von der Incissura ulnaris radii (Sigmoid-Notch).

Chirurgie. München, Sympomed, 1998, vol 3, pp 31–35.

Der Fixateur externe am Handgelenk

W. Grechenig

Universitätsklinik für Unfallchirurgie, LKH Graz, Österreich

Einleitung

Die distale Radiusfraktur ist eine komplexe Verletzung des Handgelenkes, welche ein differenziertes Behandlungskonzept erfordert. Bei der früher üblichen, konservativen Therapie mußte in bis zu 30 % mit radiologisch und klinisch schlechten Ergebnissen gerechnet werden. Die instabile, distale Radiusfraktur, insbesondere die Fraktur mit Gelenkbeteiligung und Verletzung des distalen Radioulnargelenkes, stellt ein großes therapeutisches Problem dar. Wie bei jeder Gelenkfraktur sollte auch hier eine möglichst anatomische Rekonstruktion der Gelenkfläche angestrebt werden. In der Mehrzahl der Anwendungsgebiete wird mit der Fixateur-externe-Montage die nach geschlossener Reposition und perkutaner Osteosynthese gesicherte Stellung gehalten. Dadurch wird eine Neutralisation der Kräfte erreicht, die die Fraktur durch Verkürzung oder Rotation redislozieren können. So liegt das Hauptanwendungsgebiet des Fixateur externe bei der Stabilisierung intraartikulärer Frakturen des Typs C2 und C3 der AO-Klassifikation und bei den offenen Frakturen. Auch bei großen metaphysären Trümmerzonen (Typ A3/3) kann mit dem Fixateur externe die ursprüngliche Länge des Radius wiederhergestellt und für die Dauer der Fixation erhalten werden. Polytraumatisierte Patienten, offene Frakturen und Patienten mit lokalen Weichteilschäden und schlechten Hautverhältnissen (alter Patient) sind Faktoren, die für die externe Stabilisierung sprechen.

Die (wichtigsten Möglichkeiten) Indikationen zur Fixateur-externe-Montage am Handgelenk sind im folgenden aufgelistet:

– Frakturreposition durch Ligamentotaxis (Voraussetzung ist ein intakter carpaler Bandapparat) und alleinige Frakturstabilisierung mit Fix.externe

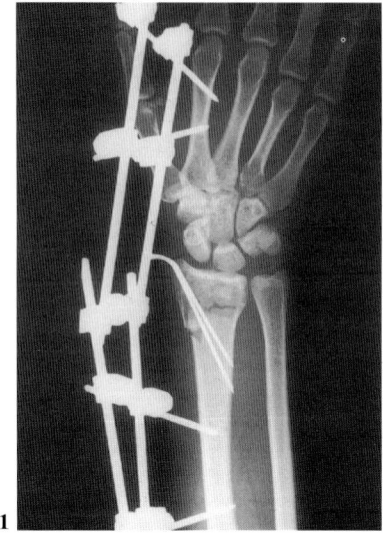
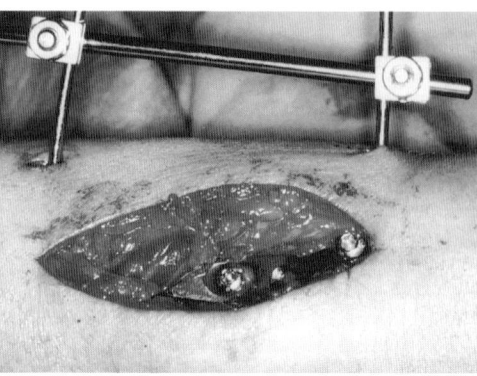

Abbildung 1. Stabilisierung einer Radiusfraktur mit gelenküberbrückendem Fixateur externe und perkutaner Spickdrahtosteosynthese.
Abbildung 2. Additive Korrekturosteotomie (rechte Hand). Über einen dorsalen Zugang Durchführung der Korrektur und Einbringen eines kortikospongiösen Beckenkammblockes und Stabilisierung mit dorsaler Platte. Zusätzlich Kompression von radial durch einen nicht gelenküberbrückenden Fixateur externe.

– Kombination des Fixateur externe mit perkutanen Osteosynthesetechniken (Abb. 1)

– primäre Wiederherstellung von Länge und Rotation mittels Fix.externe und anschließende Rekonstruktion der Gelenkfläche mit perkutaner Osteosynthesetechnik (Spickdrähte, Lochschraube)

– primär geschlossene oder offene Reposition der intraartikulären Fraktur und sekundäres Anlegen des Fixateur externe zur Neutralisation

– Nicht gelenküberbrückende Fix.externe-Montage bei intaktem Gelenkfragment und guter Knochenqualität

– Temporäre Repositionshilfe bei Frakturversorgung oder Korrekturoperation

– Als Neutralisation bei Stabilisierung von Handgelenkluxationsfrakturen oder Osteosynthesen im Bereich des Carpus

– Bei notwendiger Korrektur-Operation in mehreren Ebenen kann die Kombination von Platte und Fixateur Vorteile bringen, wobei mit dem Fixateur eine Kompression und Distraktion von zweiter Seite erreicht werden kann (Abb. 2)

Montage-Techniken

– Bei Verwendung eines Verbindungsstabes (Mono-Tube-Technik) werden die proximalste und distalste Schanzsche Schraube plaziert und mit den beiden Backen am Verbindungsstab fixiert. Nun erfolgt die Reposition der Fraktur. Ist diese erreicht oder bereits durch perkutane Osteosynthese fixiert, können die Montagemuttern angezogen werden. Nun können zum Bohren und Einbringen der beiden inneren Schanzschen Schrauben die beiden inneren, lose eingeschobenen Backen als Zielgerät verwendet werden.

– In der Montagetechnik nach Mashlia (Tube to Tube) werden die proximalen und distalen Gewindedrähte mit Verbindungsstangen fixiert und die Backen montiert. Die beiden Verbindungsstäbe werden durch einen dritten Verbindungsstab oder durch einen Verbindungsbakken verbunden. Erst am Ende der Montage erfolgt die Reposition und Einstellung der Fraktur. Dies ermöglicht eine Fixation des Handgelenkes in jeder Stellung sowie beliebige Korrekturmöglichkeit.

– Rahmenfixation ohne Überbrückung des Handgelenkes: Hierbei werden 2 Drähte parallel zur Gelenkfläche von radial und dorsal in das distale Fragment eingebracht und über ein rechteckiges Rahmensystem unter leichter Kompression zum proximalen Drähtepaar verbunden.

– Ist eine gleichzeitige Distraktion mehrerer Gelenkanteile erforderlich, kann eine Distraktion des Handgelenkes in Dreiecksform auf das Metacarpale I und II durchgeführt werden.

– Bei Fraktur im Schaftbereich des Metacarpale II kann alternierend in Mashlia-Technik eine Fixation auf das Metacarpale I oder III durchgeführt werden.

Operationstechnik

Der Eingriff wird unter sterilen Bedingungen in Plexusanästhesie oder Allgemeinnarkose unter Bildwandler-Kontrolle durchgeführt. Die Reposition der Fraktur erfolgt unter Zug an den ersten 3 Fingern und Gegenzug im Bereich des Oberarmes ohne Blutsperre. Die 2,5 mm dicken Gewindedrähte werden nach Stichinzision der Haut, Spreizen der Weichteile mit der Schere oder der Klemme im Schaft des Metacarpale II und im distalen Radiusschaft verankert. Wie bei jeder Fixateur-externe-Montage sollte der kürzeste Weg durch die Weichteile gewählt werden, wobei der Radiusschaft am besten proximal und distal des Muskelbauchs des Abductor pollicis longus und Extensor pollicis brevis erreicht wird.

In Pronationsstellung des Vorderarmes werden die Drähte in einem Winkel von jeweils 45° zur Horizontal- und Vertikalebene eingebohrt, wodurch die Strecksehnen sicher geschont werden. Alternativ kann die Montage von streng radial erfolgen, wodurch ein besserer Tragekomfort erzielt werden kann. Beim Einbohren der Gewindedrähte ins Metacarpale wird durch Beugung des MCP-Gelenkes die Strecksehne nach ulnar verlagert. Die beste Verankerung kann von der Basis des 2. Mittelhandknochens erreicht werden. Zur Verbesserung der Stabilität kann die Schanzsche Schraube in diesem Bereich von radial bis in das Metacarpale 3 geführt werden.

Zur Erhöhung der Stabilität sollte die distale Radiusschraube nahe an der Fraktur und die beiden Gewindedrähte im Metacarpale mit möglichst großem Abstand voneinander in der Diaphyse plaziert werden.

Die Drähte sollen im jeweiligen Knochen konvergierend in einem Winkel von 40–60° eingebohrt werden, ohne daß sich ihre Spitzen berühren. Damit ist der Durchgangsweg im Knochen größer und die Fixation stabiler. Das ist vor allem im dünnen Metacarpale II wichtig.

Durch vorsichtiges Tasten mit dem Bohrer kann eine Orientierung der Knochenzirkumferenz erreicht werden, wobei aber das abrupte Abgleiten der Drähte in die Weichteile vermieden werden muß. Sowohl das Bohren als auch das Einbringen des 2,5-Gewinde-Kirschner-Drahtes werden unter Verwendung der Gewebeschutzhülse (2,5 mm Durchmesser) durchgeführt. Durch die Gewebeschutzhülse werden Weichteilschäden und eine Läsion des Ramus superficialis des Nervus radialis vermieden (Abb. 3). Die Gewebeschutzhülse, welche die Bohrrichtung fixiert, erleichtert auch das Auffinden des Bohrloches beim Einbringen des Gewinde-Kirschner-Drahtes. Dies ist besonders wichtig, da bei entsprechender Weichteilschwellung das Auffinden des relativ kleinen, 2 mm großen Bohrloches schwierig werden kann. Besonders im Bereich des Metacarpale II kann ein mehrmaliger unkontrollierter Bohrvorgang zu einer zusätzlichen Fraktur des Knochens führen.

Trotz selbstbohrender Schanzscher Schrauben empfiehlt sich das Vorbohren, da sonst beim Durchschrauben der Gegenkortikalis ein Ausbrechen des proximalen Gewindeganges droht. Nach nochmaliger radiologischer Überprüfung der Reposition sollte in jedem Fall ein zweiter Verbindungsstab, wenn möglich auf der anderen Seite der Gewindedrähte, angelegt werden. Zur Erhöhung der Stabilität sollten die Verbindungsstäbe so nahe wie möglich an der Haut fixiert werden, ohne jedoch eine zusätzliche Weichteilschädigung zu setzen. Die Schanzschen Schrauben werden knapp oberhalb der Montagebacken mit der Zange abgesetzt und das freiwerdende scharfe Ende mit einem Gummi oder einfach mit Pflaster abgedeckt.

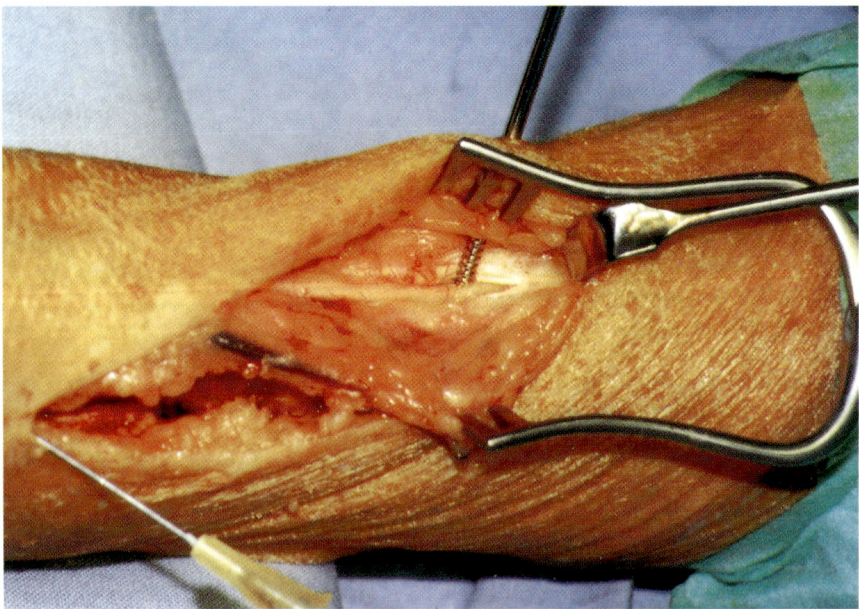

Abbildung 3. Korrekturoperation einer linken Hand von dorsal. Bei Einbringen der Schanzschen Schraube ohne Gewebeschutzhülse besteht die Gefahr einer Schädigung des Ramus superficialis des Nervus radialis. Die enge Lagebezeichnung der Schraube zum Nerv kommt deutlich zur Darstellung. Die Höhe des Handgelenksspaltes ist mit einer Nadel markiert.

Am Ende der Montage ist die Weichteilsituation zu überprüfen und darauf zu achten, daß die Stichinzisionen für die Schanzschen Schrauben ausreichend groß gewählt wurden. Ist dies nicht der Fall, muß die Stichinzision erweitert werden. Die ausreichende Verschieblichkeit der Haut an den Pin-Eintrittsstellen ist klinisch zu prüfen. Weiterhin wird die freie passive Beweglichkeit der Finger und Strecksehnen sowie die Umwendbewegung des Unterarmes überprüft. Wichtig ist, daß am Ende der Operation der Fixateur soweit möglich gesäubert wird, so daß im Bereich der Backen und Verbindungsstäbe keine Blutreste zurückbleiben. Eingeschnittene Tupfer und locker angewickelte Mullbinde dienen als ausreichender Verband.

Zur Ödemprophylaxe wird der Arm postoperativ im Bett auf einem Polster oder Armbänkchen hochgelagert. Bereits am ersten postoperativen Tag wird mit passiven und aktiven Bewegungsübungen der Finger begonnen. Unterstützend empfiehlt sich die Gabe von nicht-steroidalen Antirheumatika.

Tägliche Fixateur-Pflege und Abdecken der Pin-Eintrittsstellen mit Sprays (Betaisadona-Spray) sind obligat und werden vom Patienten – wenn möglich – selbst durchgeführt. Die Abnahme des Fixateur externe erfolgt ambulant, nur im Ausnahmefall (Kinder, sehr ängstliche Patienten, lokale Entzündungszeichen) ist eine Sedierung oder Schmerzmedikation erforderlich. Nach Abnahme des Fixateurs werden die Wunden mit Betaisadona-Salben-Verbänden abgedeckt und für noch eine Woche eine abnehmbare Schiene zur Stabilisierung des Handgelenkes angelegt. Die während der Tragezeit auf die Fingergelenke beschränkte Physiotherapie wird nun auf die Mobilisation des Handgelenkes erweitert.

Fehler und Gefahren

Läsionen von Strecksehnen sowie des Ramus superficialis des Nervus radialis können ebenso wie Schmerzen und Bewegungseinschränkung durch die Schanzschen Schrauben durch eine weichteilschonende, atraumatische Operationstechnik, unter Beachtung der anatomisch wichtigen Strukturen, weitgehend vermieden werden. Ein wesentlicher Nachteil des Fixateur externe liegt in der Gefahr der Überdistraktion, insbesondere dann, wenn der Fixateur nicht zur Neutralisation, sondern zur Reposition und Erhaltung der Länge des Radius eingesetzt wird. Hierbei kann es besonders bei begleitenden Kapselbandverletzungen am Carpus zu einer unerwünschten Distraktion der Carpalknochen mit anschließender Insuffizienz der wichtigen Kapselbandstrukturen kommen. Bei Anwendung der Ligamentotaxis ist es wichtig, nach ca. 2–3 Wochen die Distraktion zu reduzieren, was auch radiologisch kontrolliert werden kann.

Bei Auftreten eines Pin-Infektes kommt neben der entsprechenden lokalen Therapie die Entfernung eines Pins (bei bereits beginnender, knöcherner Konsolidierung) oder ein Wechsel der Pins in Betracht. Eine weichteilschonende Montagetechnik mit ausreichender Mobilisation der Hautweichteile um die Schanzscher Schraube und tägliche Pflege des Fixateur externes sind unerläßlich.

Chirurgie. München, Sympomed, 1998, vol 3, pp 36–43.

Die Prinzipien der Plattenosteosynthese am distalen Radius

M. Plecko, G. Fritz

Unfallkrankenhaus Graz, Österreich

Einleitung

Die Fraktur am distalen Radiusende stellt in unseren Breiten eine sehr häufige Verletzung dar. So sind es in unserem Haus bei ca. 50 000 behandelten Patienten pro Jahr mehr als 700, die sich wegen dieser Verletzung in Behandlung begeben. Die Behandlung der distalen Radiusfraktur hat sich in den letzten Jahren deutlich gewandelt. Ausschlaggebend dafür waren immer wieder unbefriedigende Ergebnisse nach rein konservativer Therapie, bei denen es durch Korrekturverluste zur Ausheilung der Speiche in Fehlstellung gekommen war. Auch *Böhler* [1] spricht in einer Monographie über die Frakturen am distalen Radiusende in 20–50% von schlechten Ergebnissen nach konservativer Behandlung und kommt anhand von 10 000 Fällen aus dem Unfallkrankenhaus Lorenz Böhler in Wien zu dem Schluß, daß die Zahl unzufriedener Patienten nach konservativer Behandlung hoch sei. Auch teilen wir mit vielen Kollegen die Erfahrung, daß sich häufig auch die höhergradigen Speichenbrüche konservativ in Lokalanästhesie sehr gut reponieren lassen, daß es aber im Anschluß daran im Gipsverband nicht gelingt, die Fraktur bis zur knöchernen Heilung in dieser Stellung zu halten. In der Folge kommt es zu einem oft erheblichen Korrekturverlust, wobei es durch das Zusammensintern der Fraktur sowohl zu einer Achsenfehlstellung als auch zu einem relativen Ellenvorschub kommt. Es scheint daher nicht mehr gerechtfertigt, sich mit einem primär guten Repositionsergebnis alleine zufriedenzugeben, sondern es ergibt sich die Notwendigkeit, die Frakturen bereits primär als stabile oder instabile Frakturformen zu klassifizieren und entsprechend differenziert zu behandeln. So gehen auch *Fernandez* und *Jupiter* [2] in ihrer aktuellen Klassifikation der distalen Radiusfraktur auf die Stabilität bzw. Instabilität der einzelnen Frakturformen ein und leiten davon ihre Behandlungsempfehlungen ab.

Großes Augenmerk wird in den letzten Jahren den doch recht häufigen Zusatzverletzungen, die im Rahmen von distalen Radiusfrakturen entstehen können, geschenkt. So spielen interkarpale Bandverletzungen, zusätzliche Frakturen im Bereich der Handwurzelknochen, aber auch Verletzungen des distalen Radioulnargelenkes und ulnare Begleitverletzungen wie zum Beispiel eine Ruptur des TFCC (triangulären fibrokartilaginären Komplexes) oder eine Fraktur distal an der Elle eine erhebliche Rolle für die Prognose einer distalen Radiusfraktur.

Behandlungsgrundlagen

Während die stabilen Formen der Frakturen am distalen Radiusende nach wie vor eine Domäne der klassischen konservativen Therapie mit Reposition in Lokalanästhesie und anschließender Gipsruhigstellung darstellen, sind wir dazu übergegangen, instabile Frakturformen – unter zusätzlicher Beachtung des Alters des Patienten und seiner Bedürfnisse – einer operativen Therapie zuzuführen. Während bei älteren Patienten mit osteoporotisch verändertem Knochen bei instabilen Frakturen bevorzugt der Fixateur externe, meist in Kombination mit einer Bohrdrahtosteosynthese, zur Anwendung kommt, bevorzugen wir bei jüngeren Patienten mit guter Knochensubstanz in Abhängigkeit von der Frakturform bei gegebener Operationsindikation die Plattenosteosynthese.

Aufgrund der Erfahrungen, daß es bei diesen Frakturen im Bereich der metaphysären Stauchungszonen nach der Reposition oft zu erheblichen Hohlraumbildungen kommt, sind wir, um möglichst stabile Verhältnisse zu schaffen und um einen sekundären Korrekturverlust zu vermeiden, bei der Versorgung dieser Patienten mit der Durchführung einer Spongiosaplastik bzw. mit der Verwendung eines kortikospongiösen Blockes sehr großzügig.

Grundsätzlich sind distal an der Speiche, in Abhängigkeit von der Frakturform, sowohl eine dorsale wie auch eine palmare Plattenlage möglich. Eine weitere Möglichkeit stellt das von *Pechlaner* [3] angegebene kombinierte Vorgehen mit einer palmaren Plattenosteosynthese und der Wiederherstellung der streckseitigen Abstützung mit einem kortikospongiösen Span aus dem Beckenkamm dar. Als Implantate stehen spezielle Radiusplatten verschiedener Form und Dimension zur Verfügung (Abb. 1).

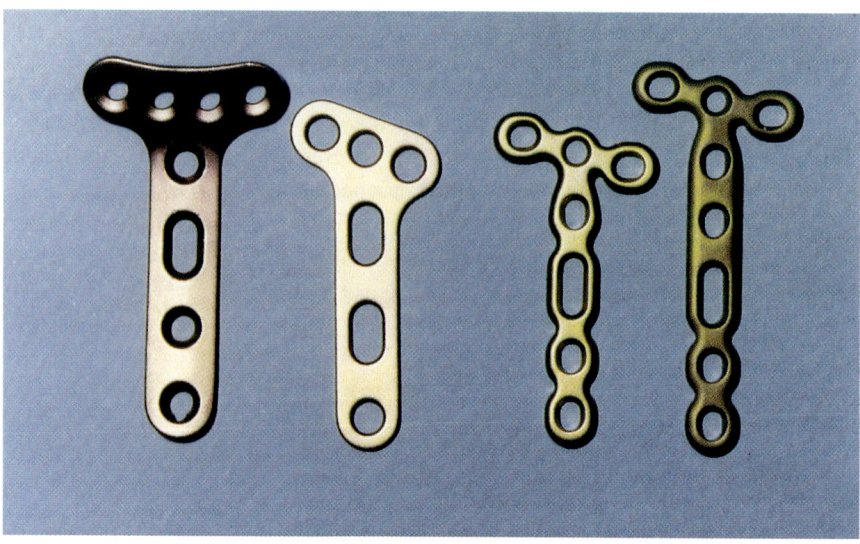

Abbildung 1. Verschiedene Speichenrekonstruktionsplatten.

Ziel jeder Plattenosteosynthese am distalen Radius muß es sein, eine weitgehende Wiederherstellung der normalen anatomischen Verhältnisse (Längenverhältnisse, Winkel und Achsen) zu erzielen und diese bis zur knöchernen
Heilung zu retinieren. Über die besondere Bedeutung einer möglichst exakten Wiederherstellung der Kongruenz der Gelenkfläche für das funktionelle
Endergebnis haben bereits *Knirk* und *Jupiter* [4] sowie *Trumble* et al. [5] berichtet. In Übereinstimmung mit anderen Autoren weisen sie darauf hin,
daß verbliebene Gelenkstufen von 2 mm und mehr in einem hohen Prozent-
satz zu einem deutlich schlechteren Endergebnis führen. *Aro* [6] sowie *Melone* [7] wiesen zusätzlich auf die negativen Auswirkungen einer Radiusver-
kürzung durch Sinterung der Fraktur hin.

Auch sei auf die besondere Bedeutung von Frakturen im Bereich der
Fossa lunati der distalen Speichengelenkfläche hingewiesen. Diese Frakturen sind meist sehr instabil und müssen wegen ihrer bedeutenden strategi-
schen Position möglichst exakt reponiert werden, was gedeckt häufig durch
Ligamentotaxis nicht gelingt. Meist ist hierzu eine offene Reposition erforderlich. Da wie bekannt ein großer Teil der axialen Kräfte vom Karpus über
die Fossa lunati auf den Unterarm übertragen wird, bedarf dieses Fragment
einer möglichst stabilen Fixierung und nicht selten einer Unterfütterung mit
Spongiosa.

Die palmare Plattenosteosynthese

Die klassische Indikation für die palmare Plattenosteosynthese am distalen Radius stellt die Smith-Fraktur dar (Abb. 2). Es handelt sich dabei um eine palmare Scherfraktur, die sich durch eine erhebliche Instabilität auszeichnet. Durch Verschiebung des palmaren Fragmentes kommt es zu einer Subluxation des Karpus nach palmar. Weitere Indikationen für eine palmare Plattenosteosynthese stellen Kompressionsfrakturen mit einem radiopalmaren Gelenkfragment sowie zentrale metaphysäre Frakturen dar. Auch beim kombinierten Vorgehen mit einem streckseitigen kortikospongiösen Block und gelegentlich bei Korrekturosteotomien kommt die palmare Plattenlage zur Anwendung.

Der Arm wird supiniert auf einer Tuchrolle am Handtisch gelagert. Je nach Frakturform kommt ein palmarer Standardzugang (nur bis zur Handgelenkbeugefalte) oder ein erweiterter palmarer Zugang mit Eröffnung des Karpalkanales zur Anwendung. Nach Abtrennung des Musculus pronator quadratus nahe seiner radialen Insertion, wird nach Abschieben des Muskelbauches die Fraktur dargestellt. Die Frakturspalten werden sparsam gesäubert. Danach lassen sich Smith-Frakturen meist sehr einfach durch vermehrte Dorsalextension reponieren, während komplexere Frakturen aufgebaut werden und mit zarten Bohrdrähten temporär fixiert werden können. Wie auch von *Hanel* empfohlen [8], wird eine bereits vorgebogene Speichenplatte so angelegt, daß sie im zentralen Anteil noch etwas absteht, während sie sich proximal und distal bereits abstützt. Es wird nun zuerst im Bereich des ovalen Plattenloches mit dem entsprechenden Bohrer (AO = 2,5 mm) ein Bohrloch angefertigt, die erforderliche Schraubenlänge gemessen, mit dem passenden Gewindeschneider (AO = 3,5 mm) ein Gewinde durch beide Kortikales geschnitten und das Loch mit einer entsprechenden Schraube (AO = 3,5 mm Kortikalisschraube) besetzt. Bevor die Schraube ganz festgezogen wird, kann noch eine Feinjustierung der Platte erfolgen. Durch das Anziehen der Schraube kommt es zum Anpressen der Platte. Dadurch wird das palmare Fragment reponiert und die Fraktur unter Druck gesetzt (Abb. 3).

Im Anschluß daran werden die proximalen Plattenlöcher mit Schrauben besetzt. Im distalen queren Schenkel der Platte werden, falls überhaupt nötig, 4,0-mm-Spongiosaschrauben verwendet. Hier wird ebenfalls mit einem 2,5-mm-Bohrer vorgebohrt, anschließend jedoch für das Gewinde ein Spongiosagewindeschneider verwendet.

Nach Einlegen eines Drains wird die Wunde verschlossen. Wann immer es die Stabilität der Versorgung erlaubt, sollte eine frühfunktionelle Nachbehandlung angeschlossen werden. Bei Verwendung von Titanimplantaten kann in der Regel bei palmarer Plattenlage auf die Entfernung derselben nach erfolgter Frakturheilung verzichtet werden.

Die dorsale Plattenosteosynthese

Obwohl wir bestrebt sind, wann immer es die Frakturform erlaubt, eine palmare Plattenlage oder ein kombiniertes Verfahren mit palmarer Platte und einem dorsalen kortikospongiösen Block anzuwenden, zwingt doch manchmal die Verletzungsform zur dorsalen Plattenosteosynthese. Obwohl

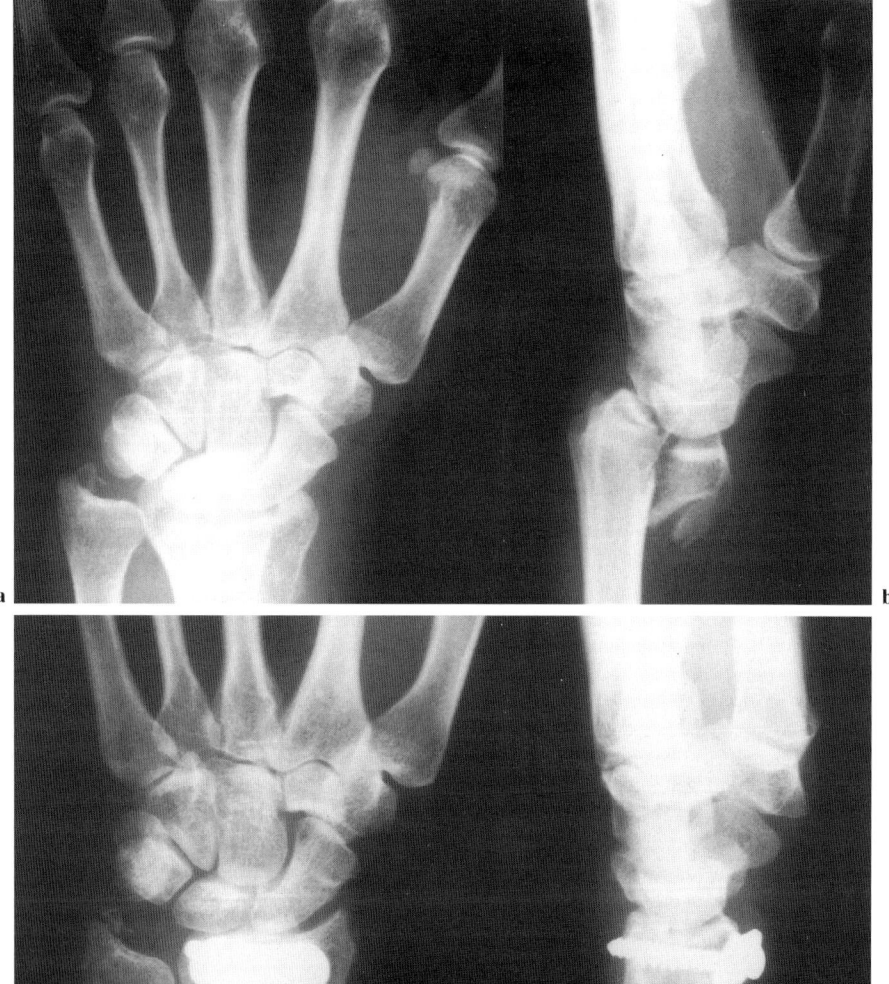

Abbildung 2. a + b Nativröntgen einer Smith-Fraktur in ap und seitlichem Strahlengang. Palmare Scherfraktur mit Dislokation des beugeseitigen Fragmentes und Subluxation des Karpus nach palmar; **c + d** Zustand nach palmarer Plattenosteosynthese mit Abstützplatte. Die Position des Karpus ist wieder korrekt.

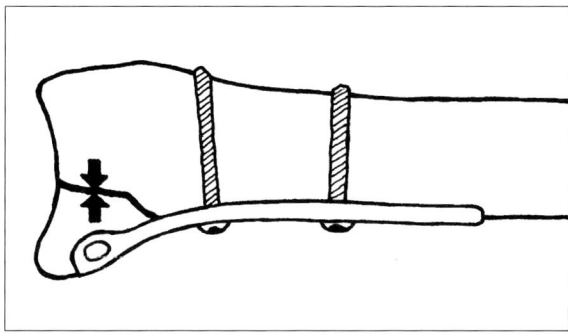

Abbildung 3. Schematische Darstellung der Funktion einer Abstützplatte.

sie bei manchen Frakturformen biomechanisch günstiger ist, birgt sie doch einige Nachteile in sich. Neben der Gefahr der Irritation der Strecksehnen ist es bei dorsaler Plattenlage immer nötig, die Implantate später wieder zu entfernen. Weiterhin ist oft eine Entfernung des Tuberculum Lister sowie die Subkutanverlagerung der Sehne des Extensor pollicis longus unvermeidlich. Diese Nachteile können minimiert werden, indem man an der Dorsalseite wesentlich zartere Implantate mit völlig versenkbaren Schraubenköpfen verwendet. So werden heute an Stelle der Standardspeichenplatte häufig auch Plättchen aus dem Finger- und Handimplantateset oder die speziell dafür konstruierte π-Platte verwendet.

Als Indikationen für eine dorsale Plattenosteosynthese kommen Extensionsfrakturen mit dorsaler Trümmerzone, dorsale Luxationsfrakturen, dorsale metaphysär-artikuläre Frakturen ohne wesentliche Verschiebung der palmaren Kortikalis, dorsale Abscherfrakturen mit disloziertem dorsalem Kortikalisfragment und Korrekturosteotomien in Frage.

Als Zugang zur dorsalen Plattenosteosynthese wählen wir einen geschwungenen oder geraden dorsalen Hautschnitt. Nach Spaltung des Daches des 3. Strecksehnenfaches wird die Sehne des M. extensor pollicis longus luxiert und nach radial weggehalten. Alternativ kann das Retinaculum extensorum auch zwischen dem 3. und 4., oder wie von *Jupiter* [9] angegeben, zwischen dem 2. und 3. Strecksehnenfach gespalten werden. Wichtig erscheint uns, daß das 4. Strecksehnenfach ohne Eröffnung des Sehnengleitgewebes subperiostal nach ulnar abgeschoben wird, um spätere Verklebungen der Strecksehnen zu vermeiden. Bei Verwendung der Standardspeichenplatte muß das Tuberculum Lister mit dem Luer entfernt werden.

Nach Darstellung der Fraktur werden die einzelnen Fragmente reponiert und die Gelenkfläche stufenlos wiederhergestellt. Eine Eröffnung der Gelenkkapsel soll immer nur so weit erfolgen, als sie für die exakte Reposition der Gelenkfläche unbedingt erforderlich ist. Sie erfolgt, falls nötig, in querer Richtung.

Bei komplexen Frakturen werden die einzelnen reponierten Fragmente mit zarten Bohrdrähten temporär fixiert. Defektzonen werden mit Spongiosa aus dem Beckenkamm aufgefüllt, imprimierte Gelenkfragmente werden nach Reposition kompakt unterfüttert. Anschließend wird das gewählte Implantat gut anmodelliert und mit Schrauben fixiert, wobei darauf zu achten ist, daß beim Einbringen der peripheren Schrauben diese nicht, bedingt durch die physiologische Palmarkippung der Gelenkfläche, in das Gelenk perforieren. Ein durch die Gelenkkapsel von streckseitig in das Gelenk eingebrachter zarter Bohrdraht kann die Orientierung erleichtern.

Nach Abschluß der Osteosynthese wird nun das Periost beziehungsweise das Retinaculum extensorum über den Implantaten vernäht. Die Sehne des M. extensor pollicis longus verbleibt meist außerhalb des Retinaculums in der Subkutis. Nach Einlegen eines Drains wird die Wunde verschlossen. Bis zur Wundheilung wird eine palmare Gipsschiene angelegt. Mit Bewegungsübungen für die Finger wird jedoch frühzeitig begonnen.

Eine Implantatentfernung soll bei knöchern geheilter Fraktur frühzeitig (nach 3 Monaten) erfolgen.

Das kombinierte Verfahren
(palmare Plattenosteosynthese + dorsaler kortikospongiöser Block)

Bei distalen Radiusfrakturen, bei denen es durch eine streckseitige Trümmerzone zu einem Verlust der dorsalen Abstützung gekommen ist, aber auch bei zentralen Luxationsfrakturen des Radius und bei dorsalen Stauchungsbrüchen mit Dislokation der palmaren Kortikalis, kommt vermehrt ein kombiniertes Vorgehen mit palmarer Plattenosteosynthese und Wiederherstellung der streckseitigen Abstützung durch einen dorsalen kortikospongiösen Block aus dem Beckenkamm zur Anwendung.

Über einen palmaren Hauptzugang wird die Fraktur reponiert und mit Bohrdrähten stabilisiert. Anschließend wird eine Speichenplatte angepaßt und vorerst nur am Schaft mit Schrauben fixiert. Über eine dorsale, einige Zentimeter lange Hilfsinzision über dem Tuberculum Lister wird der restliche Teil der Fraktur reponiert und die dorsale Stauchungshöhle präpariert. Spongiosaanteile werden mit einem kleinen Elevatorium an der Höhlenwand komprimiert und ein Bett für den kortikospongiösen Block vorbereitet. Anschließend wird der entsprechend geformte Block aus dem Beckenkamm satt in den Defekt eingefalzt, so daß die kortikale Abstützung wieder gegeben ist. Der Block kann nun durch eine Schraube von palmar her durch die Platte gefaßt und fixiert werden. Danach werden noch die restlichen Plattenlöcher mit Schrauben besetzt. Die übrige Nachbehandlung gleicht im wesentlichen der bei den beiden zuvor beschriebenen Plattenosteosyntheseverfahren.

Besonderes Augenmerk muß bei der Versorgung von Frakturen am distalen Radiusende den nicht selten vorliegenden Begleitverletzungen geschenkt werden. Interkarpale Bandverletzungen, wie die skapholunäre Bandruptur, oder ulnare Begleitverletzungen, wie Rupturen des TFCC oder Frakturen distal an der Elle, müssen primär diagnostiziert, richtig gewertet und gegebenenfalls gleichzeitig mit der Radiusfraktur entsprechend versorgt werden. Sie haben nicht nur einen großen Einfluß auf die Prognose der Verletzung, sondern beeinflussen auch wesentlich das therapeutische Vorgehen.

Literatur

1 Böhler J: Operative Behandlung von Frakturen am distalen Radiusende; in Buck-Gramcko D.: Frakturen am distalen Radiusende. Bibliothek für Handchirurgie. Stuttgart, Hippokrates, 1987, pp 35–50.

2 Fernandez DL, Jupiter JB: Fractures of the distal radius. New York, Springer, 1996.

3 Pechlaner S: Distale intraartikuläre Radiusfrakturen – Indikation und Technik der offenen Reposition und Plattenosteosynthese. Orthopäde 1993;22:46–51.

4 Knirk JL, Jupiter JB: Intra-articular fractures of the distal end of the radius in young adults. J Bone Joint Surg 1986;(68-A)5:647–659.

5 Trumble TE, Schmitt SR, Vedder NB: Factors affecting functional outcome of displaced intra-articular distal radius fractures. J Hand Surg 1994;(19 A)2:325–350

6 Aro HT, Koivunen T: Minor axial shortening of the radius affects outcome of Colles' fracture treatment. J Hand Surg 1991;(16 A)3:392–398.

7 Melone ChP: Articular fractures of the distal radius. Orthop Clins North Am 1984; (15)2:217–236.

8 Hanel DP: Volar plate fixation of distal radius fractures; in Weiss APC: Atlas of the hand clinics – fixation techniques in distal radius fractures. Philadelphia, WB Saunders Company, 1997, vol 2, 1, pp 1–24.

9 Jupiter JB: Open reduction and internal fixation; in Gelberman RH: The wrist – master techniques in orthopaedic surgery. New York, Raven Press, 1994, pp 67–83.

Chirurgie. München, Sympomed, 1998, vol 3, pp 44–51.

Behandlungsstrategien für Frakturen des distalen Radiusendes im Wachstumsalter

J. Mayr

Universitätsklinik für Kinderchirurgie, Graz, Österreich

Einleitung

Klinische Bedeutung dieser Frakturen

Frakturen des distalen Radiusendes zählen zu den häufigsten kindlichen Frakturen [2]. Die konservative Therapie ist der Eckpfeiler ihrer Behandlung und hat sich während der letzten Jahrzehnte kaum verändert. Die Therapie sollte möglichst effizient sein und mit einem Minimum an Aufwand ein optimales Endergebnis erreichen [3]. Dazu ist es notwendig, eine Frakturklassifikation zu verwenden, die in engem Zusammenhang mit einer differenzierten Behandlungsempfehlung steht.

Behandlungskonzepte

Für die Behandlung ist ein individueller Behandlungsspielraum mit einem konkreten Behandlungsziel zu definieren, und dieses Ziel sollte mit minimalen Manipulationen und Schmerzen sowie geringem Aufwand erreicht werden. Der Behandlungsspielraum muß individuell definiert werden. Er hängt nicht nur von kindlichen Faktoren (Größe, Alter, Geschlecht, Aktivität, Sensibilität, Belastbarkeit, ...), sondern auch von familiären Faktoren (Elterngröße, Erwartungen, Geduld, Vertrauen, Verläßlichkeit, Wohndistanz zum Krankenhaus, ...) und ärztlichen und pflegerischen Faktoren (Erfahrung, Kontinuität, Toleranz, Sicherheitsbedürfnis, Zeitdruck, ...) ab. Auch der Einsatz von Röntgenuntersuchungen ist dem Behandlungsspielraum zuzuordnen. Röntgenuntersuchungen des wachsenden Skelettes sollten nur bei Fragestellungen mit relevanter therapeutischer Konsequenz wie zum Beispiel zum Nachweis von Heilungsproblemen (Abschlußbild bei Grünholzfrakturen, ...) mit gezielter Einblendung zur Reduktion der Streustrahlung verwendet werden. Von qualitativ hochwertigen «Unfallbildern» hängt hingegen die weitere Behandlung entscheidend ab, hier sollten keine Abstriche in Kauf genommen werden.

Fast alle größeren Kinder (beziehungsweise die Eltern von Kleinkindern) können ausreichend genau angeben, welche Körperstelle verletzt ist. Eine klinische Untersuchung sollte die Prüfung der aktiven Fingerbeweglichkeit und der Fingersensibilität sowie die Rekapillarisierungszeit umfassen, eine Prüfung von Krepitatio, Stauchungsschmerz, Druckschmerz, «pathologischer Beweglichkeit» vor dem Röntgen ist dagegen bei frisch verletzten Kindern nicht notwendig, da sie wenig behandlungsrelevante Information bringt, zusätzliche Schmerzen verursacht und das Vertrauen des Kindes in den Untersucher erschüttert. Der vordringliche Wunsch des Kindes an den Behandler ist meist neben einer Schmerzbehandlung die Klärung der Frage, ob der Arm wieder gut werden wird und ob ein Spitalsaufenthalt notwendig werden wird.

Ein standardisiertes Vorgehen des gesamten Behandlungsteams sollte darauf abzielen, mit

minimalem Aufwand bei	– klinischen Untersuchungen
	– Röntgenuntersuchungen
	– Nachkontrollen/Nachbehandlungen
minimaler Belastung bei	– klinischen Untersuchungen
	– Röntgenuntersuchungen
	– Nachkontrollen/Nachbehandlungen
ein optimales Ergebnis	– altersgemäß
	– funktionsbezogen

zu erzielen.

Besonderheiten verschiedener Frakturformen

Im Bereich des distalen Radiusendes kommen im Wachstumsalter vier häufige Frakturformen vor, nämlich die distale Radiusepiphysenlösung mit oder ohne metaphysären Keil, die Radiuswulstfraktur, die diaphysär/metaphysäre Grünholzfraktur und die komplette metaphysäre Fraktur. Eine Epiphysenfraktur ist dagegen extrem selten. Auf Kombinationen von distalen Radiusfrakturen mit Frakturen der Ulna oder Luxationen im distalen Radioulnargelenk wird hier nicht näher eingegangen, es soll jedoch die Wichtigkeit der korrekten klinischen und radiologischen Abklärung und Behandlung von Begleitverletzungen des distalen Radioulnargelenkes (zum Beispiel Kombinationen von distalen Radiusfrakturen vom Typ Colles mit begleitender Luxation im distalen Radioulnargelenk) oder von Verletzungsfolgen (Ulna-Vorschub zum Beispiel nach in Verkürzung verheilten distalen Radiusfrakturen oder infolge von posttraumatischen Wachstumsstörungen der distalen Radiusepiphysenfuge) betont werden.

Als Behandlungsziel für Frakturen des distalen Radiusendes sollte jeweils eine unter dem angegebenen Tabellenwert liegende Fehlstellung angestrebt werden, wobei sich diese Werte auf Literaturangaben und eigene Erfahrungswerte beziehen [1–3, 5, 7–9]. Jeder kindertraumatologisch tätige Arzt muß jedoch seinen Behandlungsspielraum auf seine Patienten bezogen selbst individuell definieren und auch vertreten. Die nachfolgend angegebenen Tabellenwerte berücksichtigen daher jeweils nur 2 Aspekte, nämlich Patientenalter und Frakturtyp.

1. Distale Radiusepiphysenlösungen (Salter I) und distale Radiusepiphysenlösungen mit metaphysärem Keil (Salter II) [6]

Es überwiegen Epiphysenlösungen mit metaphysärem Keil. Tabelle 1 zeigt die tolerablen Achsabweichungswerte und Seitverschiebungswerte für distale Radiusepiphysenlösungen vom Typ *Salter I* oder *II*. Die Ruhigstellung erfolgt bei größeren Kindern mit Unterarmgips und bei kleineren Kindern mittels Oberarmgips (Gipse verrutschen leichter bei Kleinkindern) durch 3 Wochen. Kommt es zu einer zunehmenden Dislokation im Gipsverband, so kann eine Gipskeilung (proximal der Fraktur) erforderlich werden. Eine ambulante Gipskeilung ist jedoch nur möglich, wenn kein Kunststoffverband verwendet wurde und sichergestellt ist, daß die Eltern genau über die Symptomatik einer Druckstellenbildung und die gegebenenfalls notwendige Gipsfensterung informiert wurden. Da nach in Dislokation verheilten distalen Radiusepiphysenlösungen sehr selten ein Ulna-Vorschub zu beobachten ist, sollten solche Frakturen im Wachstumsalter klinisch nachbeobachtet werden [8].

Für die äußerst seltenen *distalen epiphysären Radiusfrakturen (Salter III)* oder *epimetaphysären Radiusfrakturen (Salter IV)* gilt, daß undislozierte Frakturen mit einem Dislokationsaus-

Tabelle 1. Maximal tolerable altersabhängige Fehlstellungswerte für distale Radiusepiphysenlösungen im Wachstumsalter. Bestehen Achsabweichungen in 2 Ebenen, so sollte die Summe der Einzelabweichungen den Tabellenwert nicht überschreiten

Alter (Jahre)	Achsabweichung (°) nach dorsal/palmar	radial/ulnar	Seitverschiebung nach dorsal/palmar	radial/ulnar
0–3	15–25	15–20	1/2 Schaftbreite	1/4 Schaftbreite
> 3–6	10–20	10–15	1/3 Schaftbreite	4 mm
> 6–10	10–15	<10	1/4 Schaftbreite	3 mm
>10–14	<10	<10	3 mm	2 mm

Tabelle 2. Maximale tolerable altersabhängige Fehlstellungswerte für distale Radiuswulstfrakturen im Wachstumsalter. Bestehen Achsabweichungen in 2 Ebenen, so sollte die Summe der Einzelabweichungen den Tabellenwert nicht überschreiten

Alter (Jahre)	Achsabweichung (Grad) nach	
	dorsal/palmar	radial/ulnar
0–3	10–25	15–20
> 3–6	10–20	10–15
> 6–10	10–15	<10
>10–14	<10	<10

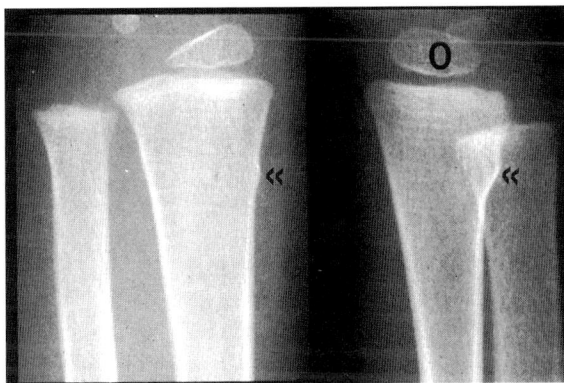

Abbildung 1. Radiuswulstfraktur eines 3jährigen Knaben. Behandlung mit Unterarmgipsverband über 2,5 Wochen.

maß < 2 mm im Bereich der distalen Radiusgelenkfläche oder Epiphysenfuge ohne Nachteil für das Kind konservativ behandelt werden können. Bei stärkerer Dislokation ist eine exakte Reposition und eine innere Fixation, zum Beispiel mit perkutan eingebrachten Kirschner-Drähten, erforderlich [4].

2. Distale Radiuswulstfraktur (Abb. 1)
Es handelt sich um einen metaphysären Bruch mit wulstförmiger Fraktur einer Kortikalis an der Konkavität. Diese Frakturen sind meist nur gering disloziert und ausreichend stabil, so daß kaum Röntgennachkontrollen erforderlich sind und eine Gipsbefristung von 2 Wochen ausreicht. Tabelle 2 zeigt altersabhängige tolerierbare Fehlstellungswinkel bei Behandlungsabschluß.

3. Distale diaphysär/metaphysäre Radiusgrünholzfrakturen
Es handelt sich um einen Biegungsbruch mit Zerreißung einer Kortikalis an der Konvexität und Verbiegung der anderen Kortikalis. Es kommt zu einer raschen Frakturheilung an der Seite des intakten Periosts, während an der gegenüberliegenden Kortikalisbruchstelle häufig eine verzögerte Frakturheilung eintritt mit der Gefahr einer nachfolgenden Refraktur (Abb. 2). Behandlungsziel bei Radiusgrünholzfrakturen ist es, durch genaue Adaptation der Frakturenden eine Bruchheilungsstörung zu vermeiden. Verbleibende Fehlstellungen im Frakturbereich

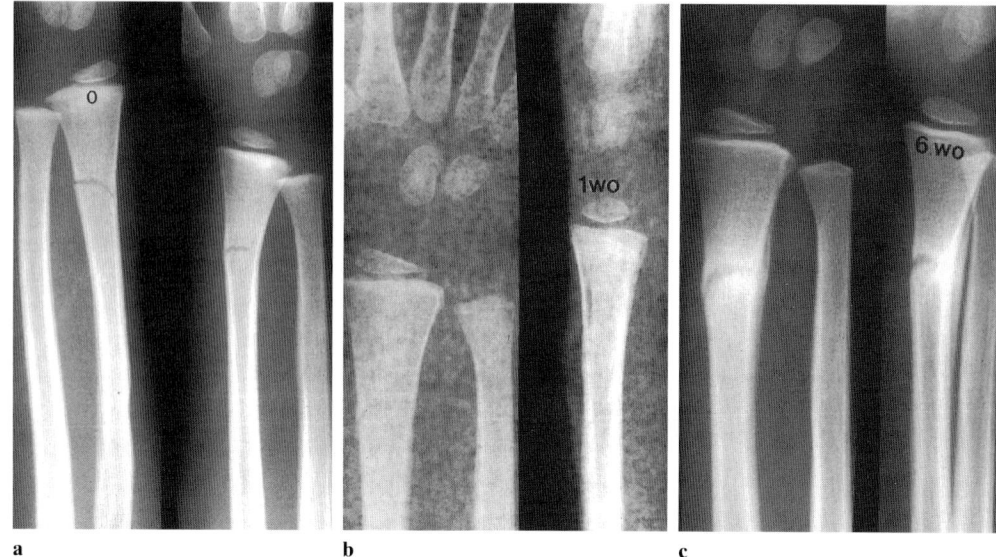

a   b   c

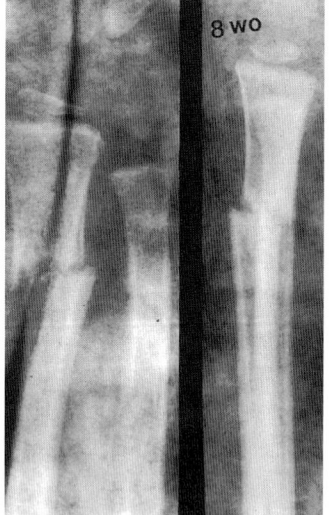

Abbildung 2. Distale diaphysär/metaphysäre Radiusgrünholzfraktur mit Refraktur (4jähriger Knabe). **a** Unfallbild, distale
diaphysär/metaphysäre Radiusgrünholzfraktur mit 8° Dorsalknick; **b** im Gipsverband nach 1 Woche 4° Dorsalknick; **c** Gipsabnahme nach 4 Wochen, auch nach 6 Wochen Frakturspalt volar-
seitig ohne erkennbare Kallusbildung, 10° Dorsalknick; **d** komplette Radiusrefraktur 8 Wochen nach Grünholzfraktur. Ausheilung nach nochmaliger Gipsbehandlung über 4 Wochen.

d

können dabei in allen Altersgruppen bis etwa 5° toleriert werden. Dieses Ziel läßt sich durch exaktes Anmodellieren des Gipsverbandes mit 3-Punktabstützung und gegebenenfalls Gipskeilung
erzielen (Abb. 3). Nach 3–5wöchiger Gipsbehandlung empfehle ich, je nach Durchbau der Fraktur im Abschlußbild, über einen Zeitraum von 1–4 Monaten eine Inline-Skater-Handgelenkstütze bei Spiel und Sport im Freien anzulegen.

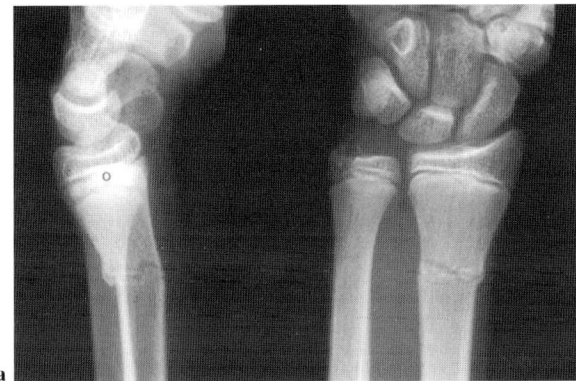

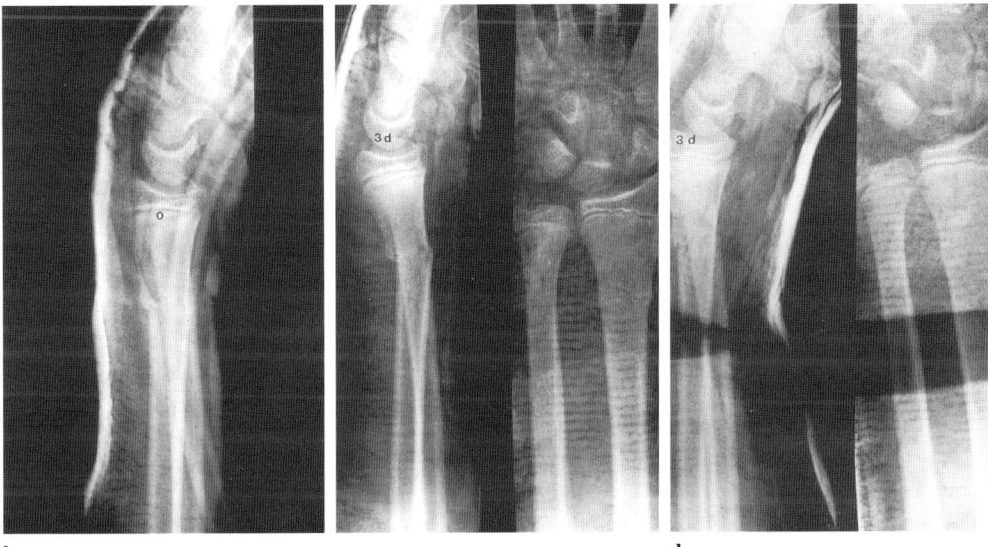

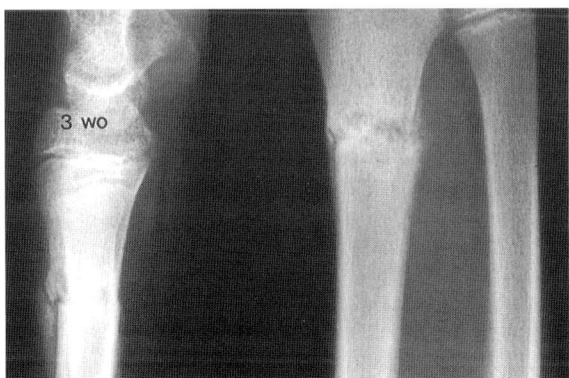

Abbildung 3. 14jähriger Knabe mit distaler metaphysärer Radiusgrünholzfraktur. **a** Unfallbild, distale metaphysäre Radiusgrünholzfraktur mit Achsenknick von 15°;

b nach Reposition am Unfalltag verbliebener Achsenknick von 4°; **c** am 3. Tag nach Reposition ursprünglicher Fehlstellungswinkel von 15° wieder nachweisbar; **d** Gipskeilung proximal der Fraktur mit Korrektur der Fehlstellung; **e** knöcherne Heilung mit 4° Achsenknick, funktionelle Nachbehandlung mit Inline-Skater-Handgelenkstütze beim Sport.

Tabelle 3. Maximale tolerable altersabhängige Fehlstellungswerte für komplette distale meta-physäre Radiusfrakturen im Wachstumsalter. Bestehen Achsabweichungen in 2 Ebenen, so sollte die Summe der Einzelabweichungen den Tabellenwert nicht überschreiten

Alter (Jahre)	Achsabweichung (°) nach dorsal/palmar	radial/ulnar	Seitverschiebung nach dorsal/palmar	radial/ulnar
0–3	15–25	15–20	fast Schaftbreite	1/2 Schaftbreite
> 3–6	10–20	10–15	2/3 Schaftbreite	1/3 Schaftbreite
> 6–10	10–15	<10	1/3 Schaftbreite	1/3 Schaftbreite
>10–14⁻	<10	<10	3 mm	3 mm

4. Komplette metaphysäre distale Radiusfraktur

Diese Frakturen neigen im Gipsverband häufiger zur Redislokation. Dennoch lassen sich fast alle diese Frakturen konservativ behandeln. Besteht eine Verkürzung im Frakturbereich durch Bajonettstellung der Fragmente, bevorzugen wir bei Kindern unter 10 Jahren die Reposition in Allgemeinnarkose, bei größeren Kindern ist auch eine Reposition in Bruchspaltanästhe-sie unter gleichzeitiger Analgesie möglich. Gelingt eine stabile Verzahnung der Fraktur, so kann die Fraktur im Gips mit 3-Punkt-Abstützung ausbehandelt werden. Sollte nach einer Woche eine intolerable Fehlstellung nachweisbar sein, so läßt sich diese dann meist in Analgesie durch eine Gipskeilung proximal der Fraktur korrigieren, um ein akzeptables Endergebnis (Tab. 3) zu erzielen. Läßt sich keine stabile Frakturstellung erreichen, zum Beispiel wegen sehr schrägem Frakturverlauf, so ist die innere Fixation mit perkutan eingebrachten Kirschner-Drähten im Rahmen der Primärversorgung angezeigt, um eine definitive Erstversorgung sicherzustellen. Eine Gipsbefristung zwischen 3 und 4 Wochen ist meist ausreichend.

Diskussion

Die Behandlung von Frakturen am distalen Radiusende stellt eine Do-mäne der konservativen Therapie dar. Obwohl sich an den Behandlungsprin-zipien dieser Frakturen während der letzten Jahrzehnte wenig verändert hat, so ist doch ein Trend zu mehr Effizienz und Patientenkomfort in der Be-handlung erkennbar. Durch Verwendung einer differenzierten Behandlungs-strategie mit Definition eines individuell festzulegenden Behandlungsspiel-raumes kann dieses Behandlungsziel erreicht werden.

Literatur

1   Fernandez DL: Conservative treatment of forearm fractures in children; in Chapchal G: Fractures in children. Stuttgart, Thieme, 1981, pp 158–165.
2   Jonasch E: Knochenbruchbehandlung bei Kindern. Berlin, De Gruyter, 1982, pp 106–117.

3   Laer LV: Frakturen und Luxationen im Wachstumsalter. Stuttgart, Thieme, 1991, pp 141–160.

4   Müller J, Roth B, Willenegger H: Long-term results of epiphyseal fractures to the distal radius treated by percutaneous wire fixation; in Chapchal G: Fractures in children. Stuttgart, Thieme, 1981, pp 198–202.

5   Ritter G: Verletzungen des Schultergürtels und der oberen Extremität; in Sauer H (Hrsg): Das verletzte Kind. Stuttgart, Thieme, 1984, pp 427–475.

6   Salter RB, Harris R: Injuries involving the epiphyseal plate. J Bone Joint Surg 1963;45 A:547–553.

7   Sharrad WJW: Paediatric orthopaedics and fractures, vol 2. Oxford, Blackwell, 1979.

8   Schmidt B, Haberlik A, Linhart WE: Frakturen am distalen Unterarm; in Hofmann-v.Kap-herr S: Die Frakturen an Unterarm und Hand im Kindesalter. Wiesbaden, Universum Verlag, 1995, pp 218–221.

9   Weber BG, Brunner C, Freuler F: Die Frakturbehandlung bei Kindern und Jugendlichen. Berlin, Springer, 1978, pp 206–220.

Chirurgie. München, Sympomed, 1998, vol 3, pp 52–56.

Anatomie der Zugangswege zum distalen Radius

W. Seggl, G. Bratschitsch

Universitätsklinik für Unfallchirurgie, LKH Graz, Österreich

Knöcherne Landmarken

Der Processus styloideus radii, der Processus styloideus ulnae, das Tuberculum Lister, die Basis des Metacarpale II dorsal sowie das Os pisiforme und das Tuberculum ossis scaphoidei volar können meist sicher palpatorisch lokalisiert werden.

Anatomie

Retinaculum extensorum: Schräg verlaufendes, ca. 1,5 cm breites, fibröses Band, von welchem derbe Septen in die Tiefe ziehen und die 6 Strecksehnenfächer unterteilen. Es besteht aus 2 Faserzügeln, welche vom radialen Rand der distalen Epiphyse auf die Gegenseite ziehen, die Sehnenscheide des Musculus extensor carpi ulnaris an die Ulna fesseln und distal vom Proc. styl.ulnae um den medialen Rand des Carpus ziehen bis an das Os pisiforme. Das Retinaculum extensorum zügelt die Sehnen und führt sie in der richtigen Position über das Handgelenk.

Retinaculum flexorum (Lig. carpi transversum): Die Unterarmfascie geht proximal von der palmaren Handwurzelregion kontinuierlich in querverlaufende, oberflächliche (Lig.carpi palmare) und tiefe Verstärkungszüge (Retinaculum flexorum) über. Die mittlere Länge des Retinaculum flexorum, die der Breite des Canalis carpi entspricht, beträgt sowohl am proximalen als auch am distalen Rand ca. 26 mm. Über der Mitte des Retinaculums ist der Bandzug in der Regel am kräftigsten angelegt.

Nerven: Als sensible Endäste müssen der Ramus dorsalis nervi ulnaris, der Ramus superficialis nervi radialis und der Ramus palmaris nervi mediani bei der entsprechenden Präparation der Zugänge geschont werden.

Bei der Präparation der Zugänge am distalen Radius ist die Verwendung einer Oberarmblutsperre obligat. Die Blutdruckmanschette sollte so angelegt werden, daß sie im unaufgeblasenen Zustand nicht staut (zwischen Manschette und Haut sollte ein Finger bequem einlegbar sein). Das Aufblasen der Manschette erfolgt immer in Abduktion und Elevation des Armes, damit es nicht intraoperativ bei Manipulation des Armes zu einer Zerrung des Plexus brachialis kommen kann. Der Druck der Blutdruckmanschette richtet sich nach dem systolischen Blutdruck des Patienten, er sollte aber 250–300 mmHg nicht überschreiten.

Bei der Versorgung von Frakturen muß die Präparation der Zugänge unter Zug- und Gegenzug des Armes durch die Assistenz erfolgen, damit die Anatomie der Strukturen weitgehend normalen Bedingungen entspricht.

Dorsaler Zugang distaler Radius

Beim Standardzugang (Abb. 1) erfolgt ein gerader Hautschnitt über dem Radiusschaft bis zur Höhe des Radiocarpalgelenks. Hier verlaufende subkutane Venen müssen ligiert werden. Inzision der Fascie zwischen dem 3. und 4. Strecksehnenfach (Abb. 2). Dies erfolgt am sichersten unter Identifikation der Extensor poll.long.Sehne durch passives Bewegen des Daumens. Distal biegt die Sehne des Extensor poll. long. in einem Winkel von ca. 30–40° um das Tuberculum Lister nach dorsoradial und überkreuzt die Sehnen des 2. Sehnenfaches. Die weitere Präparation erfolgt nun bis zum Radiusperiost, wobei nach beiden Seiten die Sehnenfächer en bloc superiostal vom Radius abgelöst werden. Im Idealfall bleiben die Strecksehnen in ihren Sehnenfächern und kommen während der Präparation nicht zur Darstellung. Falls erforderlich wird das Tuberculum Lister mit einem Meißel oder einem Luer abgetragen. Zur sicheren Orientierung kann das Radiocarpalgelenk mit einer Nadel markiert werden. Nur wenn eine offene Reposition und Darstellung der Radiusgelenkfläche erforderlich ist, wird die Gelenkkapsel T-förmig inzidiert – sie muß am Ende der Operation wieder verschlossen werden.

Ist eine En-bloc-Mobilisation der Sehnen nicht möglich oder kommt es zu einer ausgedehnten Verletzung der Sehnenscheide der Extensor poll.long.Sehne, kann am Ende der Operation ein Lappen aus dem Retinaculum extensorum zwischen Sehne und Platte eingenäht werden, um den unmittelbaren Kontakt zwischen Metall und Sehne zu vermeiden. Auch eine weitere Transposition der Sehne nach radial ist möglich. Weiterhin kann auch am Beginn der Präparation das Retinaculum extensorum treppen- oder Z-förmig inzidiert werden, um einen sicheren Weichteilschutz zwischen Sehne und Platte zu gewährleisten.

Wenn bei Versorgung einer metaphysären Fraktur die Platte nicht distal bis an das Gelenk reichen muß, kann diese auch vor dem Tuberculum Lister eingebracht werden, ohne die Strecksehnen aus ihren Strecksehnenfächern zu mobilisieren.

Dorsoradialer-distaler Zugang

Dieser Zugang findet besonders bei Korrektur-Operationen mit notwendiger radial additiver Korrektur Verwendung. Der Hautschnitt erfolgt dorsoradial, wobei der Ramus superficialis des Nervus radialis, welcher am volaren Rand des Musculus brachioradialis durch die Fascie

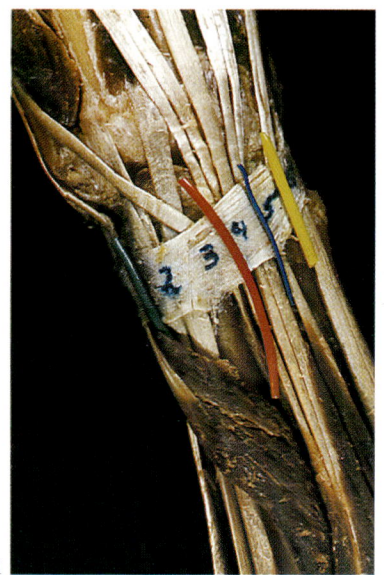

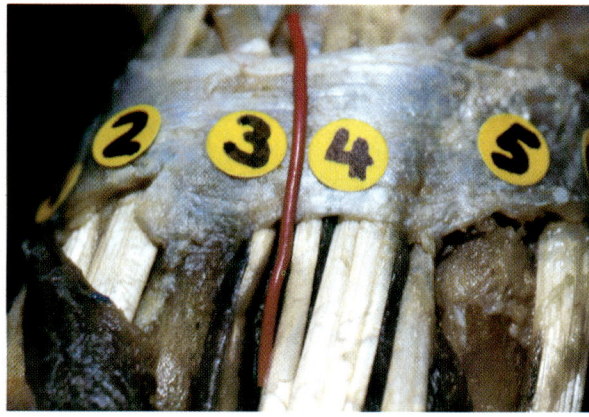

Abbildung 1. Anatomisches Präparat einer rechten Hand von dorsal. Die einzelnen Sehnenfächer sind am Retinaculum extensorum mit Zahlen markiert. Der Standardzugang zwischen 3. und 4. Sehnenfach (rot), der dorsoradiale Zugang zwischen 1. und 2. Sehnenfach (grün), der limitierte Zugang zum ulnaren Schlüsselfragment zwischen 4. und 5. Sehnenfach (blau) und der Zugang zum distalen Radioulnargelenke zwischen 5. und 6. Sehnenfach (gelb) sind markiert. Aus dem 3. Sehnenfach kommend, überkreuzt die Sehne des Musculus extens.poll.long. die Sehnen des 2. Sehnenfaches und zieht in einem Winkel von 30–40° über diese nach dorsoradial.

Abbildung 2. Anatomisches Präparat einer rechten oberen Extremität von dorsal. Der Standardzugang erfolgt zwischen 3. und 4. Sehnenfach.

nach dorsoradial tritt, geschont werden muß. Damit die Präparation entlang der Nervenaufteilungsstellen erfolgt, wird der Nerv immer von proximal nach distal präpariert. Dadurch kann eine Verletzung seiner Äste weitgehend vermieden werden. Weiters präpariert man nun zwischen 1. und 2. Sehnenfach, wobei in der Tiefe der Ansatz der Sehne des Musculus brachioradialis zur Darstellung kommt (Abb. 3). Bei länger andauernder, erheblicher radialer Fehlstellung muß diese Sehne Z-förmig erweitert oder inzidiert werden.

Ist eine weitere Präparation nach distal bis an den Proc.styl.radii erforderlich, muß die Arteria radialis in der Tabatière geschont werden.

Spezielle dorsale Zugänge zum distalen Radius

Zur limitierten Darstellung eines ulnaren Schlüsselfragmentes empfiehlt sich der Zugang zwischen 4. und 5. Sehnenfach, wobei wiederum die Sehnenfächer superiostal vom Knochen abgelöst werden (Abb. 2).

Zur Darstellung des distalen Radioulnargelenkes erfolgt der Zugang zwischen 5. und 6. Sehnenfach, wobei immer die Sehne des Extensor digiti quinti mobilisiert wird und die Sehne des Extensor carpi ulnaris als Stabilisator und Bestandteil des TFCC geschont wird. Das Gelenk wird T-förmig bis an den Recessus sacciformis eröffnet.

Ist eine ausgedehnte Darstellung des Discus articularis erforderlich, wird eine Inzision mit Eröffnung des ulnocarpalen Gelenkbereiches distal des Diskus durchgeführt.

Volarer Zugang distaler Radius

Es erfolgt ein gerader Hautschnitt über der gut tastbaren Sehne des Flexor carpi radialis. Die weitere Präparation kann nun entweder zwischen dieser Sehne und dem Nervus medianus ulnarseitig oder zwischen der Sehne und der Arteria und Vena radialis durchgeführt werden. Am sichersten ist der Zugang durch den Boden der Sehnenscheide des Flexor carpi radialis. Nach Inzision und stumpfer Präparation von lockerem Bindegewebe kommt der Muskelbauch des Musculus pronator quadratus zur Darstellung. Dieser Muskel wird nun an seinem radialen Rand scharf inzidiert und anschließend vom Periost abgelöst unter Belassung eines radialen Randes zur späteren Refixation. Die volare Gelenkkapsel wird T-förmig nur dann inzidiert, wenn eine Darstellung der Radiusgelenkfläche gewünscht wird.

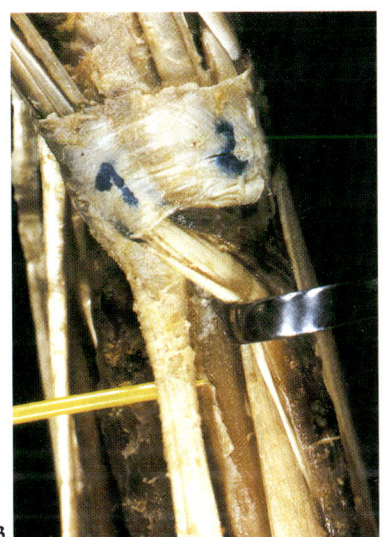

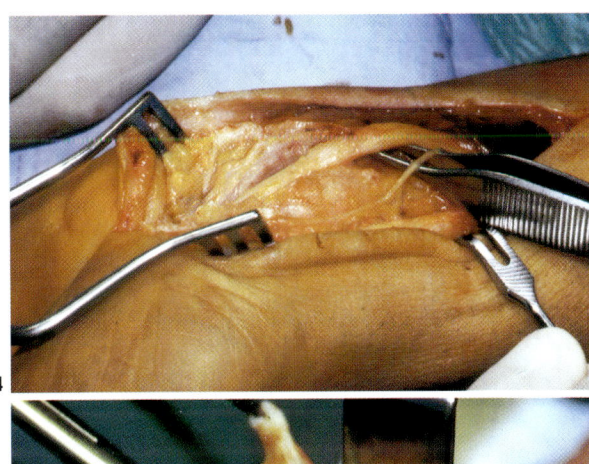

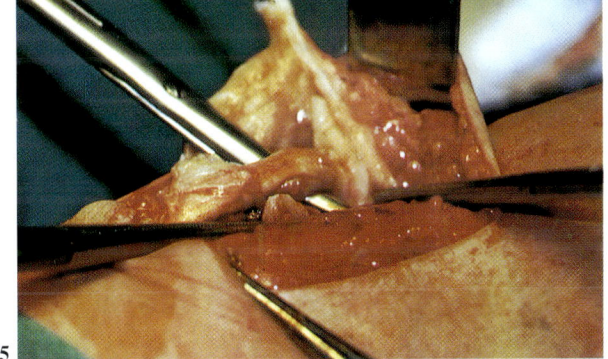

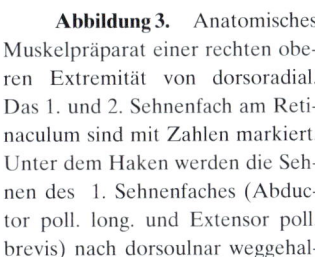

Abbildung 3. Anatomisches Muskelpräparat einer rechten oberen Extremität von dorsoradial. Das 1. und 2. Sehnenfach am Retinaculum sind mit Zahlen markiert. Unter dem Haken werden die Sehnen des 1. Sehnenfaches (Abductor poll. long. und Extensor poll. brevis) nach dorsoulnar weggehalten. Der Ansatz der Sehne des Musculus brachioradialis am distalen Radius ist mit einer gelben Markierung unterlegt.

Abbildung 4. Intraoperatives Bild linker distaler Unterarm von volar. Mit der Pinzette unterlegt ist der Nervus medianus mit seinem sensiblen Endast, welcher bei einem Patienten mit chronischer Tenosynovitis in seinem Verlauf auspräpariert wurde.

Abbildung 5. Intraoperatives Bild einer ausgeprägten Tendovaginitis im Bereich der Strecksehnen bei Metallentfernung nach dorsaler Plattenosteosynthese am distalen Radius. Die verdickte Sehne ist mit der Schere unterlegt. Das entzündliche Peritendineum wird mit den Pinzetten nach erfolgter Präparation beiseite gehalten.

Wenn notwendig, kann die Präparation bis an den Carpus fortgesetzt werden, wofür der Hautschnitt leicht bogenförmig in die Hohlhand erweitert wird. Eine Z-förmige Präparation mit der Bildung von Hautlappen unter querer Inzision entlang der Beugefalten ist nicht erforderlich.

Wenn zusätzlich zur Präparation am Radiusschaft eine Durchtrennung des Lig. carpi transversum und Revision des Nervus medianus zu machen ist, so erfolgt dies über eine 2. Inzision im Bereich der Hohlhand, wobei die wichtige Hautbrücke im Bereich der Thenarbasis erhalten bleibt. In jedem Fall sollte eine Verletzung des sensiblen Endastes des Nervus medianus (Abb. 4) vermieden werden. In keinem Fall sollte er aber in die spätere Hautnaht mit einbezogen werden, da dies zu unangenehmen Sensibilitätsstörungen im Bereich des Thenar führen kann.

Zugangserweiterung

Sowohl der dorsale als auch der volare Zugang können problemlos nach proximal und distal erweitert werden. Nach proximal erfolgt die Erweiterung in den dorsoradialen Zugang nach Thompson und volar in den Zugang nach Henry und kann über diese Inzisionen bis an das Ellenbogengelenk fortgeführt werden. Nach distal können die Zugänge beliebig bis an den Carpus, die Hohlhand und den Handrücken erweitert werden.

Prinzipiell richtet sich bei der frischen Radiusfraktur die Wahl des Zuganges nach der primären Dislokation und bei Korrektureingriffen nach der präoperativen OP-Planung. Die Vorteile des dorsalen Zuganges liegen in der einfacheren Präparation und Übersicht mit dem großen Nachteil der subcutanen Plattenlage, postoperativer Verklebungen und Entzündungen im Bereich der Sehnen und Sehnenscheiden (Abb. 5) und der Notwendigkeit der Metallentfernung.

Die Vorteile des volaren Zuganges liegen in der geschützten Plattenlage unter dem Musculus pronator quadratus, die Nachteile in einer aufwendigeren Präparation mit der Nähe anatomisch wichtiger Strukturen (Vasa radialia, Nervus medianus, Ramus palmaris nervi mediani).

Volare Platten können auch beim jungen Patienten problemlos belassen werden, wo hingegen dorsale Platten nach 3 Monaten entfernt werden sollten. Prinzipiell wird eine Osteosynthese von volar angestrebt, dies kann auch bei dorsaler Dislokation gelingen, wenn die Schrauben von volar ausreichend Halt in der Radiusmetaphyse finden.

Unter Verwendung kombinierter Zugänge kann eine volare Plattenosteosynthese durch einen limitierten dorsalen Zugang mit Spongiosaplastik ergänzt werden.

Chirurgie. München, Sympomed, 1998, vol 3, pp 57–63.

Kahnbeinfrakturen

F. Russe

Unfallkrankenhaus der AUVA Wien-Meidling, Wien, Österreich

Einleitung

Die Kahnbeinfraktur ist unter den Frakturen der Karpalknochen die häufigste Fraktur, sie ist aber gleichzeitig eine Problemfraktur. Das Wesentliche bei der Behandlung der Kahnbeinfraktur ist, diese nicht als isolierte Verletzung zu betrachten. Wir sollten das Kahnbein vielmehr in seinem ligamentären Zusammenhang und auch bewegungsmäßig im Verband mit seinen Nachbarknochen sehen [11].

Worin liegt die besondere Problematik der Kahnbeinfraktur?

1. in der Gefäßversorgung
2. in der Biomechanik
3. in der Diagnostik

Gefäßversorgung

Drei Viertel der Kahnbeinoberfläche sind von Knorpel überzogen, so daß für die Gefäßeintritte nur ein Viertel der Oberfläche bleiben. Die Gefäße, die ausschließlich aus Ästen der A. radialis stammen, treten in das Kahnbein in drei Gruppen ein [11]. Die erste ist die dorsale Gruppe, sie versorgt alleine den proximalen Kahnbeinpol und die anschließenden $^3/_4$ des Kahnbeins. Die zweite ist die radiale und die dritte die ulnare Gruppe, die das Tuberkulum und das restliche Kahnbeinviertel versorgen, wobei zwischen den Gruppen keine intraossären Anastomosen bestehen [10].

Die Luxusperfusion der distalen Kahnbeinhälfte und die schwache Versorgung der proximalen Hälfte erklären die häufigen Heilungsstörungen in der proximalen Hälfte [11].

Biomechanik

Bei axialer Belastung hat das Mondbein aufgrund seiner Keilform und der palmaren Neigung der distalen Speichengelenkfläche die natürliche Tendenz, nach palmar auszuweichen und nach dorsal zu kippen. Das Kahnbein hat bei axialer Belastung im Gegensatz dazu durch stempelartigen Druck des Trapezium und Trapezoideum die natürliche Tendenz, nach palmar abzukippen. Diese gegensinnigen Eigenbewegungen werden unter normalen Bedingungen durch die scapholunäre Bandkoppelung verhindert. Sowohl bei Dorsal- und Palmarflexion als auch bei Radial- und Ulnarduktion führen beide Knochen gleichsinnige Exkursionen aus [10].

Bei Unterbrechung der scapholunären Bandverbindungen und auch bei der instabilen Kahnbeinfraktur ist diese Koppelung unterbrochen. Das proximale Kahnbeinfragment kippt gemeinsam mit dem Mondbein nach dorsal und das distale Kahnbeinfragment nach palmar [10]. Außerdem kommt es zu einer Versetzung der Linie Radius-Lunatum-Capitatum, was als DISI-Deformität bezeichnet wird [9,11].

In diesen Überlegungen liegt zum einen der Schlüssel zum Verständnis, warum Kahnbeinbrüche zum Großteil als instabil zu gelten haben, außerdem erklären sie den Verlauf, den eine nicht oder erfolglos behandelte Kahnbeinfraktur mit zunehmender Fehlstellung bis zum karpalen Kollaps nimmt.

Diagnostik

Die Gefahr, daß die Diagnose Kahnbeinbruch primär nicht gestellt wird, liegt entweder darin, daß die Verletzung aufgrund der geringen klinischen Symptomatik bagatellisiert wird und der Arzt nicht aufgesucht wird [8], oder die klinische und radiologische Diagnostik primär nicht suffizient war. Daraus resultiert in den meisten Fällen eine Kahnbeinpseudarthrose.

Unfallentstehung

Früher war eine häufige Unfallsursache der Kurbelrückschlag mit direktem Trauma des Kahnbeins. Der übliche Unfallhergang ist der Sturz auf die über 90° dorsalflektierte Hand mit Gewalteinwirkung auf die radiale Hälfte der Hand [11]. Bei jüngeren Patienten führt diese Überlastung eher zum Kahnbeinbruch, bei älteren Patienten zur Speichenfraktur an typischer Stelle [8]. Die Höhe der Kahnbeinfraktur ist abhängig vom Grad der Dorsalflexion und dem Grad der Radialduktion im Moment des Sturzes. Die proximale Kahnbeinhälfte ist dabei zwischen Radius, Capitatum und den palmaren radiokarpalen Bändern stabilisiert, auf die distale Kahn-beinhälfte wirken Biege- und Scherkräfte, zusätzlich die dorsale Speichen-kante [11].

Diagnostik der Kahnbeinfraktur

Klinische Diagnostik
Grover [5] gibt an, daß zur Diagnostik der Kahnbeinfraktur der Sca-phoidkompressionstest mit einer Sensitivität von 100% und einer Spezifität von 80% dem Druckpunkt in der Tabatière weit überlegen ist, der zwar auch eine Sensitivität von 100% aufweist, aber aufgrund anderer Schmerzursa-chen in der Tabatière nur eine Spezifität von 29% hat.

Als weiteres verläßliches Zeichen fand er, daß durch Schwellung des Handgelenkes bei einer Kahnbeinfraktur der Umfang um 13 mm zunimmt, bei alleiniger Weichteilverletzung der Umfang nur um 7 mm zunimmt.

Weiterhin ist die Fraktur des proximalen Kahnbeindrittels bei maxima-ler Beugung von dorsal druckschmerzhaft und die Tuberkulumfraktur von palmar druckschmerzhaft [9].

Radiologische Diagnostik
Die normale ap-Handgelenkaufnahme ist am wenigsten für die Kahn-beindiagnostik geeignet. Zur Darstellung des Kahnbeins muß dieses mög-lichst parallel zur Kassette liegen, was durch Faustschluß und leichte Ulnar-duktion erreicht wird [11].

Die bei uns übliche Kahnbeinserie mit einer solchen ap-Aufnahme, ei-ner streng seitlichen Aufnahme, einer 15°-Drehung in Supination und einer 15°-Drehung in Pronation deckt 97% der Kahnbeinfrakturen auf [11].

Herbert empfiehlt eine Kahnbeinserie mit Vergleich der Gegenseite, wobei die flache Hand einmal in Radialduktion und einmal in Ulnarduktion ap dargestellt wird, zusätzlich eine 45°-Drehaufnahme und eine seitliche Aufnahme. Die ap-Aufnahmen dienen neben der Frakturdiagnostik der Feststellung von Längendifferenzen, Dislokationen und begleitenden Band-schäden [9]. Das Seitenbild dient außer zur Frakturdiagnostik zur Diagnose von karpalen Instabilitäten vor allem durch Messung des scapholunären und radioulnären Winkels [11]. Falls das primäre Röntgen die klinische Diagnose Kahnbeinfraktur nicht bestätigt, wird das Handgelenk mit Unterarmgips für zumindest zwei Wochen ruhiggestellt, danach wird die Fraktur durch Re-sorption der Frakturflächen sichtbar.

Szintigraphie: Eine negative Szintigraphie schließt eine Kahnbeinfrak-

tur aus, eine positive ist unspezifisch, gibt aber den Hinweis auf eine Kahnbeinfraktur [11].

MRI: Erlaubt die Diagnose Kahnbeinfraktur je nach Autor zwischen
dem 2. und 7. Tag zu 100% [4,7].

CT: Ist gut zur Darstellung von Fehlstellungen geeignet, da das Kahnbein in beliebiger Projektion rekonstruiert werden kann, außerdem ist es zur
Beurteilung des knöchernen Durchbaus geeignet [11].

Kahnbeinstatistik [10]
95% männlich
Altersgipfel 26a
häufiger dominante Seite betroffen

Klassifikation der Kahnbeinfrakturen

Einteilung nach Zugehörigkeit zum proximalen – mittleren – distalen
Kahnbeindrittel

Einteilung nach der Verlaufsrichtung der Fraktur in Frakturen quer zur
Kahnbeinlängsachse – horizontal schräg – vertikal schräg zur Kahnbeinlängsachse [1].

Dies ist an sich eine deskriptive Einteilung, erlaubt aber doch eine Beurteilung der Prognose in bezug auf die Heilungschancen.

Frakturklassifikation nach Herbert [2]
Typ-A-Frakturen (frische stabile Frakturen)
    A 1: Tuberkulumfrakturen
    A 2: inkomplette Frakturen durch die Kahnbeintaille
Typ-B-Frakturen (frische instabile Frakturen)
    B 1: distale Schrägfraktur
    B 2: komplette Fraktur der Taille
    B 3: Fraktur des proximalen Kahnbeinpoles
    B 4: Luxationsfrakturen des Kahnbeins
    B 5: Kahnbeinbruch mit Zusatzfragment
Typ-C-Frakturen (verzögerte Heilung, Frakturspalt erweitert, Zysten, Kalkdichte proximal)
Typ-D-Frakturen (Pseudarthrosen)
    D 1: straffe Pseudarthrosen (keine Dislokation oder Instabilität)
    D 2: abgedeckelte Psuedarthrosen (zunehmende Deformierung, Instabilität)
In einer späteren vom Autor modifizierten Einteilung wurde die Bezeichnung B 5 und C
aufgelassen, die Typ-D-2 Frakturen wurden in D 2–D 4 unterteilt [3,9]:
    D 2: Pseudarthrose mit beginnender Deformität
    D 3: Pseudarthrose mit fortgeschrittener Deformität und Sklerose
    D 4: avaskuläre Nekrose mit Fragmentation des proximalen Fragmentes

Kahnbeinbrüche im distalen Drittel haben die beste Prognose, diese kann man am ehesten als stabil betrachten, außer es liegen zusätzliche Instabilitätskriterien wie Seitenverschiebung, Diastase oder Zusatzfragmente vor [11]. Auch im distalen Drittel kann es zur Pseudarthrose kommen.

Kahnbeinbrüche des mittleren Drittels neigen wegen ihrer Tendenz zur Instabilität zu Pseudarthrosenbildung.

Kahnbeinbrüche des proximalen Drittels haben wegen der schlechten Durchblutung die schlechteste Heilungsrate. Die Nekroserate liegt bei 14–39%, die Frakturen brauchen bei konservativer Therapie 6–11 Wochen länger zur Heilung [11]. Nach der Verlaufsrichtung der Fraktur haben die horizontalen Schrägbrüche aufgrund der günstigen Druckkräfte die beste Prognose, vertikale Schrägbrüche haben in Analogie zu den Erkenntnissen von Pauwels am Schenkelhals aufgrund der Scherkräfte die schlechteste Prognose.

Behandlung der Kahnbeinbrüche

Aus der Brucheinteilung nach Herbert leitet sich direkt die Behandlung der Kahnbeinverletzung ab [9].

Typ A 1: Tuberkulumfrakturen: Unterarmgips für 3 Wochen

Typ A 2: als stabil betrachtete Frakturen: Unterarmgips ohne Daumengrundgliedeinschluß für 4–6 Wochen, bei Zeichen der Instabilität nach Gipsabnahme Operation (wegen Knochenatrophie Operation erst 3 Wochen nach Gipsabnahme)

Typ B: alle kompletten Kahnbeinbrüche gelten nach Herbert als potentiell instabil. Die Diagnose einer Kahnbeinfraktur als instabile Fraktur ist aus dem Röntgen nicht immer zu stellen.

Röntgenologische Kritrien der Instabilität von Kahnbeinbrüchen können aus der Frakturhöhe und der Verlaufsrichtung abgeleitet werden. Weitere röntgenologische Zeichen für eine instabile Kahnbeinfraktur sind das Vorliegen eines Achsenknicks, einer Seitenverschiebung, einer Diastase oder von Zusatzfragmenten.

Operative Therapie
– Bohrdrähte: Verwendung nur ausnahmsweise, wenn die Fraktur für eine Verschraubung nicht geeignet ist bzw. bei Kindern [9]
– Enderplatte, Enderkrallenplatte
– 3,5 mm-AO-Schraube
– Herbertschraube

Vorteile der Herbertschraube gegenüber anderen Implantaten:
– im Durchmesser kleiner
– kein überstehender Schraubenkopf

– Kompression durch 2 verschieden steile Gewinde
– Rein-Titan, erübrigt Entfernung
– Zielinstrument zur temporären Stabilisierung der Fraktur, zur Messung der notwendigen Schraubenlänge, zum Vorbohren, Gewindeschneiden und Einbringen der Schraube

Technik der Implantation der Herbertschraube [9]

– palmarer Längszugang radial der FCR-Sehne bis 3 cm proximal des Tuberkulums, distal bogenförmig nach radial
– Eröffnen der Sehnenscheide der FCR-Sehne, Beiseitehalten der Sehne nach ulnar, evtl. Ligatur des oberflächlichen palmaren Astes der A. radialis
– Längsinzision der palmaren Kapsel, Hämatomentleerung, Spülung
– Beurteilung des Kahnbeins in bezug auf Dislokation, Achsenknickung und des Ligamentum scapholunatum
– ulnare Begrenzung der Kahnbeintaille feststellen
– Eröffnung des Scaphoideo-Trapezium-Gelenkes quer mit dem Skalpell, Mobilisierung des distalen Kahnbeinpoles
– Entfernung von Weichteilinterpositionen aus dem Frakturspalt
– Reposition von Zusatzfragmenten, Reposition der Fraktur
– Achtung auf exakte Reposition der Fraktur in bezug auf Längsachse und Rotation, bei Tendenz zur Dislokation Knochentransplantation, evtl. temporäre Bohrdrahtstabilisierung
– Setzen des Zielinstrumentes evtl. unter Bildwandlerkontrolle, Längsachse möglichst senkrecht zur Fraktur, bei Schrägfrakturen evtl. Freihandinsertion der Schraube
– unter Längszug am Daumen Setzen des Hakens durch das Radiokarpalgelenk auf die Dorsalseite des proximalen Kahnbeipoles (mindestens 45° Neigung zur Unterarmlängsachse)
– Hochhebeln des distalen Kahnbeinpoles und Aufsetzen des Führungsrohres des Zielinstrumentes auf den distalen Kahnbeinpol durch Daumendruck, dabei Reposition beachten
– Messung der notwendigen Schraubenlänge
– überprüfen, ob die Länge des Zielinstrumentes stimmt und die Schraube an der Kahnbeintaille nicht perforieren kann
– Aufbohren, Gewindeschneiden und Einbringen der Schraube
– Entfernen des Zielinstrumentes, Nachziehen der Schraube um 1–2 Umdrehungen, um den Gewindekopf zu versenken
– Stabilität durch Durchbewegen des Handgelenkes prüfen
– Lage der Schraube im Bildwandler oder durch intraoperative Röntgenaufnahmen überprüfen
– schichtweiser Wundverschluß
– postoperativ Gipsimmobilisierung vermeiden, bis zur Wundheilung Kompressionsverband, evtl. abnehmbare Lagerungsschiene für 2 Wochen, nach 2 Wochen aktive Mobilisierung des Handgelenkes
– Vermeidung von Überlastung für 6 Wochen, normale Belastung nach 12 Wochen
– Röntgenkontrollen: postoperativ, nach 6 Wo., nach 12 Wo., nach einem Jahr.

Proximale Polfrakturen
– Einbringen der Mini-Herbertschraube durch dorsalen Zugang
– Handgelenk in palmarflektierter Stellung lagern

– Zentrum der Längsinzision ist Grube knapp distal des Listerschen Tuberkels, von dort
2 cm nach proximal und distal
  – Eingehen durch das 3. Sehnenfach
  – Beiseitehalten der EPL-Sehne nach radial
  – Reposition und evtl. Bohrdrahtfixation
  – freihändiges Einbringen der Mini-Herbertschraube

Ergebnisse nach Herbertschraube

Filan Herbert 1996 [3]
Gesamtzahl mit Herbertschraube versorgter Patienten: 431
Frische Kahnbeinfrakturen n = 49, knöcherner Durchbau in 85,7 %

B 1	n = 9	knöcherner Durchbau in:	89 %
B 2	n = 29		86 %
B 3	n = 11		81 %

Trumble 1996 [6]
Durchschnittliche Heilungsdauer nach Herbertschraube: 7,6 Mon.,
knöcherner Durchbau: (n = 16) in 87 %.
Durchschnittliche Heilungsdauer nach 3,5 mm-AO-Schraube: 3,6 Mon.,
knöcherner Durchbau (n = 18) in 100 %.
Eigene Ergebnisse 1986–1989 (n = 7):
knöcherner Durchbau nach Herbertschraube: 85,7 %

Literatur

1   Trojan E: Die Bruchformen des Kahnbeins der Hand. Wiener Med Wschr 1954;104:1024.
2   Herbert T, Fisher W: Management of the fractured scaphoid using a new bone screw.
    J Bone Joint Surg 1984;66 B:114–123.
3   Filan S, Herbert T: Herbert screw fixation of scaphoid fractures. J Bone Joint Surg
    1996;78 B(4):519–529.
4   Gaebler C: Magnetic resonance imaging of occult scaphoid fractures. J Trauma
    1996;41(1):73–76.
5   Grover R: Clinical assessment of scaphoid injuries and the detection of fractures. J Hand
    Surg 1996;21 B(3):341–343.
6   Trumble T, et al: Nonunion of the scaphoid, treatment with cannulated screws compared
    with treatment with Herbert-Screws. J Bone Joint Surg 1996;78 A(12):1829–1837.
7   Breitenseher MJ, et al: Radiographically occult scaphoid fractures: value of MR imaging
    in detection. Radiology 1997;203(1):235–250.
8   Nigst H, Buck-Gramcko D, Millesi H: Handchirurgie. Stuttgart, Thieme, 1983.
9   Herbert T: The fractured scaphoid; St. Louis, Missouri, Quality Medical Publishing, 1990.
10 Schmidt HM, Lanz U: Chirurgische Anatomie der Hand. Stuttgart, Hippokrates, 1992.
11 Green DP: Operative hand surgery. New York, Churchill Livingstone, 1993.

Chirurgie. München, Sympomed, 1998, vol 3, pp 64–67.

Kahnbeinpseudarthrose

F. Russe

Unfallkrankenhaus der AUVA Wien-Meidling, Wien, Österreich

Einleitung

Die knöcherne Heilung einer Kahnbeinfraktur durchläuft bei konservativer Therapie charakteristische radiologische Stadien. Nach einer Konturierung der Bruchflächen im Frühstadium der Bruchheilung bedeutet das nachfolgende Perlschnurphänomen das Vorhandensein von Kallus im Frakturspalt [1]. Eine vermehrte Kalkdichte des proximalen Fragmentes ist der Ausdruck seiner Minderdurchblutung. Daraus darf aber nicht der Schluß gezogen werden, daß eine knöcherne Heilung nicht mehr erfolgen kann. Die vermehrte Kalkdichte des proximalen Fragmentes kann bis 1 $^1/_2$ Jahre nach knöcherner Heilung bestehen.

Radiologisches Erscheinungsbild der Kahnbeinpseudarthrose und Sekundärveränderungen

Das Auftreten einer traumatischen Höhle ist ein Zeichen vermehrten Knochenumbaus, *Herbert* deutet diese Höhlenbildungen aufgrund intraoperativer Beobachtungen als mögliche Synoviainterposition [6]. Eine knöcherne Heilung bei bereits vorhandener Höhlenbildung ist bei konsequenter konservativer Behandlung noch möglich, endet aber gewöhnlich wegen zunehmender Instabilität in einer Pseudarthrose mit Abdeckelung der ehemaligen Frakturflächen und zunehmendem karpalem Kollaps.

Die Zeichen des karpalen Kollapses nach Kahnbeinfraktur sind:
– Reduktion der Kahnbeinlänge
– distales Kahnbeinfragment kippt nach palmar

- proximales Kahnbeinfragment und Lunatum kippen nach dorsal
- Deformierung v. a. des proximalen Kahnbeinfragmentes
- Verkleinerung des prox. Kahnbeinfragmentes
- klinisch v. a. die Einschränkung der Dorsalflexion und Radialduktion

Die gleichzeitig ablaufenden arthrotischen Veränderungen beginnen regelmäßig im Radio-Scaphoidgelenk unter Ausbildung eines radialen Kahnbeinosteophyten [3,4] und breiten sich mit zunehmender DISI-Deformität auf das Scaphoideo-Trapeziumgelenk aus. Auffallend ist, daß das Gelenk zwischen Scaphoid und Lunatum über lange Zeit von arthrotischen Veränderungen verschont bleibt. Dem Endzustand mit generalisierter karpaler Arthrose entspricht das radiologische Erscheinungsbild, das als SNAC-wrist (scaphoid-nonunion advanced collapse) bezeichnet wird.

Therapie der Kahnbeinpseudarthrose

Operationsindikationen [6]

D 1-Pseudarthrosen
Die D 1-Pseudarthrosen, bei denen das Kahnbein noch eine normale Länge und Achse aufweist und bei denen noch keine arthrotischen Sekundärveränderungen bestehen, ist klinisch weitgehend asymptomatisch. Die Operation ist jedoch wegen voraussichtlicher Zunahme der Instabilität und Arthrose angezeigt.

D 2- und D 3-Pseudarthrosen
Bei D 2- und D 3-Pseudarthrosen mit zunehmender Deformität und Sklerose ist die Operation angezeigt, um ein Fortschreiten der Arthrose aufzuhalten und Deformität, soweit es noch möglich ist zu beheben.

D 4-Pseudarthrosen
Die Sanierung der D 4-Pseudarthrosen ist nicht mehr sinnvoll. Die operativen Eingriffe bestehen je nach klinischer Symptomatik, radiologischen Veränderungen, beruflicher Belastung und Patientenalter in [5,6]:
- radialer Styloidektomie
- Entfernung von dorsalen Kahnbeinosteophyten
- Denervationsoperation
- Sehnenaufrollplastik
- partieller und kompletter Handgelenkarthrodese

Operationstechnik

Die Therapie der Kahnbeinpseudarthrose mit Knochenverpflanzung hat bereits eine lange Geschichte [5–7]:

Adams 1928: erster Bericht einer Knochenverpflanzung am Kahnbein

Matti 1936: Spongiosaplastik von dorsalem Zugang

Russe 1951: Sie hatte gegenüber der Methode von Matti den Vorteil, die dorsal einsprossenden Gefäße zu schonen, außerdem wurde durch die Verwendung von kortikospongiösen Spänen zusätzliche Stabilität erzielt.

Herbert und *Fisher* 1984: Pseudarthrosenresektion, Knochenblockinterposition, interne Stabilisierung

Technik der Operation nach Russe I [2]:

– Aushöhlen der beiden Kahnbeinfragmente durch palmares Kortikalisfenster

– Auffüllen der Höhle mit 2 kortikospongiösen Spänen und zusätzlichen Spongiosachips

– Ruhigstellung für 12 Wochen

Technik der Operation nach Russe II [2]:

Bei Kahnbeinpseudarthrosen mit sehr kleinem, vollkommen nekrotischem proximalem Kahnbeinfragment, die sich mit der ersten Methode nicht gut sanieren ließen, entwickelte er eine zweite Operationsmethode:

– Entfernung des nekrotischen proximalen Kahnbeinfragmentes

– freie Verpflanzung der pilzförmig geformten Spina iliaca ant.sup.

– Einbolzung derselben in das distale Kahnbeinfragment

Der Nachteil beider Methoden lag in der Notwendigkeit lang dauernder Gipsfixation. Außerdem war es bei der Operation nach Russe I nicht immer möglich, eine DISI-Deformität auszukorrigieren [3,7].

Technik der Pseudarthrosensanierung mit der Herbertschraube [6]

Eine weitere Verbesserung brachte auch für die Behandlung der Kahnbeinpseudarthrosen die Doppelgewindeschraube nach *Herbert.*

Die Rate der knöchernen Heilungen war in etwa gleich mit der OP nach Russe I. Sie hat aber den Vorteil, eine Kahnbeinfehlstellung im Sinne der DISI besser beheben und in korrigierter Stellung fixieren zu können, außerdem ermöglicht sie in den meisten Fällen eine gipsfreie Nachbehandlung.

D 1-Pseudarthrosen

– Sorgfältige Kürettage des eingewachsenen Weichteilgewebes, der Zysten und des nicht durchbluteten Knochens

– bei erhaltener Form des Kahnbeins Spongiosachips vom Darmbeinkamm

– kortikospongiöse Späne nur bei Knochenverlust im Frakturbereich, um Form und Stabilität des Kahnbeins aufrechtzuerhalten

– Nachbehandlung wie bei frischen Kahnbeinfrakturen

– Heilungsrate wie bei frischen Kahnbeinfrakturen

D 2- und D 3-Pseudarthrosen

Das Behandlungsziel ist nicht nur die knöcherne Überbrückung, sondern auch die Deformität durch Aufrichten des Kahnbeins zu beheben.

– präoperativ zur Planung der notwendigen Größe des Knochenblocks Vergleichsröntgen der gesunden Seite

– Resektion der Pseudarthrose mit einem Osteotom parallel zueinander und im rechten Winkel zur Kahnbeinlängsachse

– dorsal eine Knochenbrücke zur Abstützung stehenlassen

– kortikospongiösen Block vom Darmbeinkamm entnehmen

– entsprechend dem Defekt bei maximalem Zug am Handgelenk den Knochenblock keilförmig zurechtformen und in den Defekt einbringen

– Nachbehandlung möglichst ohne Gipsfixation

Pseudarthrosen des proximalen Kahnbeinpoles

D 2- und D 3-Pseudarthrosen [6]

– vorsichtige Kürettage der Pseudarthrose und Einbringen der Schraube von dorsal

D 4-Pseudarthrosen

– Sehnenaufrollplastik mit proximal abgespaltener FCR-Sehne (5), Stabilisierung der Sehnenrolle mit Fibrinkleber

Literatur

1   Trojan E: Die Bruchformen des Kahnbeins der Hand. Wiener Med Wschr 1954;104:1024.

2   Russe O: Die Kahnbeinpseudarthrose, Behandlung und Ergebnisse. Hefte Unfallheilkunde 1980;148:129.

3   Martini AK: Die operative und konservative Therapie der Scaphoidpseudarthrose. Zentbl Chir 1995;120:940–944.

4   Inoue G, Sakuma M: The natural history of scaphoid non-union. Radiographical and clinical analysis in 102 cases. Arch Orthop Trauma Surg 1996;115(1):1–4.

5   Nigst H, Buck-Gramcko D, Millesi H: Handchirurgie. Stuttgart, Thieme, 1983.

6   Herbert T: The fractured scaphoid. St. Louis, Missouri, Quality Medical Publishing, 1990.

7   Green DP: Operative hand surgery. New York, Churchill Livingstone, 1993.

Chirurgie. München, Sympomed, 1998, vol 3, pp 68–72.

Operative Frakturversorgung der Metacarpalia und Phalangen

R. Szyszkowitz, F. J. Seibert

Universitätsklinik für Unfallchirurgie, Graz, Österreich

Metacarpalia

Carpo-metacarpale Luxationen und Luxationsfrakturen II–V

Diese Frakturen betreffen häufig – entsprechend der direkten Gewalteinwirkung – die Basen der Metacarpalia IV und V. Wegen der Subluxationen ist für die exakte Diagnose ein streng seitliches Röntgenbild notwendig. Nervale Begleitverletzungen – besonders des Nervus ulnaris – sowie begleitende Sehnenverletzungen sind wie bei allen Handfrakturen exakt zu diagnostizieren und entsprechend zu behandeln.

Läßt sich bei Anwendung der konservativen Therapie (Längszug mit Mädchenfänger und lokaler Druck) die Reposition im Unterarm-Gipsverband mit Fingerschiene – oder Einschluß des 5. Fingers – nicht halten, erfolgt die perkutane Bohrdrahtfixation. Gelingt die gedeckte Reposition nicht, muß gelegentlich eine offene Reposition nach dorsalem Zugang – eventuell mit proximaler Abwinkelung – und die Stabilisierung mit Bohrdrähten, Schrauben und/oder Miniplatte erfolgen. Die Frakturheilung benötigt meist sechs Wochen.

Als Komplikationen wird die Gelenkinkongruenz, die Rotationsfehlstellung und schmerzbedingte Bewegungseinschränkungen mit posttraumatischen Arthrosen angegeben. Dies gilt grundsätzlich für alle knöchernen und Gelenkverletzungen im Handbereich.

Verletzungen des Carpometacarpalgelenkes I

Reine Luxationen des Sattelgelenkes (meist nach dorso-radial) lassen sich leicht reponieren, jedoch wegen der Bandzerreißungen schwer retinieren. Deswegen sollte eine perkutane temporäre Kirschner-Drahtfixation für sechs Wochen in der Regel durchgeführt werden.

Die Bennetsche Luxationsfraktur (Abrißfraktur an der ulnar-palmaren Basis des Metacarpale I) wird ebenfalls unter Längszug und Abduktion reponiert und häufig gegen das Metacarpale II verspickt. Ein zweiter Spickdraht wird bei verbleibender Instabilität durch das Metacarpale I in das Trapezium gebohrt.

Die direkte offene Zugschraubenosteosynthese erlaubt die funktionelle Nachbehandlung bzw. eine stufenfreie Reposition unter Sicht, um eine posttraumatische Rhizarthrose zu verhindern. Der häufiger verwendete dorsoradiale Zugang wird proximal abgebogen oder endet Y-förmig. Bei zu kleinem Fragment können nur ein oder zwei Kirschner-Drähte verwendet werden.

Bei intraartikulären T- oder Y-Frakturen (sogenannte Rollando-Frakturen) ist sowohl die gedeckte als auch die offene Reposition mit dem dorsoradialen Zugang noch schwieriger, doch auch hier sollten möglichst anatomische Verhältnisse und eine T-Plättchen-Stabilisierung erzielt werden. Bei den Trümmerfrakturen wird eher die Spickdrahtosteosynthese und Ruhigstellung durchgeführt, und es ist mit einer gewissen Beweglichkeitseinschränkung zu rechnen.

Metaphysäre Basisfrakturen des Metacarpale I sollten wegen ihrer Redislokationsneigung ebenfalls mit perkutanen Kirschner-Drähten oder mit einer Plättchen-Osteosynthese versorgt werden, wobei basisnahe wieder die T-, L- und schräg abgewinkelten Plättchen zur Verfügung stehen.

Schaftfrakturen

Die Röntgenaufnahmen werden ap und schräg durchgeführt, so daß die einzelnen Mittelhandknochen gut beurteilt werden können. Angestrebt wird wieder eine anatomische Reposition im Mädchenfänger. Die Ruhigstellung erfolgt während 4 Wochen in einer gipsfixierten Schiene in ungefähr 80°iger Beugung im Metacarpophalangeal-Gelenk. Durch Überkreuzen der Finger bei Beugung sind Rotationsfehlstellungen leicht erkennbar.

Übersteigt die palmare Abkippung 15 bis 30° und die Verkürzung 5 mm, schlagen wir die operative Stabilisierung vor. Der dorsale Zugang durch den sekundär wieder zu adaptierenden Streckapparat wird meistens vorgezogen und ein gerades Plättchen angeschraubt.

In der Regel primär operativ werden besonders offene Frakturen und Serienfrakturen, insbesondere der Randstrahlen 2 und 5, versorgt. Neben der Bohrdrahtfixation (die meist eine zusätzliche Gipsruhigstellung erfordert) sind bei langen Schrägfrakturen Zugschraubenosteosynthesen und bei Mehrfragment-Frakturen Miniplattenosteosynthesen angezeigt. Bei infizierten und stärker kontaminierten offenen Frakturen wird gelegentlich ein Minifixateur vorzuziehen sein, gefolgt von der Versorgung der Weichteilverletzungen.

Distale Frakturen der Metacarpalia II–V

Sind subkapitale Frakturen eingestaucht, heilen sie meist nach 3wöchiger Ruhigstellung. Volare Achsenknickungen über 10° können sowohl beim Grobgriff als auch kosmetisch stören und werden beim 2. bis 4. Metacarpale ab 15° Fehlstellung reponiert, während am 5. eine Fehlstellung bis 25° auch toleriert wird. Andernfalls erfolgt die perkutane Stabilisierung mit einem Längsdraht oder zwei gekreuzten Bohrdrähten in Rechtwinkelstellung des Metacarpophalangeal-Gelenkes.

Ist eine geschlossene Reposition – auch von Köpfchenfrakturen – nicht möglich, muß diese offen von dorsal – mit abgewinkelter oder Y-Inzision über dem/den Köpfchen – durchgeführt werden. Die Streckaponeurose und Gelenkkapsel werden extra längsinzidiert – und später fein atraumatisch separat wieder vernäht –, wobei neben der Stabilisierung mit Bohrdrähten auch dorsale Mini-T-Plättchen oder Mini-Kondylenplättchen verwendet werden können. Diese ermöglichen die funktionelle Nachbehandlung und verhindern in der Regel Adhäsionsbildungen. Sollten diese trotzdem auftreten, ist bei der Metallentfernung nach sechs Monaten eine Tendolyse durchzuführen.

Verletzungen des Metacarpophalangealgelenkes I

Die Ruptur des ulnaren Seitenbandes ist die am häufigsten zu versorgende Verletzung (Schidaumen), wobei das meist am distalen Ansatz ausgerissene Ligament unter dem Streckapparat der Sehne des Musculus abductor pollicis hervorgleiten und in dislozierter Lage verbleiben kann.

Deswegen sollen instabile Metacarpophalangealgelenke (Aufklappbarkeit über 20° im Seitenvergleich) eher operativ behandelt werden, und dies gilt auch für knöcherne Bandausrisse mit Verkippung des Gelenkfragmentes. Häufig wird eine transossäre Ausziehnaht bzw. eine direkte Naht des Seitenbandes durchgeführt, selten eine Mini-Zugschraubenosteosynthese.

Phalangen

Intraartikuläre Basis- und Schaftfrakturen
des Grund- und Mittelgliedes

Intraartikuläre, dislozierte Frakturen der Grundgliedbasis sollten bei Stufenbildung – ebenso wie die Metacarpale-Köpfchenfrakturen – perkutan oder, wenn notwendig, offen reponiert und fixiert werden. Zur Fixation werden Kirschner-Drähte und Minischrauben verwendet. Bei Trümmerfrakturen sind gelegentlich technische Grenzen gesetzt, und es wird ein radiologisch unbefriedigendes Ergebnis in Kauf zu nehmen sein. Der Minifixateur stellt die Alternative zu einer reinen Gipsfixation dar.

Gelingt bei Grundglied-Schaftfrakturen die konservative Retention nicht, werden diese ebenso wie primär sehr instabile Schaftfrakturen, vor allem lange Schräg- und Spiralbrüche, die distal des Ursprunges eines PIP-Kollateralbandes auslaufen, operativ stabilisiert, wobei perkutan eingebrachte Bohrdrähte oder Zugschrauben häufiger als Platten verwendet werden. Die Streckaponeurose wird wieder dorsal inzidiert und adäquat vernäht. Übungsstabilität zu erzielen ist wichtig, um sekundäre Einsteifungen zu vermeiden.

Bei Mittelgliedfrakturen kann eine ähnliche operative Behandlung indiziert sein, nur sind noch zartere Implantate zu verwenden.

Verletzungen des proximalen Interphalangealgelenkes (PIP)

Instabile Verletzungen bzw. reponierte Luxationen und Luxationsfrakturen mit zusätzlicher Kollateralbandruptur erfordern eine 4wöchige Ruhigstellung. Bei intraartikulären, auch gut reponierbaren Frakturen wird eine perkutane Kirschner-Drahtfixation für vier Wochen empfohlen. Bei verbleibender Verschiebung eines Fragmentes um mehr als 3–5 mm oder sekundärer Subluxation durch den Zug des Musculus flexor digitorum superficialis erfolgt eine offene Reposition des verkippten Fragmentes und eine Zugschraubenosteosynthese von dorsal oder volar.

Der dorsale – oder dorso-laterale – Zugang ermöglicht bei Beugung von 90° ein seitliches Anheben der Streckaponeurose; ist das Seitenband nicht gerissen, muß es (proximal) durchtrennt werden, um das Gelenk rekonstruieren zu können, und ist mit einem Ausziehdraht zu refixieren. Mit Minikondylenplatten (und 1,5-mm-Schrauben) können Experten mehr Stabilität erzielen.

Verletzungen des distalen Interphalangealgelenkes (DIP)
und des Endgliedes

Instabile Luxationen und Kollateralbandrupturen heilen während 4 Wochen in einer Starkschen Schiene. Intraartikuläre Frakturen werden ab einer Diastase von 3 mm und einer Fragmentgröße mit mehr als einem Drittel der Gelenkfläche mittels Kirschner-Draht, Mini-Zugschraube oder Ausziehdraht stabilisiert (z. B. knöcherne Beuge- und Strecksehnen-Ausrisse). Der dorsale Zugang erfolgt durch eine S-, H- oder Y-förmige Inzision, der volare durch eine seitliche Y-Inzision.

Endgliedfrakturen sind bei erhaltenem Nagel meist durch diesen geschient und bedürfen einer 3wöchigen Ruhigstellung bis zur Schmerzfreiheit. Gelegentlich wird ein Kirschner-Draht oder eine Längs-Zugschraube von distal bis zum PIP zur Frakturstabilisierung eingebracht, manchmal auch zur primären Arthrodese über das PIP hinweg in das Mittelglied.

Literatur

1   Heim U, Pfeiffer KM: Periphere Osteosynthesen. Berlin – Heidelberg – New York, Springer, 1972, pp 121–183.
2   Heim U, Pfeiffer KM: Internal fixation of small fractures. Berlin – Heidelberg – New York – London – Paris – Tokyo, Springer, 1988, pp 179–245.
3   Rüter A, Trentz O, Wagner M: Unfallchirurgie. München – Wien – Baltimore, Urban & Schwarzenberg, 1995, pp 554–566.

Chirurgie. München, Sympomed, 1998, vol 3, pp 73–79.

Der Bewegungsfixateur am Handgelenk – und alternative Fixateurformen

M. Plecko, G. Fritz

Unfallkrankenhaus Graz, Österreich

Einleitung

Mehrheitlich wird heute anerkannt, daß instabile Frakturen am distalen Radius in Abhängigkeit vom Alter und den Bedürfnissen des Patienten eine Operationsindikation darstellen. Es wird nicht, wie oft noch vor einigen Jahren, die Stabilität einer Fraktur erst im Verlauf der konservativen Therapie beurteilt, sondern es muß darauf gedrängt werden, die Stabilität oder Instabilität einer distalen Radiusfraktur bereits an den Primärröntgen zu beurteilen und danach ein differenziertes Therapiekonzept anzuwenden [1]. Während wir beim jungen Patienten, mit guter Knochensubstanz, die offene Rekonstruktion mit großzügiger Anwendung einer Spongiosaplastik und innerer Stabilisierung mit einer Plattenosteosynthese bevorzugen, kommt beim älteren Patienten bevorzugt der Fixateur externe, meist in Kombination mit Bohrdrähten zur Anwendung.

Behandlungsgrundlagen

Die geschlossene Behandlung einer Fraktur am distalen Speichenende mit dem Fixateur externe setzt voraus, daß sich die Fraktur und hier besonders die Gelenkfläche durch Manipulation von außen und entsprechenden Längszug exakt reponieren läßt. Die Fraktur kann dann durch den Fixateur externe bis zur knöchernen Ausheilung in reponiertem Zustand gehalten werden. Ansonsten ist es erforderlich, durch kleine Inzisionen in Form eines minimal offenen Verfahrens oder durch Zuhilfenahme der Handgelenkarthroskopie die exakte Reposition zu ermöglichen.

Anfänglich haben wir oft die Frakturen nur durch Längszug über den Fixateur externe in reponierter Stellung gehalten und so zur Ausheilung gebracht, mußten aber feststellen, daß wir oft zwar gute radiologische Ergebnisse erzielen konnten, daß aber die funktionellen Ergebnisse nicht immer unseren Erwartungen entsprachen. Bei Analyse unserer Fälle konnten wir die Überdistraktion am Kapselbandapparat für diese Mißerfolge verantwortlich machen. Auch *Raskin* [2] gibt die Überdistraktion als Ursache eines schlechten funktionellen Ergebnisses durch Kapselschrumpfung im Handgelenk und Bewegungseinschränkung der Finger an. Wir sind daher dazu übergegangen, die Fraktur in reponierter Stellung mit perkutan eingebrachten Bohrdrähten zu stabilisieren und den Fixateur externe weitgehend nur neutralisierend zur Retention der Stellung einzusetzen. Dies hat zu einer deutlichen Verbesserung der funktionellen Ergebnisse geführt.

Dennoch war es durch die doch lange Ruhigstellung des Handgelenkes (durchschnittlich 6 Wochen) meist notwendig, nach Entfernung des Fixateur externe eine länger dauernde Physiotherapie durchzuführen. Daher sind wir, ausgehend vom Gedanken der frühfunktionellen Behandlung, dazu übergegangen, auch Bewegungsfixateure im Bereich des Handgelenkes einzusetzen. Zur Verfügung steht der von *Asche* [3] angegebene Bewegungsfixateur auf Basis des Midi-Fixateurs, sowie der dynamische Handgelenkfixateur nach *Pennig* [7]. Von *Goslings* [4] wurde auf dem Zentraleuropäischen Unfallkongreß in Davos 1996 auch ein Prototyp eines Bewegungsfixateurs auf der Basis des kleinen AO-Handgelenkfixateurs vorgestellt, der bis jetzt jedoch bei uns nicht im Handel erhältlich ist.

Bewegungsfixateur, Basis Hoffmann Midi-Fixateur

Beim Bewegungsfixateur auf Basis des Hoffmann Midi-Fixateurs handelt es sich um einen unilateralen Fixateur externe (Abb. 1). Dieser wird mit je zwei Gewindepins (3-mm-Apex-Pins) sowohl im II. Mittelhandknochen als auch dorsoradial im Bereich der Speiche fixiert. Diese Pins sind selbstbohrend und selbstschneidend. Nach den Empfehlungen von *Burny* [5] sollen die Pins von Hand eingedreht werden, um Hitzenekrosen am Knochen zu vermeiden. Im Bereich des Mittelhandknochens hat es sich aber unserer Erfahrung nach bewährt, die erste Kortikalis dennoch zuerst mit einem Kirschner-Draht zu durchbohren, um ein Abrutschen in die Weichteile zu vermeiden. Außerdem ist darauf hinzuweisen, daß es günstig ist, zuerst den periphersten Pin subcapital zu setzen, da es sonst bei kurzer Handwurzel

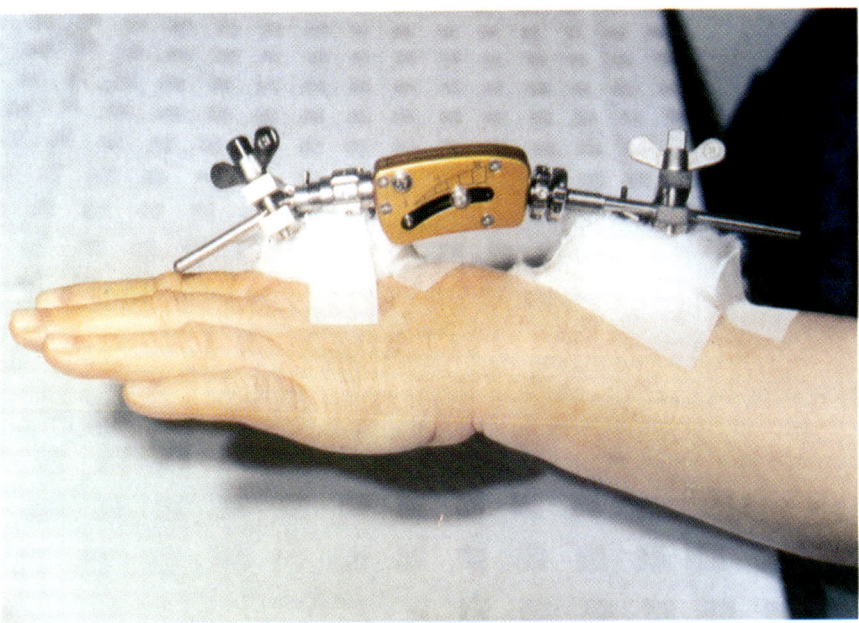

Abbildung 1. Der Bewegungsfixateur auf der Basis des Midi-Fixateur externe.

und Mittelhand zu Plazierungsproblemen des Bewegungselementes über dem Rotationszentrum des Handgelenkes kommen kann.

Die Distanz des zweiten Pins ist jeweils durch den Backen des Hoffmann Midi-Fixateurs vorgegeben. Der Backen kann dabei als Bohrlehre dienen. Das Bewegungselement muß nun unter Zuhilfenahme des Bildwandlers so plaziert werden, daß sein Drehpunkt im Bereich des proximalen Capitatumpoles zu liegen kommt. Durch Beugung des Handgelenkes bei freigegebenem Bewegungselement stellt sich der Bewegungsteil automatisch in die richtige Bewegungsachse ein. Nach Fixieren der Achse muß bei korrekter Position die passive Flexion-Extension im Handgelenk leicht möglich sein. Abschließend kann nun auf dem Bewegungselement der gewünschte Bewegungsumfang stufenlos zwischen 0° und 30° eingestellt werden.

Wir haben den Bewegungsfixateur nach *Asche* sowohl bei extraartikulären Extensionsfrakturen als auch bei intraartikulären Frakturen angewandt. In allen Fällen konnte eine Ausheilung der Fraktur ohne Redislokation erreicht werden. Obwohl es bei der dynamischen Behandlung zu leichten Bewegungen im Bereich der Fraktur kommt, hat dies in keinem Fall zu einer verzögerten Heilung geführt. *Asche* geht sogar davon aus, daß diese Mikrobewegungen einen Heilungsreiz darstellen.

Die parallele Pinposition stellt nach unseren Erfahrungen kein Problem dar. Die 3-mm-Apex-Pins besitzen eine ausreichende Ausrißfestigkeit, so daß eine schräge Positionierung zur Erhöhung der Stabilität nicht notwendig erscheint. Besonders beim älteren Patienten stellt das doch beachtliche Gewicht der gesamten Montage einen gewissen Nachteil dar. Auch mußten wir bei distalen Frakturen mit einer Trümmerzone noch mehrere Wochen nach der Abnahme des Fixateur externe unter Belastung ein Zusammensintern der Speiche mit daraus resultierendem Längenverlust feststellen. Dies wäre wohl mit einer Spongiosaplastik oder durch Einbringen eines abstützenden Knochenersatzmaterials zu verhindern.

In Übereinstimmung mit *Asche* und *Wozasek* [6] haben wir mit diesem Bewegungsfixateur externe gute funktionelle Ergebnisse erzielen können. Dennoch bleibt der Bewegungsfixateur in unserem Hause derzeit speziell ausgewählten Fällen vorbehalten.

Dynamischer Handgelenkfixateur nach Pennig

Das zweite uns zur Verfügung stehende Instrument ist der dynamische Handgelenkfixateur nach *Pennig* (Abb. 2). Dabei handelt es sich ebenfalls um einen unilateralen Fixateur externe, der nach den Empfehlungen von

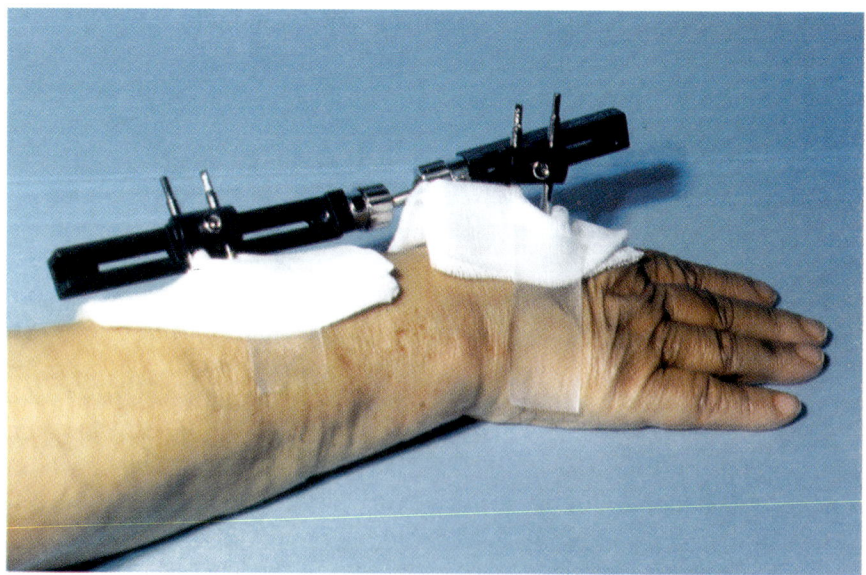

Abbildung 2. Der dynamische Handgelenkfixateur nach *Pennig*.

Pennig [7] von radial her eingebracht werden sollte. Unter Verwendung der Bohrhülse wird mit dem 2,7-mm-Bohrer durch beide Kortikales vorgebohrt. Anschließend werden je zwei parallele Knochenpins von Hand eingedreht. Diese besitzen einen von der Spitze her dicker werdenden Gewindeteil, weshalb einmal plazierte Pins nicht mehr zurückgedreht werden dürfen, da sie sonst ihren Halt im Knochen verlieren würden.

Der Fixateur selbst besteht aus einem langen und einem kurzen Modul. Auch ein Gewindemodul zum Komprimieren und Distrahieren ist verfügbar. Die Module werden durch ein Doppelkugelgelenk verbunden. Nach Reposition der Fraktur wird durch Fixieren der Backen und der Kugelgelenke das System arretiert. Dabei muß, wenn an eine Dynamisierung gedacht wird, das distale der beiden Kugelgelenke möglichst exakt über dem Rotationszentrum des Handgelenkes im Bereich des proximalen Capitatumpoles bzw. des Gelenkspaltes zwischen Os lunatum und Os capitatum liegen. Dies wird unter dem Bildwandler kontrolliert. Wenn es die Frakturform erlaubt, ist mit diesem Fixateur auch eine nicht gelenküberbrückende Montage möglich.

Der dynamische Handgelenkfixateur nach *Pennig* ist unserer Erfahrung nach ein sehr ausgereiftes Instrument zur Stabilisierung distaler Radiusfrakturen. Im Bestreben, damit eine frühfunktionelle Behandlung bei liegendem Fixateur durchzuführen, mußten wir jedoch feststellen, daß trotz großer Sorgfalt bei der Plazierung des Fixateurs dennoch eine nicht unerhebliche Bewegung im Bereich der Fraktur zu bemerken war. Dies ist wohl auch der Grund, warum selbst *Pennig* eine Dynamisierung erst nach 3 Wochen empfiehlt. Wir führen daher eine frühfunktionelle dynamische Nachbehandlung mit dem Pennigfixateur nicht mehr durch, wohl aber leistet er als statischer Fixateur externe sehr gute Dienste. Die mangelnde Röntgendurchlässigkeit des Instrumentes stellt unserer Erfahrung nach auch einen gewissen Nachteil dar.

AO-Fixateur externe

Die klassische Form des Fixateur externe zur Stabilisierung von Frakturen am distalen Radiusende stellt der unilateral angelegte kleine AO-Fixateur externe dar. Wir haben ihn über viele Jahre in der von *Edwards* [8] angegebenen Konfiguration unter Verwendung von 2,5-mm-Gewindepins angewandt. Ein Vorbohren mit einem 2-mm-Bohrer wird hierbei empfohlen. Ein Nachteil dieser Konstruktion stellt aus unserer Sicht die fehlende Möglichkeit der kontrollierten Kompression bzw. Distraktion dar. In den letzten Jahren haben wir diesen Fixateur durch Verwendung stärkerer Pins (4,0/

3,0 mm) sowie röntgendurchlässiger Carbonverbindungsstäbe und Vereinfachung der Konstruktion etwas modifiziert. Auch eine Kombination mit nur mehr einer langen Carbonstange aus dem AO-Rohrsystem ist möglich und nach unseren praktischen Erfahrungen ausreichend stabil. Dabei kann durch Verwendung eines speziellen Backens (= offener Druckspanner) auch komprimiert und distrahiert werden.

Monotube Triax

Eine weitere Form eines unilateralen Fixateurs zur Verwendung am Handgelenk stellt der Monotube Triax dar (Abb. 3). Hier werden die Backen des für den Oberarm bzw. für kindliche Frakturen entwickelten goldenen Fixateursystems mit einem einzigen Kohlefaserrohr mit einem Durchmesser von 15 mm kombiniert. Als Pins werden wieder 3-mm-Apex-Pins verwendet und von Hand eingebracht. Der in allen drei Ebenen schwenkbare goldene Triax-Backen dient gleichzeitig als Bohrlehre. Am Mittelhandknochen empfiehlt es sich, wieder an der ersten Kortikalis mit einem Bohrdraht vorzubohren.

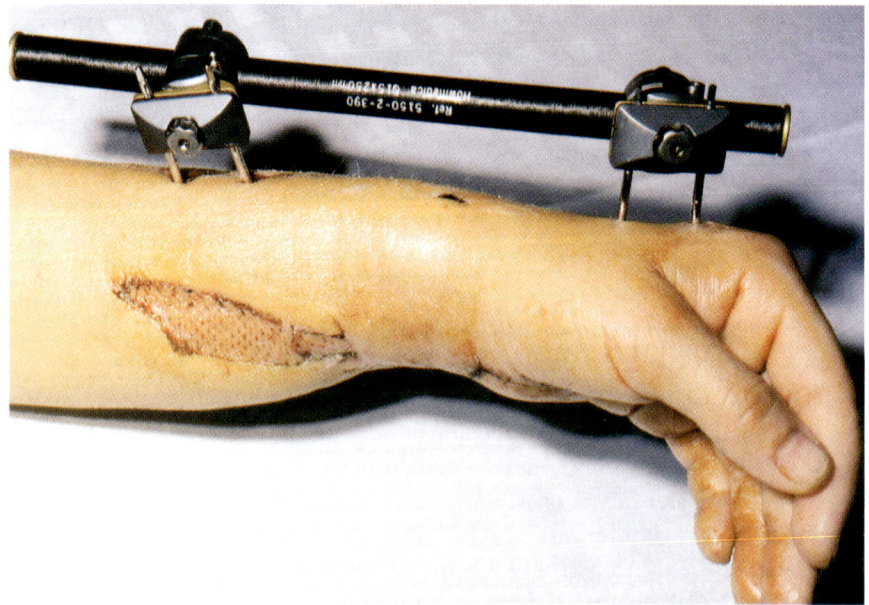

Abbildung 3. Der Monotube Fixateur externe.

Das System ist sehr komfortabel und einfach in der Anwendung. Es sind nur sehr wenige Teile für eine stabile Montage erforderlich. Durch Fixieren von je zwei Schrauben ist der Fixateur stabilisiert. Er ist röntgendurchlässig und ermöglicht über einen aufsteckbaren Zusatzbacken jederzeit eine kontrollierte Distraktion oder Kompression und zeichnet sich zusätzlich durch sein geringes Gewicht aus.

Hoffmann II Compact-Fixateur

In Kombination mit dem Monotube oder eigenständig kann der Hoffmann II Compact-Fixateur zur Stabilisierung von Frakturen im Bereich des Handgelenkes verwendet werden. Er zeichnet sich durch seine Variabilität und durch die Möglichkeit der freien Pinplazierung aus. Dadurch und durch einen röntgendurchsichtigen queren Backen scheint er sich besonders für die nicht gelenküberbrückende und für komplexe Montagen zu eignen. Einen gewissen Nachteil für den Routinebetrieb sehen wir in der Tatsache, daß eine Kompression und Distraktion nur etwas umständlich über Zusatzbakken und ein zusätzliches Kompressions-Distraktionselement möglich ist. Auch steht derzeit noch kein Bewegungselement zur Verfügung.

Literatur

1   Fernandez DL, Jupiter JB: Fractures of the distal radius. New York, Springer, 1996.

2   Raskin KB, Melone ChP, Rettig ME: External fixation by ligamentotaxis of distal radius fractures; in Weiss A-PC: Fixation techniques in distal radius fractures. Atlas of hand clinics, 1997, vol 2 (1), pp 51–72. Philadelphia, WB Saunders Company.

3   Asche G: Die dynamische Behandlung von handgelenksnahen und gelenksbeteiligten Speichenbrüchen mit einem neuartigen Bewegungsfixateur. Akt Traumatol 1990;20:6–10.

4   Goslings JC, Broekhuizen AH, Tepic S, Perren SM: Three dimensional dynamic external fixation of distal radius fractures; preliminary clinical results. Swiss Surg (Suppl) 1996;2:14.

5   Burny F: The pin as a percutaneous implant. Orthopaedics 1984;7(4):610–615.

6   Wozasek GE, Menth WA, Kukla Ch, Vecsei V: Dynamische Speichenbruchbehandlung. Swiss Surg (Suppl) 1996;2:14.

7   Pennig DW: Dynamic external fixation of distal radius fractures. Hand Clinics, 1993;9 (4):587–602. Philadelphia, WB Saunders Company.

8   Edwards GS Jr: Distal radius fractures – external fixation; in Gelberman RH: The wrist – master techniques in orthopaedic surgery. New York, Raven Press, 1994, pp 49–65.

9   Sommerkamp TG, Seeman M, Silliman J, Jones A, Patterson S, Walker J, Semmler M, Browne R, Ezaki M: Dynamic external fixation of unstable fractures of the distal part of the radius. J Bone Joint Surg 1994;76 A(8):1149–1161.

Chirurgie. München, Sympomed, 1998, vol 3, pp 80–87.

Der Minifixateur externe in der Handchirurgie

Indikationen und Operationstechnik

M. Plecko, G. Fritz

Unfallkrankenhaus Graz, Österreich

Einleitung

Das Prinzip der Frakturstabilisierung mittels äußerer Fixation über Knochenpins ist seit langer Zeit bekannt und erprobt. Bereits *A. Lambotte* (1904) machte sich dieses Prinzip zunutze und entwarf Konfigurationen äußerer Fixateure, die er auch bei Frakturen im Bereich der Hand zur Anwendung brachte. In der Folge wurden von verschiedenen Autoren unterschiedliche Modelle von Fixateuren entwickelt. Die wohl einfachste Möglichkeit stellt die Verbindung von Gewindepins mittels Knochenzement, eventuell in einen Gummischlauch gefüllt, dar. Dies ergibt eine meist ausreichend stabile und sehr kostengünstige Fixationsmöglichkeit. Der große Nachteil liegt darin, daß nach Aushärten des Knochenzementes Nachkorrekturen nicht mehr möglich sind. Auch besteht keine Möglichkeit der kontrollierten Kompression oder Distraktion.

Von *Matev* [1] wurde das Prinzip der Verlängerung von Knochen im Bereich der Hand durch Distraktion mittels Fixateur externe beschrieben, um nach traumatischer Amputation oder Hypoplasie des Daumens auf diesem Wege wieder funktionell ausreichende Länge zu erzielen.

1975 entwickelte *Jaquet* einen Minifixateur externe, der nicht nur von seiner Größe her auf die Verwendung an der Hand zugeschnitten ist, sondern sich durch seine Vielseitigkeit, aber dennoch einfache Handhabung auszeichnet. *Asche* [2] ist es zu verdanken, daß diese Methode bald Einzug in das Repertoire vieler handchirurgischer Abteilungen gefunden hat.

Das Prinzip der externen Fixation wurde auch von der Arbeitsgemeinschaft für Osteosynthesefragen (AO) in ihre Behandlungsrichtlinien aufgenommen, und so hat sich unter anderem die Arbeitsgruppe um *Büchler* mit Anwendungsmöglichkeiten im Bereich der Hand befaßt.

Indikationen

Die Vorteile der externen Fixation mit stabiler Fixierung des Knochens bei weitestgehender Schonung der Weichteile wurde an anderen Körperregionen schon lange genutzt. Gerade in der Handchirurgie wurden jedoch lange einfachere Versorgungsmöglichkeiten, wie die konservative Behandlung beziehungsweise die Bohrdrahtfixation mit zusätzlicher Gipsruhigstellung, bevorzugt. Während sich bei der konservativen Therapie besonders bei komplexen Frakturen das Repositionsergebnis oft nicht in ausreichendem Maße bis zur knöchernen Heilung halten läßt und zusätzlich auch nicht betroffene Gelenke der Hand mit ruhiggestellt werden müssen, stellt die Bohrdrahtosteosynthese eine lediglich adaptive Form der Osteosynthese dar. Die damit erreichte ungenügende Stabilität erfordert eine zusätzliche äußere Ruhigstellung. Nicht selten führen instabile Osteosynthesen in der Folge zu Infektionen, besonders wenn zusätzlich eine offene Verletzung oder ein primäres Weichteiltrauma vorliegt. Aus diesem Grunde empfehlen viele Autoren die rigide interne Osteosynthese mit Zugschrauben bzw. Miniplatten [3]. Die offene Reposition und Stabilisierung kann jedoch gelegentlich trotz frühfunktioneller Nachbehandlung zu funktionsbehindernden Verwachsungen und zu Infektionen führen. Außerdem stellen unserer Erfahrung nach gelenknahe Frakturen oder Trümmerfrakturen oft keine gute Indikation für eine Platten- oder Schraubenosteosynthese dar.

Der Fixateur externe bietet auch in der Handchirurgie den großen Vorteil, ausreichende Stabilität erzielen zu können, ohne die Weichteile wesentlich zu traumatisieren. Unter Beachtung der anatomischen Besonderheiten ist eine gefahrlose Plazierung der Pins möglich. Da die benachbarten Gelenke nicht beeinträchtigt werden, können diese frühzeitig geübt werden. Durch ausgeklügelte Bauteile ist nicht nur eine Nachreposition oder Korrektur jederzeit möglich, sondern es kann auch wiederholt kontrolliert Kompression oder Distraktion auf die Frakturflächen ausgeübt werden. Bei Vorliegen von Infektionen können die Pins außerhalb des infizierten Bezirkes eingebracht werden. Eine Entfernung der Implantate kann in der Regel ambulant erfolgen. Durch Entwicklung spezieller Bewegungselemente ist auch bei liegendem Minifixateur externe eine frühzeitige Beübung des überbrückten Gelenkes möglich.

Frakturen mit ausgedehntem Weichteilschaden, besonders Trümmerfrak-

turen und offene, stark verschmutzte Frakturen, stellen eine gute Indikation für den Minifixateur externe dar. In solchen Fällen kann die Fraktur ohne zusätzliche Traumatisierung ausreichend stabilisiert werden. Eine zusätzliche Applikation von internen Implantaten, welche in der Folge eine Infektion unterstützen könnten, ist nicht erforderlich. Der Fixateur externe erlaubt auch eine gute Kontrolle und Lokalbehandlung der Weichteile. Bei entsprechender Bauweise können rekonstruktive Eingriffe, wie lokale Lappenplastiken, problemlos bei liegendem Fixateur vorgenommen werden. Trümmerfrakturen im Bereich der Phalangen oder der Mittelhandknochen lassen sich nach Reposition mittels Längszuges oft nur mit einem Fixateur externe bis zur knöchernen Heilung ausreichend retinieren.

Auch bei *Defektfrakturen* und bei *nichttraumatischen Knochendefekten*, zum Beispiel nach Tumorresektion, kann durch einen äußeren Spanner ausreichende Primärstabilität erreicht werden und der Knochen bis zum Auffüllen des Defektes mit einer Spongiosaplastik bzw. einem kortikospongiösen Block stabilisiert werden.

Bei der Behandlung von *Gelenkverletzungen* oder *gelenknahen Frakturen* wird der Fixateur externe entweder zur Reposition und Stabilisierung der Frakturen unter Längszug verwendet, oder dient bei einer inneren Minimalosteosynthese zur Neutralisation der einwirkenden Kräfte (Abb. 1). Bei Impressionsfrakturen ist nach Hebung der Imprimate zusätzlich meist ein Unterfüttern mit Spongiosa notwendig. Um ein neuerliches Zusammensintern zu vermeiden, wird ein gelenküberbrückender Minifixateur externe aufgebaut. Auch *Lanz* [4] empfiehlt bei solchen Verletzungen den großzügigen Einsatz einer Spongiosaplastik. Für die Versorgung einer Basisfraktur des I. Mittelhandknochens mit Fehlstellung bzw. Subluxation (Rolandofraktur oder Bennetsche Fraktur) ist bei Vorliegen einer Trümmerzone, wie auch von *Jenkin* [5] und *Asche* [6] angegeben, der Minifixateur externe eine gute Option.

Ist es *im Rahmen der Behandlung septischer Prozesse* im Bereich der Hand zu einer Mitbeteiligung des Knochens oder von Gelenken gekommen, stellt der Minifixateur externe ein unverzichtbares Instrument dar. Nach einem ausgiebigen Debridement des Infektionsherdes mit Entfernung sämtlicher Knochensequester wird der Knochen extern stabilisiert. Die entstandenen Defekte werden nach Empfehlungen von *Asche* [7] mit antibiotikahaltigen Miniketten aufgefüllt. Die Haut wird primär verschlossen, wobei entweder eine Kugel der Kette das Hautniveau überragt und die Kette nach 8–10 Tagen gezogen wird, oder die Kette ganz im Defekt versenkt wird und als Platzhalter bis zum sekundären Knochenaufbau belassen wird. Nach Sanierung der Infektion wird die Kette nach etwa 3–4 Wochen entfernt und durch

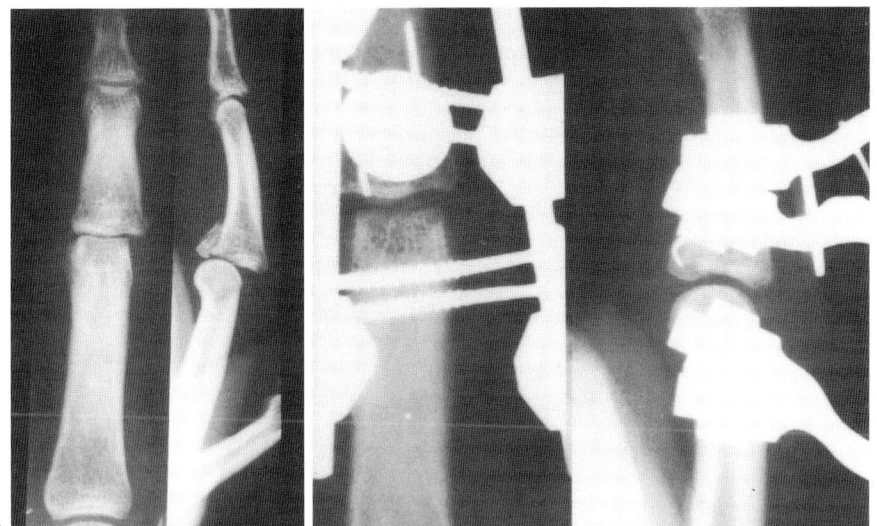

a   b

Abbildung 1 a–d. Instabile Gelenkfraktur am PIP-Gelenk des 4. Fingers bei einem 20jäh-rigen jungen Mann. **a** Primäres Nativröntgen ap und seitlich: Mehrfragmentfraktur an der Basis des Mittelgliedes mit Impression eines Teiles der Gelenkfläche und Subluxation zur Streckseite; **b** Gelenkfläche weitgehend wiederhergestellt, die Impressionszone gehoben und mit Spongiosa unterfüttert; die Fraktur mit einem Hakendraht und einem gelenküberbrückenden Fixateur ex-terne stabilisiert; regelrechte Artikulation (**c** + **d** siehe nächste Seite).

einen kortikospongiösen Block aus dem Beckenkamm ersetzt. Auch bei fort-geschrittenen Gelenkinfektionen und bei der Behandlung septischer Pseud-arthrosen hat sich dieses Vorgehen bewährt.

Auch nichtinfizierte *Pseudarthrosen* lassen sich mit einem äußeren Spanner zur Ausheilung bringen. Hier wird einerseits durch angelagerte Spongiosa und andererseits durch fortwährende kontrollierte Kompression ein oft erstaunlich rascher Durchbau erzielt. Da sich die Kompression an den Knochenenden relativ rasch abbaut, ist es mit dem Minifixateur unter Verwendung eines gleitenden Kugelgriffes (= Kompressionsbacken) jeder-zeit leicht möglich, ohne neuerlichen operativen Eingriff eine Kompression auszuüben. Diese Möglichkeit kann man sich auch beim Durchführen einer Resektionsarthrodese zunutze machen, besonders wenn diese wegen einer Gelenkzerstörung infolge einer Gelenkinfektion notwendig ist.

Eine weitere Indikationsmöglichkeit des Minifixateur externe stellt die *Replantationschirurgie* dar, wobei wir hier eine interne Osteosynthese bevor-zugen. Auch wird die Möglichkeit angegeben, nach Durchführung eines

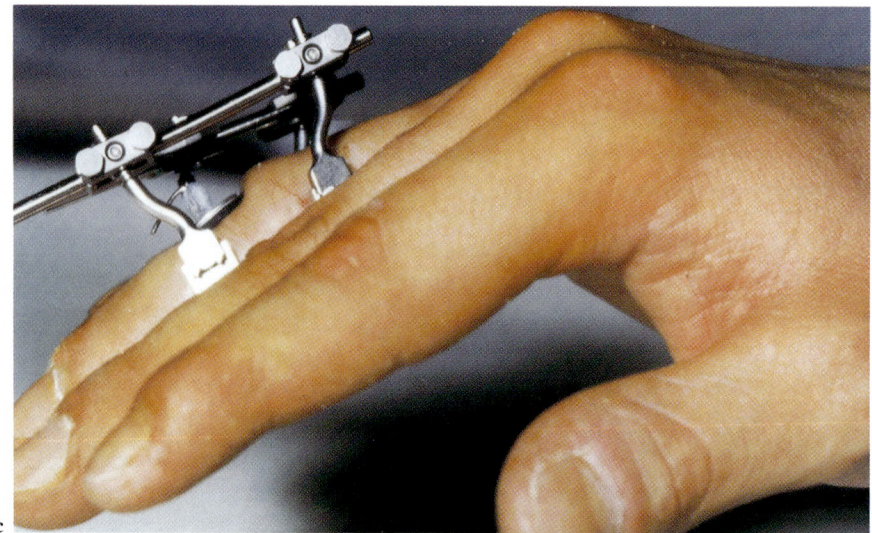

c

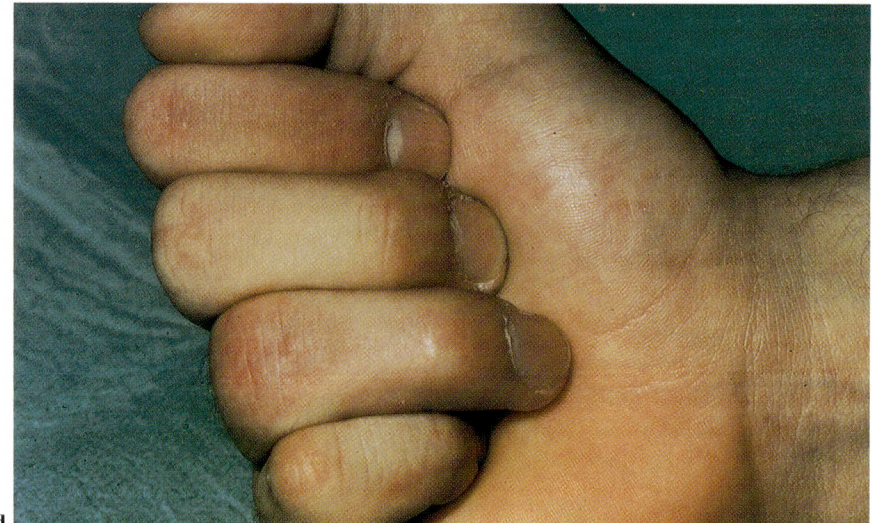

d

c gelenküberbrückender Minifixateur externe in Rahmenmontage;
d funktionelles Ergebnis 2 Monate nach dem Unfall.

Crossfingerlappens die bis zur Einheilung essentielle exakte Ruhigstellung mit einem äußeren Fixateur zu gewährleisten.

Bei der *Stabilisierung von nichttraumatischen Knochendefekten*, zum Beispiel nach Tumorresektion, kann der Minifixateur externe ebenfalls sehr nützlich sein.

1967 hat *Matev* erstmals die Möglichkeit der Verlängerung des ersten Mittelhandknochens mittels Distraktion über einen äußeren Spanner nach traumatischer Amputation des Daumens im Metacarpophalangealgelenk beschrieben. Seither wurde diese Methode von weiteren Autoren aufgegriffen und auch auf andere Finger ausgedehnt. So ist es unter Anwendung des Fixateur externe möglich, nach *Defektverletzungen* der Hand verkürzte Fingerstrahlen wieder auf brauchbare Länge zu bringen. Bei Defektverletzungen mit ausgedehntem Weichteilschaden ist es oft sinnvoll, nach exaktem Debridement durch eine initiale Verkürzung eine Entlastung und Heilung der Weichteile zu ermöglichen und erst anschließend durch dosierte Distraktion die notwendige Länge wiederherzustellen. *Kessler* [8] weist in diesem Zusammenhang auf die Wichtigkeit einer adäquaten Stabilisierung besonders des peripheren Fragmentes sowie eine ausreichende Weichteildeckung hin.

Auch in der Behandlung der *Lunatumnekrose* findet heute das Prinzip der Knochenverlängerung über einen äußeren Distraktor bei der Kallusdistraktion des Os capitatum nach *Wilhelm* und *Hirner* [9] seine Anwendung.

Eine Erweiterung der Einsatzmöglichkeiten des Minifixateur externe stellt die von *Kasparyan* und *Hotchkiss* [10] angegebene dynamische *Fixation insbesondere der PIP-Gelenke der Finger* dar. Unter Verwendung besonderer Bewegungselemente ist eine kontrollierte passive wie aktive Bewegung des verletzten Gelenkes bei liegendem Fixateur möglich. Das Gelenk ist hierbei in reponierter Stellung stabilisiert. Eine leichte Distraktion verhindert bei Gelenkfrakturen ein Zusammensintern der Fraktur unter axialer Belastung. Dieses Therapiekonzept scheint besonders bei der Behandlung von instabilen Gelenkfrakturen mit Luxation bzw. Subluxation des Gelenkes von Vorteil zu sein.

Operationstechnik

Der Minifixateur externe nach Jaquet ist ein im Prinzip einfach zu handhabendes Instrument und zeichnet sich nicht nur durch ausreichende Stabilität, sondern auch durch große Variabilität und die Möglichkeit aus, jederzeit über entsprechende Backen eine kontrollierte Distraktion oder Kompression ausüben zu können.

Je nach den Erfordernissen verwenden wir ihn in Form einer unilateralen Montage oder in Rahmenmontage.

Üblicherweise wird bei offenen Verletzungen nach entsprechender Desinfektion in Oberarmblutsperre und Leitungsanästhesie ein Wunddebridement und eine Wundversorgung durchgeführt. Anschließend werden unter Beachtung der anatomischen Gegebenheiten die Pins plaziert.

Während an den Mittelhandknochen III–IV die Pins unter Schonung der Strecksehnen von dorsal in einem Winkel von etwa 45° eingebracht werden, bevorzugen wir am V. Mittelhand-knochen eine ulnarseitige Pinplazierung. Am I. Mittelhandknochen werden die Pins von dorso-radial unmittelbar radial der Sehne des M. Extensor pollicis brevis eingebracht, wobei darauf ge-achtet werden muß, die Ausläufer des sensiblen Radialisastes nicht zu tangieren. An den Finger-gliedern ist die Plazierung der Pins über einen mittseitlichen Zugang am günstigsten.

Nach Festlegen der gewünschten Position für die Pins, wobei oft auch eine Injektionsnadel und die Verwendung des Bildwandlers hilfreich sind, wird mit dem Skalpell ein etwa 1 cm langer Hautschnitt angelegt. Mit einem zarten Raspatorium oder einer zarten Klemme werden die Weichteile zur Seite geschoben, um den Knochen freizulegen. Bei einer unilateralen Montage des Minifixateur externe werden die 2-mm-Pins mit endständigem Gewinde verwendet, die ein Vorbohren mit dem 1,5-mm-Bohrer erfordern. Soll jedoch der Fixateur in Rahmenmontage auf-gebaut werden, so verwendet man die 1,5-mm-Pins mit Mittelgewinde. Diese sind sowohl selbst-bohrend als auch selbstschneidend und erfordern daher kein gesondertes Vorbohren.

Bei den 2-mm-Pins wird nach dem Vorbohren unter Verwendung einer Schutzhülse der Pin mit dem Handgriff eingedreht. Die 1,5-mm-Pins mit Mittelgewinde werdend direkt in die Bohrmaschine eingespannt und bis zum Durchtritt durch die Kortikalis eingebohrt. Anschlie-ßend werden die Pins mit dem Handgriff so weit eingedreht, bis der Gewindeteil beide Kortika-les faßt. Der Gewindeteil sollte nicht unter Verwendung der Bohrmaschine eingedreht werden. Um zu große Hitzeentwicklung zu vermeiden, muß neben einer ausreichenden Spülung unbe-dingt mit niedriger Drehzahl gearbeitet werden. *Schuind* und *Burny* [11] wiesen darauf hin, daß die beim Einbohren entstehende Hitzenekrose des Knochens den Hauptgrund für einen späte-ren Pinverlust darstellt und empfohlen daher, die Pins immer ausschließlich von Hand einzudre-hen.

Nachdem jeweils zwei parallele Pins plaziert sind, werden diese mit einem Pinhalter gefaßt und einige Millimeter Abstand zur Hautoberfläche eingehalten, falls es in der Folge noch zu ei-ner weiteren Schwellung im Bereich der Weichteile kommen sollte. Auf diese Pinhalter wird dann je ein Kugelgriff aufgesteckt, wobei wir auf einer Seite meist einen gleitenden Kugelgriff (= Kompressions-Distraktions-Backen) verwenden, um auch später noch jederzeit die Möglich-keit der kontrollierten Kompression und Distraktion zu haben. Die Kugelgriffe werden dann mit einem 3-mm-Brückenstab verbunden. Bei einer Rahmenkonstruktion wird der gleiche Auf-bau auf beiden Seiten aufgebracht.

Falls erforderlich, wird jetzt nochmals die Fraktur reponiert und der Minifixateur durch Festziehen der Schrauben stabilisiert. Abschließend muß noch kontrolliert werden, ob es nicht im Rahmen der Reposition bzw. Manipulation zu einer Verschiebung zwischen den Pins und den Weichteilen gekommen ist. Jegliche Spannung und jeder Druck auf die Weichteile muß durch Erweiterung der Hautinzisionen beseitigt werden, da es ansonsten zu einer Irritation der Weichteile kommt. Dies ist in der Folge sehr oft Ursache für die Entstehung einer Pininfektion. Ein dichtes Zunähen der Insertionsstellen sollte aus demselben Grund unbedingt vermieden werden.

Abschließend wird nach entsprechender Reinigung ein zarter Verband angelegt, wobei ein Druck auf die Weichteile vermieden werden sollte. Ist der Verband durchgeblutet, wird er früh-zeitig gewechselt. Die Hand wird in den ersten Tagen hochgelagert, und es sollte mit frühzeiti-gen Bewegungsübungen der nicht ruhiggestellten Gelenke unter Anleitung der Physiotherapeu-tin begonnen werden. Die Pinstellen werden täglich sorgfältig gereinigt und desinfiziert. Dazu verwenden wir eine farblose Desinfektionslösung, um auch leichte Rötungen sofort erkennen zu können. Salbenverbände um die Pinstellen lehnen wir ab, da sie den Sekretabfluß eher behin-dern.

Der Patient wird in der Pinpflege geschult, da eine konsequente Pinpflege eine entscheidende Rolle für die Vermeidung einer Pininfektion und in weiterer Folge der Pinlockerung spielt. In der Regel ist es auf diese Weise möglich, die Pineintrittsstellen über viele Wochen reizlos zu halten.

Literatur

1   Matev IB: Thumb reconstruction after amputation at the metacarpo-phalangeal joint by bone-lengthening. J Bone Joint Surg 1970;52 A:957–965.

2   Asche G, Haas HG, Klemm K: Erste Erfahrungen mit dem Minifixateur externe nach Jaquet. Akt Traumatol 1979;9:261–268.

3   Heim U, Pfeiffer KM: Periphere Osteosynthesen. Berlin, Springer, 1981, pp 175–247.

4   Lanz U: Die Anwendung des Fixateur externe in der Handchirurgie. Chirurg 1987;58:712–717.

5   Jenkin E: Die Behandlung der intraartikulären Metakarpalfrakturen und Phalanxfrakturen mit dem Minifixateur externe. Handchir 1983;15:198–203.

6   Asche G: Stabilisierungsmöglichkeit einer intraartikulären Trümmerfraktur des ersten Mittelhandknochens mit dem Minifixateur externe. Handchir 1981;13:247–249.

7   Asche G: Erfahrungen mit Gentamycin-PMMA-Miniketten bei Infektionen an der Hand. Handchir 1980;12:257–260.

8   Kessler I, Hecht O, Baruch A: Distraction-lengthening of digital rays in the management of the injured hand. J Bone Joint Surg 1979;61 A:83–87.

9   Wilhelm K, Hirner R, Brehl B: Kallusdistraktion zur progressiven Verlängerung des Os capitatum bei Lunatummalazie im Stadium III. Handchir 1997;29:10–19.

10 Kasparyn GN, Hotchkiss RN: Dynamic skeletal fixation in the upper extremity. Hand Clinics 1997;13(4):643–663.

11 Schuind F, Burny F: New techniques of osteosynthesis of the hand. Basel, S. Karger AG, 1990.

Chirurgie. München, Sympomed, 1998, vol 3, pp 88–94.

Technik der Handgelenkarthroskopie

J. M. Passler, H. Clement

Universitätsklinik für Unfallchirurgie, LKH Graz, Österreich

Instrumentelle Voraussetzungen

Um effizient die Arthroskopie des Handgelenks durchführen zu können, sind gewisse apparative Grundeinrichtungen zu fordern:
– Oberarm-Esmarch-Binde
– Videoeinheit
– Arthroskop mit einem maximalen Außendurchmesser von 3 mm (in manchen Fällen kann auch mit dem Standardarthroskop der Kniearthroskopie operiert werden)
– Rollenpumpe
– Tasthaken
– kleine Knipszangen und Faßzangen
– Shaveraufsätze zur Synovialisresektion bzw. Knochenfräsen mit einem maximalen Außendurchmesser von 3 mm
– Bildwandler
– Injektionsnadel und Spritze zum Auffüllen des Gelenkes bzw. Durchführung der Arthrographie mittels wasserlöslichem Kontrastmittel

Lagerung

Der Patient ist grundsätzlich am Rücken gelagert. Um eine ausreichende Distraktion des Handgelenks zu erreichen, wird entweder der Arm ähnlich der Reposition einer distalen Radiusfraktur mittels sogenannter «Mädchenfänger» aufgehängt, um die Längsextension über eine Oberarmmanschette durch Gewichte (max. 4–5 kg) zu erreichen (Abb. 1a+b). Die zweite

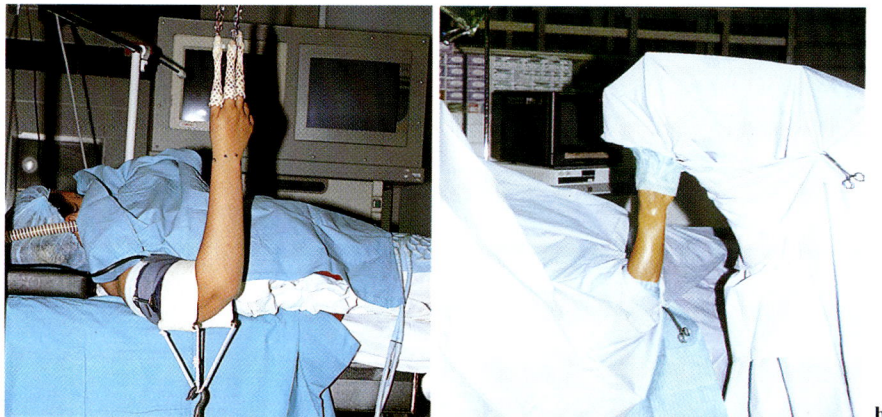

Abbildung 1. a Rückenlagerung des Patienten, rechtwinkelige Beugung des Ellbogengelenkes, Blutsperre-Manschette möglichst weit proximal angelegt, Oberarm-Manschette mit
4–5 kg Gewicht knapp distal davon, Fixierung der Finger in «Mädchenfängern»; **b** Lagerungs-
bild nach vollendeter steriler Abdeckung.

Möglichkeit der Lagerung besteht auch darin, den Arm über eine Exten-
sionseinrichtung horizontal zu lagern, dabei werden die Finger in eine spezielle Spannvorrichtung gelegt (Abb. 2).

Zugänge

Die Standardzugänge zum Hand- und Midkarpalgelenk liegen dorsal
und sind durch die Lage der Strecksehnen vorgegeben. Es gibt fünf Portale
für das Radiokarpalgelenk: drei für das Midkarpalgelenk und zwei für das
distale Radioulnargelenk.

Als Orientierungshilfe für die Portale dienen der Processus styloideus
radii, die Sehne des Musculus extensor pollicis longus (3. Sehnenfach), welche über das 2. Sehnenfach des Musculus extensor carpi radialis longus und
brevis nach distal – radial umbiegt, die Sehne des Musculus extensor digitorum communis und Musculus extensor indicis proprius (4. Sehnenfach) und
der Processus styloideus ulnae. Durch passives Durchbewegen des Handgelenks können diese Landmarken auch bei geschwollenem Gelenk lokalisiert
werden, und es zeigen sich zwischen den Sehnenflächen 3/4 und 4/5 sogenannte «soft spots», diese stellen auch die Routinezugänge für die Punktion
des Gelenks bei der Arthrographie bzw. zum Auffüllen des Gelenks dar. Die
Extension des Gelenks sollte prinzipiell erst nach Punktion erfolgen, um die

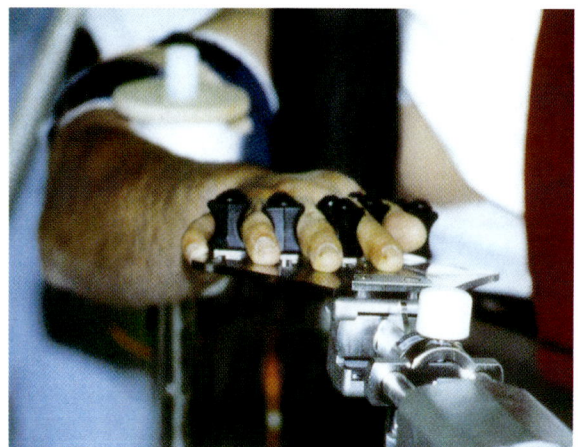

Abbildung 2. Rücken-lagerung des Patienten mit gut abgepolsterter Abstütz-rolle am proximalen Ober-arm und in der Ellenbeuge, dazwischen die Blutsperre-Manschette. Die Finger sind in eine Spannvorrichtung ge-legt, und der Längszug wird über die Extensionseinrich-tung ausgeübt. Die Spannvor-richtung ist drehbar, so daß sowohl Pronations-, Supinati-onsbewegungen wie auch Flexion und auch Extension im Handgelenk möglich sind.

durch den Druckausgleich infolge des Abbaus des Unterdrucks im Gelenk erforderliche Distraktion der Gelenkflächen zu ermöglichen. Das Auffüllen des Radioulnargelenks erfolgt mit ca. 5 ml Spülflüssigkeit. In der Lernphase der Handarthroskopie oder bei stark geschwollenen Gelenken sollte man sich jedoch nicht davor scheuen, den Bildwandler zur Kontrolle der Portale zu Hilfe zu nehmen (Abb. 3).

Portal 3/4

Dieser Zugang stellt den Standardzugang für die Optik dar. Es zeigt sich ein deutlicher «soft spot» zwischen den Sehnen des Musculus extensor polli-cis longus und Extensor digitorum communis. Nach Inzision der Haut erfolgt das stumpfe Spreizen des Gewebes in Längsrichtung, das heißt, parallel zu den Sehnen, und danach die Perforation der Gelenkkapsel. Mit dem stump-fen Troicart, noch ohne Arthroskopieschaft, erfolgt unter leichtem Druck die Eröffnung des Gelenks und durch leicht kreisende Bewegungen die Auf-dehnung des Portals. Dabei muß prinzipiell beachtet werden, daß die Ra-diusgelenkfläche physiologischerweise um 10 Grad nach volar geneigt ist, um nicht durch senkrechtes Einführen des Troicarts iatrogene Knorpelschä-den am Scaphoid zu verursachen. Anschließend wird der Arthroskopieschaft mit liegendem stumpfem Troicart eingebracht und die Pumpe für die Spü-lung angeschlossen. Dieses Portal liegt im Bereich des scapho-lunären Ge-lenks.

Portal 4/5

Dieser Zugang liegt im «soft spot» zwischen den Sehnen des Musculus extensor digitorum communis und Extensor digiti quinti. Dieser Zugang liegt im Bereich des TFCC am Ansatz des Radius (Sigmoid-Notch) und dient als Instrumentenzugang bei entsprechender lokalisierter Pathologie.

Portal 6 R

Lokalisiert ist dieser Zugang ulnar der Sehne des Musculus extensor digiti quinti und radial der Sehne des Musculus extensor carpi ulnaris. Dieser Zugang ist der übliche Standardzugang für den Tasthaken bei der diagnostischen Arthroskopie. Er ist lokalisiert über dem TFCC in Höhe des Ligamentum luno triquetrum und ermöglicht auch für operative Verfahren (Diskuschirurgie, Synovektomie, Frakturversorgung) eine umfassende Erreichbarkeit des radiokarpalen Gelenks.

Besonders durch Wechseln der Optik auf das Portal 6 R und der Instrumente auf 3/4 kann in der Mehrzahl der Fälle auf andere Zugänge verzichtet werden.

Portal 1/2

Als Hilfszugang ist bei speziellen Indikationen (Pathologien am Processus styloideus radii, Beurteilung der radialen Scaphoidgelenkfläche) erforderlich. Gefährdet ist bei diesem Zugang die Arteria radialis und der sensible Radialisast. Das Portal liegt dorso-ulnar der Sehnen des Musculus extensor pollicis brevis und des Musculus abductor pollicis longus und volar-radial der Sehne des Musculus extensor pollicis longus. Die Arteria radialis, die hier durch die Tabatière anatomique zieht, muß vorher palpatorisch lokalisiert werden und das Portal eher dorsal und proximal gelegt werden.

Portal 6 U

Lokalisiert zwischen der Sehne des Musculus extensor carpi ulnaris und dem Ligamentum collaterale ulnare ermöglicht dieser Zugang eine gute Erreichbarkeit des TFCC, besonders bei Durchführung einer Diskusnaht. Gefährdet ist bei diesem Zugang der sensible Ulnarisast.

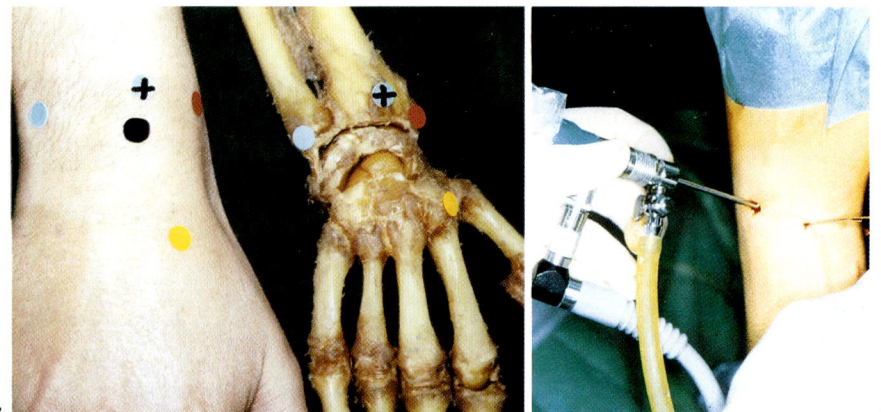

3   4

Abbildung 3. Anatomisches und klinisches Bild der Landmarken: Rot: Processus styloideus radii; +: Tuberculum Listeri; Blau: Processus styloideus ulnae; Gelb: Basis des Metacarpale
II; Schwarz: «Soft spot», dem Portal 3/4 entsprechend.
Abbildung 4. Handarthroskopie in hängender Position, Feinnadelarthroskop im Portal
3/4. Portal 4/5 für den Tasthaken.

Für das Midkarpalgelenk sollte zur exakten Lokalisierung eigentlich immer der Bildwandler verwendet werden. Es gibt für dieses Gelenk 2 Portale:

RMC (Portal radial – midkarpal)
Dieser Standardzugang liegt ca. 1 cm distal des Standardportals 3/4 zwischen Scaphoid und Capitatum.

UMC (Portal ulnar – midkarpal)
Dieser Zugang liegt 1 cm distal des Portals 4/5 und ergibt Einblick auf
die Ecken der vier Handwurzelknochen: Lunatum, Triquetrum und Capitatum, Hamatum. Auch hier besteht die Gefahr einer Gefährdung des sensiblen Ulnarisasts.

Das Portal für das distale Radioulnargelenk wird ebenfalls unter Bildwandler aufgesucht und liegt unterhalb im Bereich des Recessus sacciformis
des DRUG. Die Anlage dieses Portals ist nicht einfach und die Sicht recht
eingeschränkt, so daß wir nur bei spezieller Fragestellung diesen Zugang verwenden, obwohl manche Autoren angeben, routinemäßig auch dieses Gelenk zu inspizieren.

Es werden auch palmare Zugänge in der Literatur beschrieben, diese erscheinen jedoch aufgrund der potentiellen Gefährdung der volaren Strukturen nicht gerechtfertigt, vor allem auch, da mit dem Optikzugang 3/4 und

dem Instrumentenzugang 4/5 oder 6 R bzw. durch Wechseln zwischen Optik- und Instrumentenzugang eigentlich immer das Auslangen gefunden werden kann (Abb. 4).

Diagnostischer Rundgang

Um sämtliche einsehbare Strukturen des radiokarpalen Gelenks zu über- prüfen, ist ein gewisses systematisches Vorgehen, die Kenntnis der anatomi- schen Verhältnisse und der Normvarianten sowie der pathologischen Erschei- nungsbilder erforderlich. Die routinemäßige Verwendung des Tasthakens ist unbedingt zu fordern. Es muß auch bedacht werden, daß die Radiusgelenk- fläche 10 Grad volar geneigt ist und eine konkave Konfiguration hat.

Beurteilt werden
– die Radiusgelenkfläche mit dem deutlichen First, welcher gegenüber des SL-Gelenks liegt
– der Ansatz des Diskus an der «Sigmoid-Notch», der Discus articularis mit seinem Aufhängeapparat
– *Cave* – Fehlinterpretationen an degenerativen zentralen Diskusperfo- rationen

Diskus-Normvarianten
– Vorhandensein eines sogenannten Meniskus-Homologs im Bereich des Ligamentum collaterale ulnare
– Recessus prästyloideus ulnae
– Recessus pisiformis (beugeseitige Aussackung ulnar des Ligamentum ulnotriquetrum)

Beugeseitige Bandverbindungen
– Ligamentum ulnolunatum und Ligamentum radioscapholunatum («Testut-Ligament»). Dazwischen liegt ein Freiraum, der meist durch Fett- gewebe ausgefüllt wird (sogenanntes «synovial-tuft»)
– Ligamentum radioluno-triquetrum und Ligamentum radio-scaphoi- deum mit einer kleinen dazwischenliegenden Lücke («Poiersche Lücke»)
– – die Gelenkfläche vom Scaphoid, Lunatum und Triquetrum mit ih- ren intrinsischen Bandverbindungen. Besonders hier ist die Verwendung des Tasthakens unbedingt erforderlich, um nicht Instabilitäten zu übersehen
– – Gesamtbeurteilung der Synovialis und Suche nach Impingement- zeichen in den radialen und ulnaren Gelenkabschnitten sowie nach freien Gelenkkörpern

Nachbehandlung

Die Portale werden postoperativ mit einer Hautnaht oder auch lediglich durch Adaptation mit Klebestreifen verschlossen. Eine Gelenkdrainage ist prinzipiell nicht erforderlich. Bei rein diagnostischem Vorgehen kann ab dem 1. postoperativen Tag mit aktiven und passiven Bewegungsübungen begonnen werden, ansonsten ist die Dauer der Ruhigstellung und der Restriktion von Bewegungen vom durchgeführten operativen Verfahren abhängig.

Literatur beim Verfasser

Chirurgie. München, Sympomed, 1998, vol 3, pp 95–102.

Indikationen zur Handgelenkarthroskopie

J. M. Passler, M. Fellinger

Universitätsklinik für Unfallchirurgie, LKH Graz, Österreich

Einleitung

Erste Publikation über die Arthroskopie der Hand erschienen 1979 von Chen, und seither hat sich die Arthroskopie dieses Gelenks rasch weiterentwickelt und ist sowohl für Diagnostik wie auch die Durchführung zahlreicher Operationstechniken ein unentbehrliches Verfahren geworden. Obwohl die Arthroskopie ein invasives Verfahren darstellt, bietet sie neben diagnostischen Indikationen auch die Möglichkeit eines aktiven, therapeutischen Vorgehens. Dagegen hat sowohl die Computertomographie wie auch die Magnetresonanzuntersuchung noch wesentliche diagnostische Mängel in der Beurteilung intraartikulärer Strukturen wie Bänder, Knorpel und TFCC usw. Voraussetzung zur Durchführung der Handarthroskopie sind neben einer exakten klinischen Untersuchung, miteinbeziehend bei entsprechender Fragestellung die Computertomographie- und Magnetresonanzuntersuchung sowie die präoperative Arthrographie, eine adäquate instrumentelle Ausrüstung und die Kenntnis der Zugangswege sowie der makroskopischen Normvarianten und pathologischen Erscheinungsbilder.

Neben dem radiocarpalen Gelenk muß in diesem Zusammenhang auch die klinische und arthroskopische Diagnostik des Midcarpalgelenks und distalen Radioulnargelenks Berücksichtigung finden.

Prinzipiell ergibt sich die Indikation zur

1. diagnostischen Handarthroskopie bei unklarem Handschmerz und bei klinisch stabilem Gelenk mit Hämarthros ohne Nachweis von ossär traumatischen Verletzungen, wenn durch nichtinvasive Verfahren keine Diagnose gestellt werden kann und

2. zur operativen Handarthroskopie nach klinisch gestellter (Verdachts-) Diagnose und geplantem minimal-invasivem Vorgehen.

Bei beiden Hauptindikationen sollte der Arthroskopie die Arthrographie mit dynamischer und statischer Beurteilung des Arthrogramms unter Bildwandler vorangestellt werden.

Folgende Indikationen zur Durchführung der Handarthroskopie können unterschieden werden:

Chronische Handschmerzen

Die Ursachen persistierender Handschmerzen bei unauffälligem röntgenologischem Befund sowie auch in der erweiterten Diagnostik unauffälligem Computertomogramm und Magnetresonanzverfahren sind mannigfaltig und führen früher oder später zur weiteren Abklärung mittels invasiver Verfahren. In manchen Fällen zeigt sich in der präoperativ durchgeführten Arthrographie ein pathologischer Befund, wie es bei Diskusläsionen bzw. intercarpalen Instabilitäten der Fall ist.

Arthroskopische Befunde	Operative Verfahren
Ulnares Impingement	ulnares Debridement, Synovektomie
	Wafer-Procedure
	TFCC-Repair
Radiales Impingement	radiales Debridement, Synovektomie
	Styloidektomie
	laserassistierte Denervierung der Gelenkkapsel
Knorpelflake, Arthrose	Knorpelglättung
karpale Instabilität	Debridement

Carpale Instabilität

Kommt es im Rahmen von Unfällen zu Läsionen des komplexen Bandapparates des Carpus, wird der Bewegungsablauf der proximalen Handwurzelreihe gestört, und es kommt zur Desintegration des Rotationsgleitens des Naviculare und Triquetrum. Klinisch bestehen meist nur Belastungsschmerzen, manchmal sind Schnapp- oder Klickphänomene zu beobachten. Folgeschäden dieser Instabilität durch Läsion des Ligamentum scapholunare oder lunotriquetrale bzw. den Bändern des palmaren «V» sind Knorpelschäden und als Endzustand das vollständige Auseinanderweichen von Scaphoid und

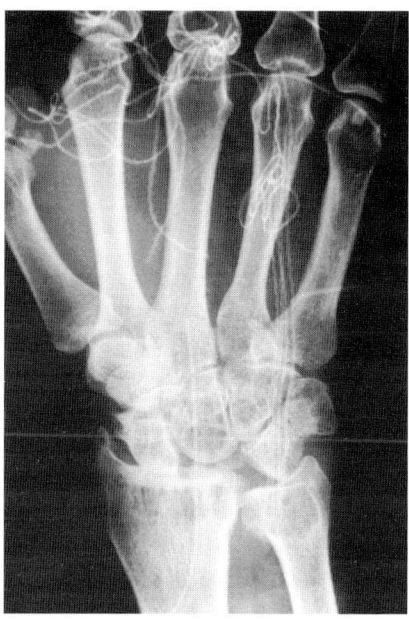

Abbildung 1. SLAC-Wrist: Zustand nach Lunatummalazie mit völligem Kollaps des Mondbeins, Proximalisierung des Capitatums und Auseinanderdrängen des Scaphoids und Triquetrums, deutlich arthrotische Veränderungen.

Lunatum mit Proximalisierung des Capitatums mit entsprechenden arthrotischen Veränderungen. Das wird als sogenanntes Scapho-lunate-advanced collapse (SLAC-Wrist) bezeichnet (Abb. 1).

SL- und LT-Instabilitäten könnten anhand des arthroskopischen Befundes in Erweiterung der Einteilung nach Beickert und Hempfling in 4 Grade eingeteilt werden. Arthroskopisch stellt sich die proximale Handwurzelreihe als «Monolith» mit intakten Knorpelüberzugsflächen über den interossären Bandverbindungen dar. Als Normvariante, aber auch bei fortschreitenden degenerativen Prozessen kann ein Fehlen des Knorpelüberzugs beobachtet werden, ohne daß eine carpale Instabilität vorliegt. Die Differenzierung zwischen chronischen oder akuten Läsionen kann anhand der Anamnese und des arthroskopischen Bildes erfolgen. Die arthroskopische Beurteilung der Konfiguration der proximalen Handwurzelreihe vom Midcarpalgelenk aus erweist sich als hilfreich und sollte zur Einschätzung des Instabilitätsgrades vorgenommen werden. Zudem ist nach radiologischen Zeichen einer carpalen Instabilität zu fahnden (Verbreiterung des SL-Spaltes, dreieckförmige SL-Konfiguration, Unterbrechung der Gilula-Linien, Achsenfehlstellungen zwischen Naviculare und Lunatum bzw. Radiusschaftachse und Naviculare im seitlichen Röntgen).

Arthroskopisch kann somit folgende Klassifikation der intrinsischen Bandläsionen vorgenommen werden:

Grade	Radiokarpal	Midkarpal	Therapie
I°	Hämorrhagische Kontusion Knorpelüberzug intakt oder fehlend	keine Stufe	keine
II°	Fehlender/rupturierter Knorpelüberzug Lockerung Tasthaken einlegbar	Stufe Inkongruenz	frisch: ARPEF* chronisch: Debridement
III°	Deutliche Inkongruenz Tasthaken drehbar	Stufe Inkongruenz	frisch: ARPEF* chronisch: Debridement
IV°	Spalt mit Arthroskop passierbar	Instabilität Spalt	frisch: offene Rekonstruktion (eventuell ARPEF*) chronisch: ?

* ARPEF: arthroskopische Reposition – perkutane externe Fixation, Möglichkeit der offenen Rekonstruktion: durch direkte Naht in einer knöchernen Rinne (Ausziehnahttechnik, Mikro-Ankernähte) eventuell auch in Kombination mit einer dorsalen Capsulodese.

Staging bei Lunatummalazie

Die Diagnose wird vor allem radiologisch gestellt und wird nach Decoulx in 4 Stadien eingeteilt:

Stadium 1:	Verdichtung bei erhaltener Form
Stadium 2:	Aufhellung mit mosaikartigem Aspekt
Stadium 3:	Verschmälerung des Lunatums und Zusammenbruch
Stadium 4:	Vorhandensein einer sekundären Arthrose

Arthroskopisch werden der Zustand des Knorpelbelages sowie die intrinsischen Bandverbindungen beurteilt und beeinflußt dadurch das weitere therapeutische Vorgehen. Die Osteochondrosis dissecans kann auch das Scaphoid betreffen.

Therapeutische Möglichkeiten
- arthroskopische Dissekat-Entfernung, eventuell Anbohren
- Knorpelglättung
- Debridement

Frisches Trauma bei unauffälligem Röntgenbefund

Der Hämarthros des Handgelenks nach sogenannten «Distorsionen» kann durch nicht reparaturbedürftige Minimalläsionen verursacht werden, kann aber auch schwerwiegende Verletzungen der Bänder, des TFCC, röntgenologisch unsichtbare Scaphoid- oder Triquetrumfrakturen oder (osteo-) chondrale Läsionen zur Ursache haben. Deshalb sollten wir unter Berücksichtigung der klinischen Symptomatik die Indikation zur invasiven Diagnostik größer stellen. Frische Verletzungen sind therapeutisch um vieles leichter behandelbar. Veraltete Läsionen, besonders intercarpale Instabilitäten sind, wenn überhaupt, nur durch sehr aufwendige Bandplastiken behebbar. Aber auch dadurch können nicht immer befriedigende funktionelle Resultate erreicht werden.

Therapeutische Möglichkeiten
– Lavagierung des Hämarthros
– Diskuschirurgie (Naht, Teilresektion)
– Knorpelchirurgie (Resektion, Glättung, Refixation)
– Stabilisierung intercarpaler, frischer Instabilitäten (perkutane K-Drahtfixierung, perkutane Verschraubungen)

Frisches Trauma mit intraartikulärem Frakturnachweis

Intraartikuläre distale Radiusfrakturen führen unter konservativer Therapie oft zu unbefriedigenden Behandlungsergebnissen, verursacht sowohl durch bestehenbleibende intraartikuläre Stufenbildungen, wie auch durch nicht diagnostizierte relevante Zusatzverletzungen (intrinsische Bänder, TFCC, Knorpelläsionen). Bei nicht übermäßig stark dislozierten Scaphoidfrakturen ermöglicht die Arthroskopie neben der Beurteilung begleitender Knorpelverletzungen auch die Reposition der meist verrotierten Hauptfragmente unter Sicht. Die Osteosynthese kann perkutan (K-Kompressionsspickdrähte, Lochschrauben) durchgeführt werden. Obwohl gerade diese Indikationen einen großen operativen Aufwand (Arthroskopieeinheit, Pumpe, Bildwandler, Bohrmaschine, Spickdrähte, eventuelle andere Osteosynthesematerialien wie gelochte Kleinfragmentschrauben oder gelochte Herbertschraube u. ä.) und einen routinierten Operateur mit arthroskopisch geschulter Assistenz erfordern, erscheint dieser Aufwand berechtigt, um eine umfassende Diagnose zu ermöglichen und um die «Chronifizierung» von Läsionen zu vermeiden.

Therapeutische Möglichkeiten
- Lavagierung des Hämarthros
- Frakturreposition unter Sicht und perkutane Osteosynthese (arthroskopisch kontrolliert kann der perkutan eingebrachte Spickdraht knapp subchondral plaziert werden)
- Diskuschirurgie (Teilresektion, Naht)
- Knorpelchirurgie (Glättung, Refixation)
- gedeckte Scaphoidverschraubung (Reposition unter Sicht, eventuell Zuhilfenahme von Spickdrähten in der sogenannten «Joy-Stick-Technik» zur Reposition und Beurteilung des exakten Repositionsergebnisses durch Arthroskopie des Midcarpalgelenks)

Degenerative Handgelenkveränderungen

Bei unklaren, diffusen Handgelenkbeschwerden im Rahmen einer Arthrose kann die Arthroskopie sowohl ein diagnostisches Staging wie auch ein therapeutisches Verfahren (sogenannte «Gelenktoilette») darstellen, wobei eine zeitlich begrenzte Schmerzreduktion jedoch keine dauerhaften klinischen Verbesserungen erwarten läßt. Der Zeitpunkt einer Arthrodese kann jedoch meist wesentlich nach hinten verschoben werden.

Therapeutische Möglichkeiten
- partielle Synovektomie
- Adhäsiolyse und Debridement
- Knorpelglättung
- Diskuschirurgie, Wafer-Procedure
- Resektion des Processus styloideus radii
- Gelenkkörper-Extraktion

Pyarthros

Septische Komplikationen nach Verletzungen oder operativen Verfahren können ähnlich wie beim Kniegelenk durch ein exaktes arthroskopisches Debridement in sehr vielen Fällen beherrscht werden.

Therapeutische Möglichkeiten
- Lavagierung des Gelenks
- Gelenktoilette mit Entfernung der Fibrinbeläge
- partielle Synovektomie

Handgelenkganglion

Ganglien des Handgelenks haben immer eine direkte stielartige oder breitbasige Verbindung zum Gelenk, und es besteht somit die Gefahr von

Rezidiven bei Belassen dieser Verbindung. Die Arthroskopie ermöglicht nun die Abklärung von intraartikulären Zusatzverletzungen oder auslösenden Ursachen des Ganglions, und in den meisten Fällen kann die Mündung des Ganglionstiels auch visualisiert werden. Die Sanierung des Ganglions gelingt dann durch arthroskopische Resektion dieses Areals mittels Shaver, wodurch es zu einer Kapselfensterung mit intraartikulärer Drainage des Ganglions kommt. Dadurch entfällt die übliche Exzision.

Diskusläsionen

Entsprechend der Einteilung nach Palmer werden noch folgende Diskuspathologien unterschieden, wobei in der Klasse I die traumatischen, in der Klasse II die degenerativen Läsionen aufgelistet werden.

I A:	Zentraler Diskusriß
I B:	Ulnarer Diskusabriß mit/ohne Fraktur des Processus styloideus ulnae
I C:	Distaler Diskusabriß
I D:	Radialer Diskusabriß mit/ohne Fraktur des Radius
II A:	Oberflächlicher degenerativer Diskusschaden
II B:	Degenerative Diskusläsion mit Knorpelschaden am Lunatum und/oder Ulna
II C:	Degenerative Diskusperforation mit Knorpelschaden an Ulna und/oder Lunatum
II D:	Degenerative Diskusperforation mit zusätzlicher lunotriquetraler Instabilität
II E:	Degenerative Diskusperforation mit Knorpelschaden am Lunatum und/oder Ulna, ulnocarpale Arthrose bei lunotriquetraler Instabilität

Ein exakte Exploration des Diskus unter Zuhilfenahme des Tasthakens ist unbedingt zu fordern, da lappenförmige Diskuseinrisse die Perforation kulissenartig überdecken können.

Therapeutische Möglichkeiten
– Ähnlich der Meniskuschirurgie ist die Sanierung instabiler Diskusareale, sci es durch Resektion oder Refixation, prinzipiell anzustreben und kann durch arthroskopische Dekompression bei vorliegendem Engpaßsyndrom ergänzt werden
– Arthroskopische Diskusnaht (I B, I C, I D)
– Teilresektion bzw. Glättung (I A, II A–II E)
– Knorpelglättung, Warfer-Procedure

Komplikationen der Arthroskopie

Obwohl bei geeigneter Technik und arthroskopischer Erfahrung des Operateurs (primär sollte die Technik der Arthroskopie nach entsprechendem Training an Modellen und Leichenpräparaten erarbeitet werden (wobei bereits eine ausreichende Erfahrung an arthroskopischen Eingriffen an anderen Gelenken hilfreich ist). Damit die Komplikationsrate der Handarthroskopie minimal ist, muß neben anästhesiologischen Problemen auch mit folgenden Komplikationen gerechnet werden, welche auch eine entsprechende Erwähnung im Aufklärungsgespräch mit dem Patienten erfordern:

– Infekt, Gelenkempyem
– Irritationen/Läsionen des sensiblen Radialis bzw. Ulnarisastes
– Sehnenläsion
– Synovialfistel im Bereich der Portale
– Hämatome
– Instrumentenbruch
– iatrogene Knorpelschäden

Chirurgie. München, Sympomed, 1998, vol 3, pp 103–113.

Die arthroskopisch assistierte Frakturversorgung des distalen Radius

M. Fellinger, F. J. Seibert

Universitätsklinik für Unfallchirurgie, Graz, Österreich

Einleitung

In der überwiegenden Zahl der Fälle kann bei der Radiusfraktur «loco typico», der wohl häufigsten Fraktur im unfallchirurgischen Krankengut, mittels konservativer Methoden ein gutes oder zumindest akzeptables Ergebnis erzielt werden. Jedoch müssen wir bei intraartikulären Frakturen und zusätzlichen carpalen Verletzungen mit einer höheren Anzahl von schlechten Ergebnissen rechnen, insbesondere wenn keine vollständige Wiederherstellung der Radiusgelenkfläche gelingt und es sich um junge, aktive Patienten handelt [6, 14, 15, 26]. Wurde die Handgelenkarthroskopie primär nur beim unklaren Handgelenkschmerz als invasives diagnostisches Verfahren der letzten Wahl eingesetzt, so wird in letzter Zeit zunehmend versucht, arthroskopische Operationstechniken auch in der Versorgung frischer Verletzungen am Handgelenk diagnostisch und therapeutisch einzusetzen [1, 3, 9, 11, 17, 24, 25, 27–29, 31, 32]. Dadurch rückte zunehmend auch die Radiusfraktur ins Blickfeld des Interesses.

An Zusatzverletzungen sind es freie Knorpel-Knochenfragmente, intracarpale Instabilitäten und Diskuspathologien, welche von Interesse sind und einer frühzeitigen Therapie zugeführt werden müssen, um ein gutes Ergebnis erzielen zu können. Arthroskopisch können diese nicht nur diagnostiziert, sondern in den meisten Fällen auch mittels minimal-invasiver Techniken versorgt werden.

Eigene Erfahrungen

Seit der Einführung der Handgelenkarthroskopie 1992 an unserer Klinik werden intraartikuläre Speichenbrüche unter arthroskopischer Hilfe ver-

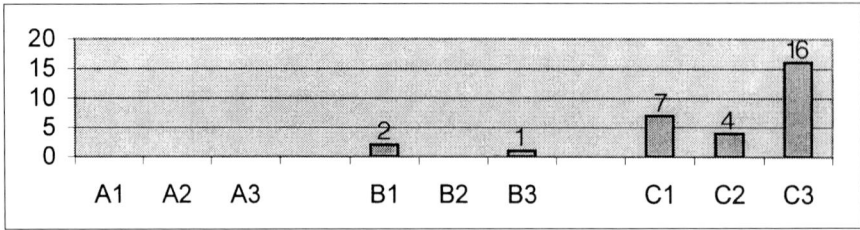

Abbildung 1. Frakturen klassifiziert entsprechend der AO-Einteilung.

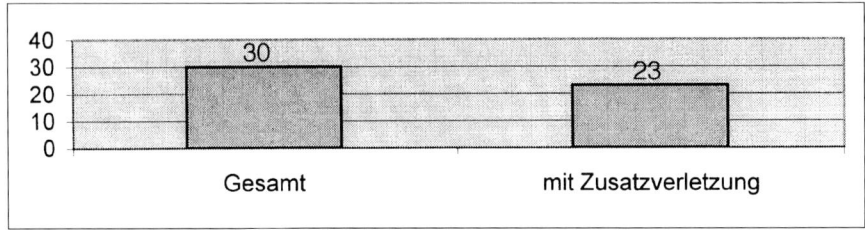

Abbildung 2. Gesamtfrakturen gegenübergestellt denen mit Zusatzverbindungen.

sorgt. Entsprechend der AO-Einteilung [19] handelte es sich um 3 B- und 27 C-Frakturen (Abb. 1). Bei einer großen Anzahl der Frakturen (76%) fanden sich primär nicht ausreichend diagnostizierte Zusatzverletzungen, welche großteils einer Therapie bedurften (Abb. 2).

Die Indikation zur Handgelenkarthroskopie wurde gestellt, wenn primär keine ausreichende Reposition und Retention im Unterarmgips möglich war, es zu einer sekundären Dislokation bei instabilen Verhältnissen kam bzw. bei dringendem Verdacht auf Zusatzverletzungen.

Operationstechnik

Unter Röntgenbildverstärker wird eine primäre geschlossene Reposition durchgeführt und soweit möglich unter Extension aufrechterhalten. Anschließend erfolgt routinemäßig eine «double»- oder «triple shot»-Arthrographie mit einem verdünnten, wasserlöslichen Kontrastmittel. Beginnend mit der Punktion des Midcarpalgelenkes (MCG) erhalten wir so einen primären Überblick über eventuelle Begleitverletzungen der intrinsischen Bandverbindungen bzw. des Discus triangularis [10]. Eine Blutsperrmanschette ist angelegt und kann jederzeit aktiviert werden. Als Optiken verwenden wir je nach Gelenkgröße entweder eine 2,9 mm 30° oder eine Standardoptik, wie sie auch bei der Kniegelenkarthroskopie Verwendung findet. Als äußerst nutzvoll hat sich auch die Verwendung einer flow- bzw. druckgesteuerten Arthroskopiepumpe bewährt. Entsprechend der Technik von *Whipple* [31, 32] erfolgt die Inspektion des Radiocarpalgelenkes

(RCG), wobei meist primär mittels eines ausreichend klein dimensionierten Shavers für ausreichende Sicht durch ein «Joint-cleaning» gesorgt wird.

Frakturreposition

Es werden die üblichen dorsalen Zugangsportale zum Handgelenk für das Arthroskop bzw. die Instrumente verwendet, wobei sich für die Optik vor allem das 3/4-Portal zur Inspektion der Radiusgelenkfläche bewährte. Durch intraartikulär plazierte Instrumente wie Tasthäkchen bzw. extraartikulär in die Fragmente oder Frakturspalten eingebrachte Bohrdrähte oder kleine Raspatorien können die Fragmente manipuliert und Inkongruenzen sowohl unter arthroskopischer Sicht als auch unter Röntgendurchleuchtung ausgeglichen werden. So wird primär das distale Gelenkmassiv, meist beginnend vom Radiusstyloid oder einem ulnaren Schlüsselfragment aus, aufgebaut. Die Retention erfolgt mittels dünner Bohrdrähte, welche teils unter Sicht, teils unter Röntgenkontrolle subchondral eingebracht werden. Zur Fixierung des Gelenkmassivs müssen meist 1–2 Bohrdrähte vom Processus styloideus aus in der dorsoulnaren Schaftkortikalis verankert werden. Wenn immer möglich bzw. wenn eine Kompression erwünscht ist, werden die dünnen Bohrdrähte durch Lochschrauben ersetzt. In letzter Zeit werden auch zunehmend Gewindedrähte verwendet, welche bei guter Stabilität auch eine gewisse Kompression erlauben. Die überstehenden Kirschner-Drähte werden gekürzt und an der Haut spannungsfrei im rechten Winkel gebogen. Auch ein Kürzen knapp unter Hautniveau ist praktikabel, birgt aber die Gefahr von Sehnenverletzungen in sich, insbesonders wenn die Drähte zu kurz knapp am Knochen abgeschnitten werden. Eine spätere Entfernung ist dadurch auch deutlich schwieriger. Zur Neutralisation wird noch in Narkose eine dorsale Unterarmgipslonguette angebracht. Zur besseren Hautpflege und zuverlässigeren Fixierung bewährt sich der kleine Handgelenkfixateur in gelenküberbrückender Anordnung als Neutralisationsfixateur.

Zusatzverletzungen (Abb. 3)

Freie Knorpel-Knochen-Fragmente – Osteochondrale Flakes: Zur Darstellung der Gelenkfläche muß das Gelenk reichlich gespült werden. Blutkoageln werden entfernt. Nur so erzielen wir einen ausreichenden Überblick über die frakturierte Gelenkfläche. Kleine, freie Knorpel-Knochenfragmente werden ausgespült oder mittels kleiner Faßzangen geborgen. Vorsicht ist jedoch bei der Darstellung der Fragmentgrenzen geboten. Es darf nicht unnötig viel vom Knorpel geglättet werden, da sonst eine anatomische Einpassung der Fragmente unnötig erschwert bzw. unmöglich wird.

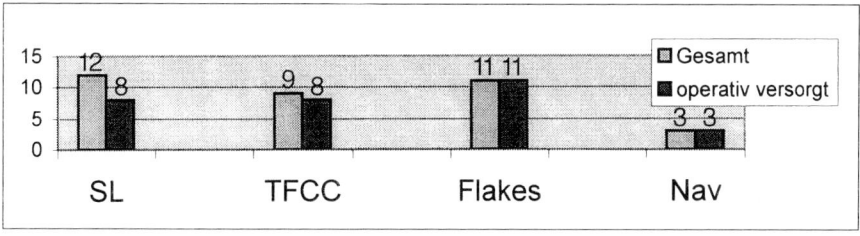

Abbildung 3. Arthroskopisch diagnostizierte Zusatzverletzungen.

Navicularefraktur: Kahnbeinfrakturen können in ihrer Ausdehnung beurteilt werden. Eine exakte Reposition unter arthroskopischer Sicht ist erleichtert. Wir verwenden zur stabilen Fixierung gelochte Doppelgewindeschrauben (Herbert-Whipple-Set), wobei der Führungsdraht auch in Freihandtechnik unter Röntgenkontrolle von dorsal eingebracht werden kann [4]. Längenmessung und das Einbringen der Schraube erfolgen in üblicher Technik. Eine Röntgenbildwandlerkontrolle ist aber obligatorisch, und die Kompressionswirkung wird von intraartikulär arthroskopisch kontrolliert. Eine exakte Evaluierung des Repositionsergebnisses ist durch die Darstellung der Fraktur von midcarpal aus gegeben.

SL-, LT-Bandverbindung: Bei augenscheinlicher Instabilität mit weitem Klaffen des SL-Spaltes bzw. bei nachgewiesener Instabilität durch einen modifizierten Watson-Test unter arthroskopischer Visualisierung des SL-Spaltes muß die Integrität der proximalen Handwurzelreihe wiederhergestellt werden [22]. Entweder gelingt es durch Fingerdruck von außen oder durch Manipulation unter Zuhilfenahme zweier von dorsal perkutan als «Joysticks» eingebrachter Bohrdrähte, anatomische Verhältnisse wiederherzustellen. Die Extension ist, soweit möglich, zu verringern. Eine Überdistraktion erlaubt keine anatomische Reposition der Handwurzelknochen. Die Retention erfolgt mittels einer temporären skapholunären (SL-) und skaphocapitatum (SC-)dese, wobei die Bohrdrähte für 6–8 Wochen in situ belassen werden. Vor allem für die SL-dese bewähren sich zunehmend Kompressionsdrähte. Die zusätzliche Fixierung des Skaphoid an das Capitatum gewährleistet erst eine ausreichende Rotationsstabilität.

Discus triangularis: Die Verletzungen des Discus triangularis wurden von *Palmer* klassifiziert, wobei Typ I Veränderungen frischen Verletzungen, Typ II aber degenerativen Veränderungen entsprechen [20, 21]. Zwei Methoden, übernommen aus der Meniskuschirurgie, werden angewandt. Periphere Rißformen können mit Aussicht auf Heilung genäht werden, zentrale lappenförmige Risse werden bei Instabilität debridiert und resektiv versorgt. Wenn immer möglich wird versucht, den Diskus als ulnaren Kraftüberträger auf den distalen Unterarm zu erhalten.

Für radiale Ausrisse an der Sigmoidnotch hat sich die Fixierung mittels T-Fix (Fa. Comesa) bewährt [7]. Inside-out-Techniken erlauben die Versorgung der übrigen Rißformen.

Komplikationen und Sekundäreingriffe

Bezüglich der Gefahren dieses Verfahrens möchten wir besonders auf die dorsalen, sensiblen Hautäste des N. ulnaris und radialis hinweisen, welche beim Zugang bzw. beim starken Hebeln der Instrumente über der dorsalen Radiuslippe in Mitleidenschaft gezogen werden können. Zweimal waren intermittierende Parästhesien im Bereich von dorsalen Hautästen mit gestörter Sensibilität über dem Handrücken und dorsal an den Fingern aufgetreten. Wegen einer posttraumatischen Irritation der Beugesehnenscheiden durch ein volares, nicht exakt reponiertes Fragment kam es einmal zur Ausbildung eines Carpaltunnelsyndroms mit Parästhesien im Ausbreitungsgebiet des Nervus medianus. Nach sekundärer Entfernung über einen volaren Zugang mit Revision der Beugesehnenscheiden und Spaltung des Ligamentum carpi transversum sistierten diese Beschwerden.

Einmal mußte wegen sekundärer Dislokationsgefahr bei insuffizienter Schraubenlage im epimetaphysären Trümmerbereich eine partielle Metallentfernung mit offener volarer Verplattung angeschlossen werden, wodurch eine anatomische Ausheilung möglich war.

Es war kein mittels Abstrichen verifizierbarer Infekt aufgetreten, trotz der Versorgung zweier offener Frakturen. Bei einem Patienten war es zu einer Pinrötung mit Lockerung der Bohrdrähte gekommen, weshalb diese vorzeitig entfernt wurden.

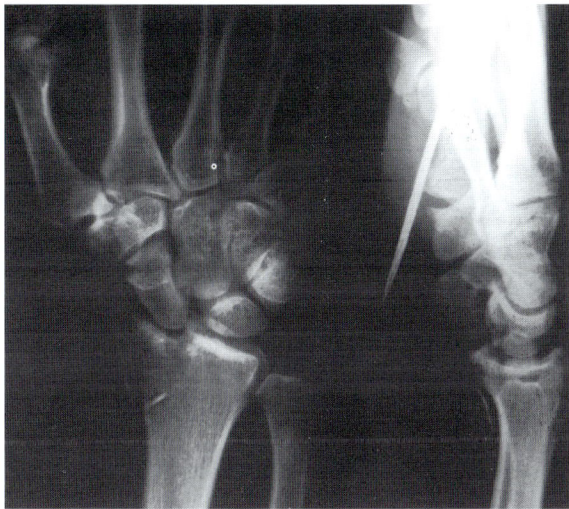

Abbildung 4. G. F., 45a, männlich, Fract. Radii.l.t. dext – AO-B1 mit SL-Verletzung.

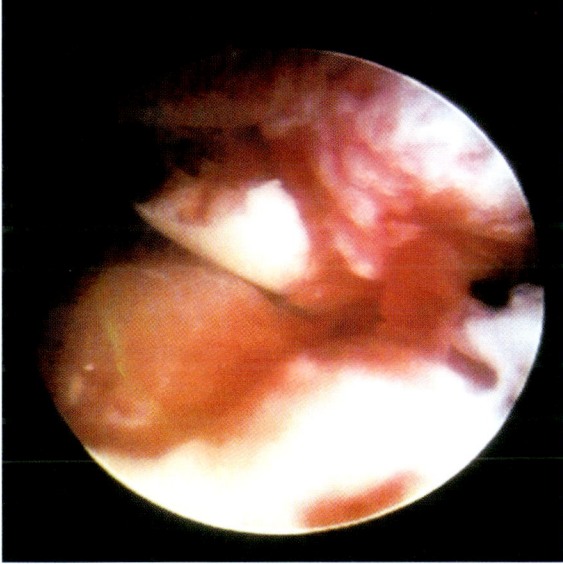

Abbildung 5. SL-Verletzung, blutig inbibierte SL-Bandstümpfe.

Diskussion

Besonderes Augenmerk sollte auf Frakturen gelegt werden, die mit einer Stufenbildung zwischen der Fovea scaphoidea und der Fovea lunata einhergehen. In den Radiusfrist auslaufende Verletzungen sind verdächtig auf Zusatzverletzungen (Abb. 4–6).

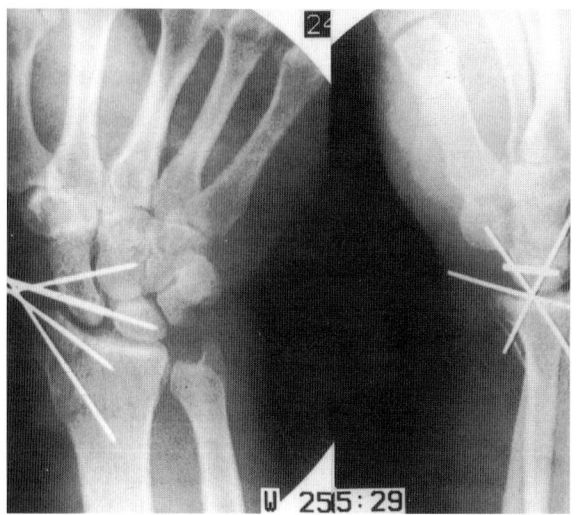

Abbildung 6. St.p. AR-
PEF, Processus styloideus ra-
dii verspickt, temporäre SC-
Kompressionsarthrodese und
SC-Kirschner-Drahtarthro-
dese für 6 Wochen.

Der einfachste Typ dieser Verletzung ist die isolierte Abscherung des
Processus styloideus radii (AO-B1). Die Einstauchung der proximalen
Handwurzelreihe in das Gelenkmassiv des Radius kann zu einer Verletzung
der intracarpalen Bänder führen. Diese Einstauchung kann aber auch zu
zentralen Impressionszonen («tie-punch») an der Gelenkfläche führen, welche gehoben werden müssen, um wieder eine Kongruenz im Gelenk herzu-
stellen.

Volare und dorsale Abscherfrakturen (AO-B2, 3) werden weiterhin die
Domäne der Platte bleiben, vor allem bei zusätzlichen Subluxationen des
Carpus. Eine zusätzliche arthroskopische Suche nach Zusatzverletzungen
kann empfohlen werden, vor allem im ulnaren Kompartment, wenn primär
eine große Dislokation bestand. Auch kann die Gelenkflächenrekonstruktion arthroskopisch kontrolliert exakter erfolgen. Wird über einen volaren
Zugang eine Verplattung durchgeführt, kann entsprechend *Levy* die Reposition auch arthroskopisch kontrolliert werden [17], ohne die äußerst wichtigen volaren Bandstrukturen durchtrennen zu müssen, um einen Einblick auf
die Gelenkfläche zu erhalten.

Als komplette intraartikuläre Frakturen sind es aber die AO-C1–C3-
Frakturen, die die Herausforderung für den arthroskopisch tätigen Trauma-
tologen darstellen. Unter visueller Kontrolle kann die Gelenkfläche, beginnend am größten Fragment, meist wiederhergestellt werden. Nach der Grob-
reposition in Narkose verbleibende Stufen müssen meist durch von extraartikulär eingebrachte Instrumente gehoben werden. Durch das Aufeinander-

prallen von vielen Gelenkflächen kann es auch zum Absplittern von Knochen-Knorpelfragmenten kommen, welche unentdeckt als freie Gelenkkörper im Gelenk verbleiben würden. Auf arthroskopischem Weg sind diese Schäden augenscheinlich, und freie Gelenkkörper können geborgen werden [16]. Gleichzeitig bedeuten solche freien Gelenkkörper, welche wir in 11 Fällen fanden, einen bereits primär durch das Trauma entstandenen großen Schaden an der Gelenkfläche, wodurch die Prognose des Ergebnisses anders zu stellen ist. Durch eine verspätete Entfernung freier Gelenkkörper treten zusätzliche, nicht wiedergutzumachende Schäden an der Gelenkfläche auf. Sind die Fragmente ausreichend groß, kann auch mit kanülierten Schrauben eine stabile Situation geschaffen werden. Dies gelang in 7 Fällen. Problematisch wird es, wenn die Fragmente zu zahlreich und zu klein für eine ausreichende Fixierung sind, weshalb wir einmal von einer geplanten, arthroskopisch gestützten Frakturreposition absehen mußten. Hierbei kann meist nur das zentral imprimierte Fragment gehoben werden. Präoperativ erlaubt vor allem eine 3 D-Rekonstruktion nach Computertomographie einen guten Überblick der Fraktur, insbesonders über die Größe, Impression und Dislokation der einzelnen intraartikulären Fragmente. Es kann auch abgeschätzt werden, inwieweit eine Gelenkflächenrekonstruktion überhaupt möglich sein wird [5, 8].

Eine größere dorsale Trümmer- oder Defektzone bedarf einer frühzeitigen Auffüllung mittels autologer Spongiosa oder Knochenersatz. Dies gelingt über einen minimalen dorsalen Zugang. Entsprechend unserer Ergebnisse wissen wir auch, daß verspätete Rekonstruktionsversuche (etwa ab dem 10. Tag) selten den erwünschten Erfolg bringen.

Ein zweiter entscheidender Schritt in der arthroskopischen Versorgung intraartikulärer Frakturen liegt im Fahnden nach Zusatzverletzungen. Diesen sollte schon primär mehr Beachtung geschenkt werden. Meist werden skapho-lunäre Verletzungen erst verspätet diagnostiziert, jedoch schon 1993 berichteten *Mudgal* und *Hastings* über bessere Ergebnisse bei sofortiger Therapie [18]. Sekundäre Eingriffe wie volare oder dorsale Bandrekonstruktionen oder Teilarthrodesen sind oft nur von zweifelhaftem Ergebnis. Nur eine frühzeitige Diagnose und Therapie von Zusatzverletzungen der Handwurzel kann die postoperative Rehabilitation verkürzen und eventuell die Morbidität senken [35].

Ein Fall auf die ausgestreckte Hand schädigt oft als erstes Carpalgefüge den skapholunären Verbund. Der Verletzungsumfang spannt sich von inkompletten scapholunären und lunotriquetralen Bandverletzungen bis hin zu hochgradig instabilen Verhältnissen der Handwurzelknochen [9, 11, 23]. Die Verletzung der intrinsischen Bandverbindungen kann alle Ausfor-

mungsgrade erreichen, wobei primär zwischen dissoziativen und nicht dissoziativen, im Primärröntgen nicht erkennbaren, Verletzungen unterschieden werden muß. Aber auch inkomplette SL-Bandverletzungen, wobei es
zu frei flottierenden, aus fibrocartilaginärem Gewebe bestehenden Band-
fetzen, die in das Radiocarpalgelenk ragen, kommt und von denen man
weiß, daß sie aufgrund der verminderten Vaskularität kaum Aussicht auf
Heilung haben, können chronische Beschwerden nach Radiusfraktur auslösen. Diese instabilen rupturierten Bandanteile werden mittels Shaver reseziert, und der intracarpale Raum kann mittels Tasthäkchen auf Stabilität
geprüft werden. Nickbewegungen des Kahnbeins durch Druck auf den distalen Scaphoidpol können von intraartikulär arthroskopisch mitverfolgt
werden. Zusätzlich sollte die Kongruenz vom Midcarpalgelenk aus kontrolliert werden. Bei solchen Anzeichen einer Instabilität der proximalen
Handwurzelreihe erfolgte eine temporäre Spickdrahtarthrodese zwischen
Skaphoid und Lunatum, sowie Skaphoid und Capitatum (Abb. 6) nach Aufrichtung des Skaphoids, eventuell unter Zuhilfenahme von perkutan eingebrachten Kirschner-Drähten als «Joysticks», in der Hoffnung, eine Vernarbung der zusätzlich rupturierten Bandstrukturen des volaren und dorsalen
Kapsel-Bandapparates erzielen zu können. Dies scheint uns auch in der
überwiegenden Anzahl der Fälle gut gelungen zu sein. Wir mußten aber
auch erkennen, daß die primär von uns durchgeführte alleinige Fixation
zwischen Skaphoid und Lunatum nicht ausreichend zu sein scheint. Trotz
exakter Reposition, jedoch verspäteter Versorgung, welche bei einem Patienten erst nach 17 Tagen möglich war, verblieb eine scheinbare Restinsta-
bilität mit erweitertem SL-Spalt und angedeutetem «ring-sign», wobei das
Langzeitergebnis nicht sicher abgeschätzt werden kann. Für die skapho-
lunäre temporäre Arthrodese verwenden wir nun Kompressionsbohr-
drähte. Die zusätzliche Rotationssicherung des Kahnbeins als radialen Stabilisator der Handwurzelreihe wird durch die Fixierung an das Os capitatum erzielt. Entsprechend der OTA (siehe Kapitel *HJ Passler*) wurde die
Einteilung der Verletzungen der intrinsischen Bandverbindungen von
Geissler und *Hempfling* [9, 12] bereits wieder etwas modifiziert, wodurch
uns die derzeit noch in Fluß befindliche Entwicklung bezüglich Diagnose
und Therapie dieser hochinteressanten anatomischen Region vor Augen
geführt wird.

Der Discus triangularis im Verbund des fibrocartilaginären Komplexes
ist ein entscheidender ulnarer Stabilisator am Handgelenk [20, 21]. Aufgrund möglicher degenerativer Veränderungen eignet sich die Arthrographie nur bedingt zur Läsionsdiagnostik [10]. Auch die Magnetresonanzdia-
gnostik wird in ihrer Aussagekraft zumindest derzeit noch überschätzt, wie

wir aus eigener Erfahrung wissen. Erst die arthroskopische Sicht erlaubt eine zuverlässige Differenzierung in bereits vorbestehende degenerative Veränderungen und frische Verletzungsfolgen an der knorpeligen Scheibe. Zu bedenken geben wir, daß auch bei extraartikulären Frakturen in einer großen Anzahl traumatische Diskusveränderungen gefunden wurden. Dies um so öfter, als die Radiusepiphyse primär um $^1/_2$ cm oder mehr verkürzt ist bzw. eine dorsale Fehlstellung von 20° oder mehr vorliegt [24].

Vergleichbar der arthroskopischen Meniskuschirurgie gilt bei der Diskusresektion die Maxime, nur soviel nötig bzw. sowenig wie möglich zu resezieren, sofern es sich um instabile Lappen handelt, welche nicht mit Aussicht auf Heilung wieder refixiert werden können. Zentrale Rupturen im minderdurchbluteten Areal sind einer rekonstruktiven Versorgung nicht zugänglich. Instabile Lappen müssen unter Erhalt eines stabilen Diskusrandes (Ligamenta radioulnare dist. volaris et dorsalis) reseziert werden. Dies ist möglich mit kleinen Kneifzangen oder dem Laser. Deutlich aufwendiger gestalten sich die Techniken der Refixation. Ein Nahtversuch erscheint aufgrund der Vaskularitätsverhältnisse im Randbereich sicherlich indiziert [2]. Im durchbluteten Randbereich haben wiederherstellende arthroskopische Verfahren Aussicht auf Erfolg. Es werden die verschiedensten Techniken in der Literatur angegeben [6, 7, 13, 30].

Schlußfolgerung

Nur bei ausreichend anatomischer Rekonstruktion der Radiusgelenkfläche können gute Ergebnisse erwartet werden. Inkongruenzen führen auch an diesem nicht gewichttragenden Gelenk zu frühzeitigen degenerativen Veränderungen.

Entsprechend anderer Autoren [9, 11, 33] fanden auch wir eine erhöhte Anzahl von Begleitverletzungen bei dislozierten intraartikulären Radiusfrakturen. Durch den minimal-invasiven Zugang und die prompte Versorgung von Zusatzverletzungen scheint die arthroskopisch assistierte Versorgung distaler intraartikulärer Frakturen (ARPEF – arthroscopic reduction and percutaneous external fixation) auch bei schwierigen Frakturformen in einem Großteil der Fälle gute Ergebnisse zu ermöglichen. Als Standardverfahren in der Versorgung von Radiusfrakturen kann und darf sie derzeit noch nicht gesehen werden. Sie wird aber in der Zukunft sicher einen festen Bestandteil in einem differenzierten Therapiekonzept der distalen Radiusfraktur «loco typico», insbesonders beim jüngeren Patienten, einnehmen.

Literatur

1   Adolfson L: Arthroscopic diagnosis of ligament lesions of the wrist. J Hand Surg [Br] 1994;19:505–512.

2   Bednar M, Arnoczky S, Weiland A: The microvasculature of the triangular fibrocartilage complex: its clinical significance. J Hand Surg [Am] 1991;16:1101–1105.

3   Beickert R, Hempfling H: Arthroskopie in der Diagnostik der Instabilitäten. Arthroskopie 1995;8:268–272.

4   Brauer RB, Dierkinger M, Werber KD: Die Anwendung der Herbert-Schraube mit der Freihand-Methode zur Osteosynthese der frischen Scaphoidfraktur. Unfallchirurg 1997; 100:776–781.

5   Cole RJ, Bindra RR, Evanoff BA, Gilula LA, Yamaguchi K, Gelbermann RH: Radiographic evaluation of osseous displacement following intra-articular fractures of the distal radius: reliability of plain radiography versus computed tomography. J Hand Surg [Am] 1997;22:792–800.

6   Corso SJ, Savoie FH, Geissler WB, Whipple TL, Iminez W, Jenkins N: Arthroscopic repair of peripheral avulsions of the triangular fibrocartilage complex of the wrist: a multicenter study. Arthroscopy 1997;13,1:78–84.

7   Fellinger M, Grechenig W, Seibert FJ, Weiglein A, Peicha G, Clement H: Arthroskopische Refixationstechniken des Discus triangularis beim frischen Handgelenktrauma. Arthroskopie 1995;8:294–298.

8   Frahm R, Drescher E: Radiologische Diagnostik nach komplizierter distaler Radiusfraktur unter besonderer Berücksichtigung der Computertomographie. Fortschr Röntgenstr 1988;148:295–300.

9   Geissler WB, Freeland AE, Savoie, F, McIntyre LW, Whipple TL: Intracarpal soft-tissue lesions associated with an intraarticular fracture of the distal end of the radius. J Bone Jt Surg 1996;78;3:357–365.

10 Grechenig W, Fellinger M, Seibert FJ, Peicha G: Die Arthrographie des Handgelenkes beim frischen Trauma. Unfallchirurg 1996;99:260–266.

11 Hanker GJ: Arthroscopic evaluation of intraarticular distal radius fractures. Presented at the annual meeting of the American Society for Surgery of the Hand, Orlando,1 991.

12 Hempfling H: DieArthroskopie am Handgelenk. Stuttgart, Wiss. Verlagsgesellschaft, 1992.

13 Jantea C, Baltzer A, Strauss M, Schneider T: Arthroskopische Rekonstruktion radialseitiger Läsionen des Discus triangularis. Arthroskopie 1995;8:298–294.

14 Jupiter JB: Complex articular fractures of the distal radius: classification and management. J Am Acad Orthop Surg 1997;5:119–129.

15 Kwasny O, Schabus R, Hertz H: Ergebnisse von konservativ behandelten Radiusfrakturen an typischer Stelle. Akt Traumatol 1990;20:1–5.

16 Levy HJ, Gardner RD, Lemak LF: Bilateral osteochondral flap of the wrist. Arthroscopy 1991;7:118–119.

17 Levy HJ, Glickel SA: Arthroscopic assisted internal fixation of volar articular wrist fractures. Arthroscopy 1993;9:122–124.

18 Mudgal C, Hastings H: Scapholunate diastasis in fractures of the distal radius: pathomechanics and treatment options. J Hand Surg [Br] 1993;18:725–729.

19 Müller ME, Allgöwer M, Schneider R, Willenegger H: Die umfassende Klassifikation der Frakturen der langen Röhrenknochen; in Müller ME et al. (Hrsg): Manual der Osteosynthese – AO-Technik. 1992, Berlin, Heidelberg, New York, Springer, pp 134–136.

20 Palmer AK, Werner FW: The triangular fibrocartilage complex of the wrist – anatomy and function. J Hand Surg [Am] 1981;6:153–162.

21 Palmer AK: Triangular fibrocartilage complex lesions: a classification. J Hand Surg [Am] 1989;14:594–606.

22 Peicha G, Seibert FJ, Fellinger M, Grechenig W, Schippinger G: Lesions of the scapholunate ligaments in acute trauma – arthroscopic diagnosis and minimally invasive treatment. Knee Surg Sports Traumatol Arthrosc 1997;5:176–183.

23 Pechlaner S: «Distorsion» am Handgelenk, bei Arthroskopie am Handgelenk. Murnau, Deutschland 1994.

24 Richards RS, Bennett JD, Roth JH, Milne jr K: Arthroscopic diagnosis of intra-articular soft tissue injuries associated with distal radial fractures. J Hand Surg [Am] 1997;22:772–776.

25 Ruck DS, Poehling GC: Arthroscopic management of partial scapholunate and lunotriquetral injuries of the wrist. J Hand Surg [Am] 1996;21:412–417.

26 Rüter A, Kreuzer U: Osteotomie bei posttraumatischen Fehlstellungen der distalen Gelenkfläche des Radius. Hft Unfallheilk 1980;148:726–731.

27 Seibert FJ, Fellinger M, Grechenig W: Handgelenkarthroskopie – minimal invasive Versorgung distaler intraartikulärer Radiusfrakturen. Minimal invasive Chirurgie 1995;4:112–119.

28 Seibert FJ, Fellinger M, Grechenig W, Peicha G, Passler JM: Radiusfraktur loco typico – arthroskopische Diagnose und minimal invasive Therapie von Zusatzverletzungen. Arthroskopie 1995;8:273–280.

29 Siebert HR: Distale Radiusfraktur an typischer Stelle – Behandlungsverfahren. Akt Traumatol 1997;27:7–15.

30 Trumble TE, Gilbert M, Veddar N: Arthroscopic repair of the triangular fibrocartilage complex. Arthroscopy 1996;12(5):588–597.

31 Whipple TL: in Whipple TL (ed): Arthroscopic surgery of the wrist. Philadelphia, Lippincott, 1992.

32 Whipple TL, Morotta JJ, Pouwell JH: Techniques of wrist arthroscopy. Arthroscopy 1996;2:244–252.

33 Zanotti RM, Louis DS, Arbor A: Intra-articular fractures of the distal end of the radius treated with an adjustable fixator system. J Hand Surg [Am] 1997;22:428–440.

Chirurgie. München, Sympomed, 1998, vol 3, pp 114–122.

Die Handgelenkarthroskopie in der Abklärung und Behandlung posttraumatischer Zustände am Handgelenk

F. J. Seibert, M. Fellinger

Universitätsklinik für Unfallchirurgie, Graz, Österreich

Einleitung

Die arthroskopische Untersuchung des Handgelenkes bietet dem chirurgisch Tätigen neben der Möglichkeit zur exakten Aussage über Größe, Schwere und Ort von intraartikulärer Pathologie auch die Möglichkeit, ohne Verzögerung «reagieren» zu können [13, 33].

Eigene Erfahrungen

Seit der Einführung der Handgelenkarthroskopie 1993 an unserer Klinik wurden an die 120 Handgelenkarthroskopien durchgeführt. Der größte Anteil (Abb. 1), insgesamt 76 Handgelenke von 75 Patienten, waren unter der Arbeitsdiagnose «ulnares Impingement» oder «Diskusläsion» indiziert als «last step diagnosis» in der Abklärung persistierender Schmerzen nach «Handgelenkdistorsion» [24], einer Diagnose, welche zunehmend nur noch als Verlegenheitsdiagnose in Ermangelung exakter Befunde akzeptabel erscheint, oder auch bei Zuständen nach Radiusfrakturen [9, 25].

Mit welchen Pathologien haben wir zu rechnen?

Nach Verletzungen am Handgelenk sind es vor allem massive Synovialitiden, welche für die Schmerzsymptomatik entscheidend mitverantwortlich sind. Dadurch kann auch die direkte Sicht auf die regelrechte intraartikuläre Anatomie primär verwehrt sein. Mittels Shaver oder Laser kann eine ent-

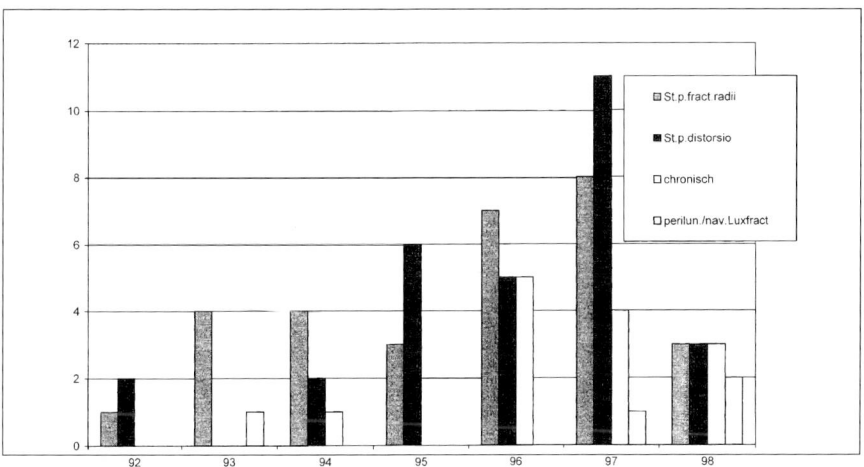

Abbildung 1. Handgelenkarthroskopien 1992–1998, aufgelistet nach Indikationen (75 Patienten mit einem Durchschnittsalter von 36,5 Jahren – 76 Eingriffe).

sprechende partielle Synovektomie oder Adhäsiolyse durchgeführt werden (Abb. 2). Freie Gelenkkörper traumatischer oder degenerativer Genese können mittels Zangen oder Shaver entfernt werden. Bei Verbleiben im Gelenk würden sie zu einer weiteren Gelenkknorpelschädigung führen [16], wobei bei hartnäckigen Beschwerden und unauffälligem Radiocarpalgelenk eine Inspektion des Midcarpalgelenks unerläßlich ist [6]. Der Gelenkknorpel kann in sämtlichen einsehbaren Bereichen auf degenerative oder posttraumatische Veränderungen inspiziert werden. Durch diese Beurteilung wird die Indikation von weiteren rekonstruktiven Bandversorgungen oder korrektiven Eingriffen am Knochen entscheidend mit beeinflußt [8, 15, 28]. Inwieweit letztendlich eine Knorpelglättung oder Abrasionsarthroplastik an der distalen Radiusgelenkfläche gute Langzeitergebnisse bringen wird, bleibt abzuwarten, aber die kurzfristigen Ergebnisse sind ermutigend (Abb. 3, 4).

Einen besonderen Stellenwert stellt sicherlich das ulnare Gelenkkompartment dar. Der Discus articularis wird erstens als kongruenzausgleichende Scheibe im ulnaren Handgelenkkompartment, als auch als druckübertragendes Element gesehen. Wird der TFCC entfernt, sinkt die axiale Belastung ulnar um 12,2 % [32]. Die Diskektomie, wie sie etwa von *Coleman, Sik* oder *Martinek* [4, 17, 29] noch empfohlen wurde, erscheint heute in Kenntnis der Anatomie und Biomechanik nicht mehr aktuell. Es hat sich eher die partielle Diskektomie instabiler Läppchen, entsprechend *Neviaser* und *Palmer* [19,

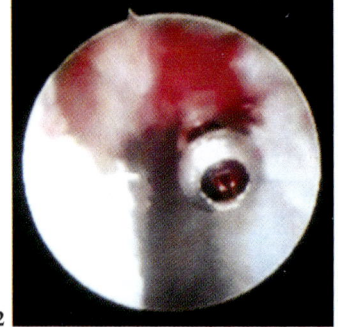

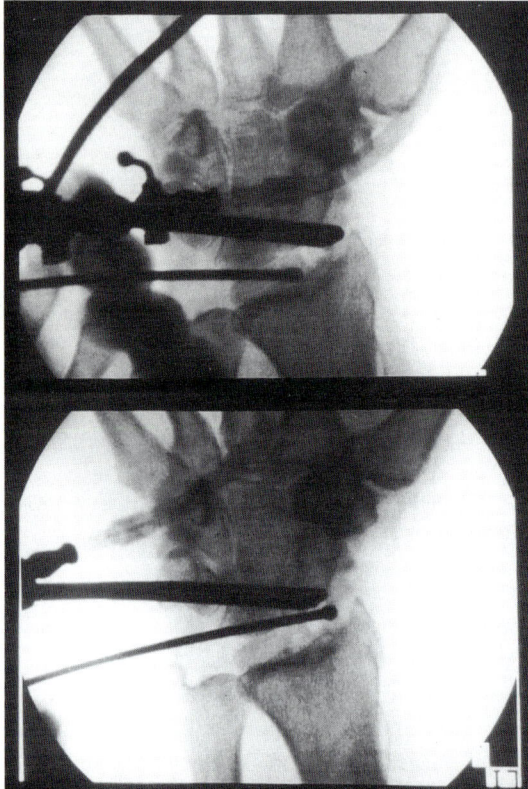

Abbildung 2. Partielle Synovektomie mittels 90°-Laserson-
de.

Abbildung 3. Intraoperative Bildwandlerdokumentation einer arthroskopischen radialen
Abrasionsarthroplastik.

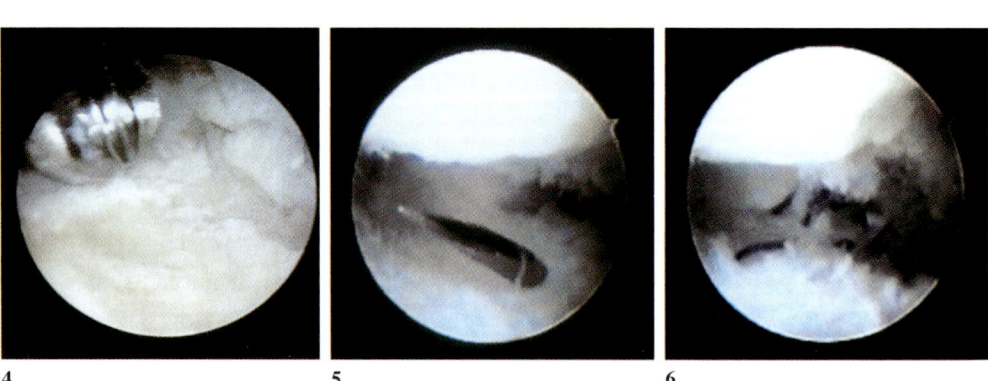

Abbildung 4. Arthroskopische Ansicht.
Abbildung 5. Mit der Nadel gefaßter, dorsal eingerissener Discus triangularis.
Abbildung 6. In Outside-in-Technik gelegte Diskusnähte.

20], ähnlich der Meniskuschirurgie durchgesetzt. Hierbei wird darauf geachtet, die Ligamenta radioulnaria volare und dorsale zu erhalten, womit erstens die wichtigen Steuerungselemente des distalen Radioulnargelenkes bestehenbleiben und es zweitens kaum zu einer Beeinträchtigung der Druckverteilung im ulnaren Gelenkkompartment kommt [20]. Keinesfalls darf der Discus triangularis als Appendix des Handgelenks betrachtet werden [21, 22]. Gleich der Meniskuschirurgie am Kniegelenk kommen sowohl resezierende als auch rekonstruktive Techniken zum Einsatz. Eine komplette Diskektomie ist zu vermeiden. Frei flottierende Lappen, welche sich einklemmen können, werden mit dem Shaver, Laser oder kleinen Zangen unter Sicht reseziert. Randständige Risse, welche vor allem mit Verletzungen der volaren oder meist der dorsalen Bänder im distalen Radioulnargelenk einhergehen können, sollten rekonstruiert werden [5, 30]. Dies gelingt nicht immer arthroskopisch, sollte aber auf alle Fälle versucht werden. Ähnlich verhält es sich mit radialen Avulsionen an der «Sigmoid-Notch» [14]. Durch eine Naht bleibt vor allem bei jüngeren Patienten der Diskus in seiner druckabsorbierenden Funktion erhalten.

Für radiale Ausrisse an der «Sigmoid-Notch» hat sich in unserem Krankengut die Fixierung mittels T-Fix® (Fa. Comesa) bewährt [7]. Der Führungsbohrdraht wird von ulnar kommend unter arthroskopischer Sicht exakt an der radialen Lippe, welche zuvor mittels Shaver etwas angefrischt wird, durch den Radiusschaft gesetzt und schließlich von radial aus mit einem Lochbohrer überbohrt, um einen Kanal des T-Fix® zu präparieren. Der durch den radialen Diskusanteil gestochene T-Schenkel wird danach umgeklappt und reponiert durch Zug nach radial den abgescherten Diskus in die Notch. Inside-out-Techniken erlauben die Versorgung der übrigen Rißformen.

Bei bereits bestehenden Veränderungen der gegenüberliegenden Knorpelanteile von Triquetrum bzw. Capitulum ulnae wird entsprechend *Wilhelm* die Ulnaverkürzungsosteotomie empfohlen, um eine Druckentlastung im ulnaren Kompartment herbeizuführen [34]. Anders ist eine Verbesserung der Umwendbewegung nicht zu erzielen.

Bei posttraumatischem relativem Ulnavorschub bestehen zwei Optionen. Es kann entweder eine additive Radiuskorrekturosteotomie oder eine Ulnaverkürzungsosteotomie durchgeführt werden. Am Radius werden Korrektureingriffe dann durchgeführt, wenn sich an der distalen Radiusepiphyse akzeptable Knorpelverhältnisse finden und eine korrekturwürdige Fehlstellung besteht. Meist muß durch eine dreidimensionale additive Umstellungsosteotomie mit Korrektur von Länge und Winkelverhältnissen unter Aufspannen des Osteotomiespaltes mittels kortikospongiösem Span wieder eine anatomische Situation mit Korrektur der Radiocarpalwinkel geschaffen werden. Diese aufwendigeren Eingriffe sind sicherlich dem aktiven Patientengut vorbehalten.

Die subperiostale Ulnaköpfchenresektion, bekannt als Darrach-Operation, wurde 1969 noch von *Weigl* und *Spira* favorisiert [31]. Diese führte aber oft zu einem unschönen kosmetischen Ergebnis mit sekundärer Ulnarabweichung der Hand.

J. H. Roth publizierte 1990 erste Erfahrungen mit der arthroskopischen Hemiresektion der distalen Ulna [26], welche in der angloamerikanischen Literatur auch als «Waffel-» oder «Wafer-Operation» bekannt ist, da man ähnlich einer Waffel schrittweise die Dicke des Ulnaköpfchens mit der Fräse abfräst. Dieser Eingriff setzt jedoch einen zentralen, meist bereits vorhandenen, degenerativen Diskusschaden voraus oder muß unter Schonung des Diskus im distalen Radioulnargelenk ausgeführt werden.

Bei Zuständen nach Radiusfrakturen mit relativem Ulnavorschub muß die Therapie differenziert gesehen werden. Reine Ulnaköpfchenresektionen beim älteren Patienten, oder Ulnaverkürzungsosteotomien, wie sie auch bei schmerzhaften Ulnaplusvarianten Anwendung finden, können bei Inkongruenzen im distalen Radioulnargelenk nicht den erwarteten Erfolg bringen. Dieser kann nur durch eine DRUG-Arthrodese mit Ulnasegmentresektion (Kapandij/Lauenstein) erzielt werden. Dies ist aber ein größerer Eingriff mit relativ langer Rekonvaleszenz. Bei richtiger Indikationsstellung und guter Technik bringt sie aber ausgezeichnete Erfolge.

Ein besonderes Problem stellen Verletzungen oder degenerative Veränderungen der intrakarpalen Bänder mit allen möglichen Ausformungsgraden der Instabilitäten an der proximalen Handwurzelreihe dar [11, 18]. Ein besonderer Vorteil der Handgelenkarthroskopie liegt darin, daß unter visueller Kontrolle die Stabilität der Handwurzelknochen geprüft werden kann und danach eine Therapieentscheidung gefällt wird [1, 3, 12, 23, 27]. Bei guten Knorpelverhältnissen und relativ frischen Bandverletzungen sollte vor einem arthrodedisierenden Eingriff eine arthroskopisch kontrollierte Reposition und Sicherung derselben durch eine temporäre Kirschner-Drahtarthrodese versucht werden. Auch eine offene Rekonstruktion mit dorsaler Kapsulodese bei hochgradiger Instabilität bzw. bei Repositionshindernissen muß erwogen werden. Wenn schon höhergradige sekundäre degenerative Gelenkveränderungen erkennbar sind, kann von aufwendigen rekonstruktiven Eingriffen abgesehen werden. Nicht unterschätzt werden dürfen frei flottierende Bandstümpfe nach inkompletter SL- oder LT-Verletzung, diese werden ebenfalls mittels Shaver entfernt, da sie zu chronischen schmerzhaften Klickphänomenen führen können.

Komplikationen

Das teilweise sehr straff geführte Gelenk ist anfällig auf iatrogene Schädigungen bei der Arthroskopie. Schon das Einführen des Arthroskops kann bei unsachgemäßiger und zu brüsker Technik iatrogene Knorpelschäden setzen. Aus diesem Grund führen wir die Handgelenkarthroskopie nicht in Lokalanästhesie durch, sondern bevorzugen die Allgemeinintubations- oder Larynxmaskennarkose mit der Möglichkeit einer ausreichenden Relaxierung. Bei der primär vor der Arthroskopie durchgeführten Arthrographie markieren wir bereits bildwandlerkontrolliert unsere Eingangsportale. So war es in unserem Krankengut auch bis jetzt zu keinem Instrumentenbruch auf Grund zu brüsker Manipulationen gekommen. Infolge des Naheverhältnisses von Sehnen, Gefäßen und Nerven sind diese Strukturen am Handgelenk besonders gefährdet [12].

Trotz schonender Präparation der Zugangsportale mit longitudinalen Inzisionen und stumpfer Präparation bis an die Kapsel findet man, meist nur auf besondere Befragung, postoperative intermittierende sensible Defizite oder Parästhesien, sowohl am ulnaren als auch am radialen superfizialen Hautast, welche nach meist 6–8 Wochen verschwinden. Nicht außer acht gelassen werden darf ein möglicher Lagerungsschaden am proximalen Oberarm durch das Widerlager der Extension. Ein möglicher Infekt müßte entsprechend den arthroskopischen Eingriffen an großen Gelenken auch frühzeitig lavagiert, drainiert und spezifisch antibiotisch behandelt werden.

Ergebnisse

Insgesamt sind die Ergebnisse mit einer deutlichen Besserung in zwei Drittel der Fälle aber ermutigend, wenn man bedenkt, daß es sich meist um bereits für längere Zeit stark beeinträchtigte Patienten handelte. Im verbliebenen Drittel führten wir entsprechend der arthroskopischen Befunde eventuell eine sekundäre Denervierungsoperation nach *Wilhelm* [34], Korrektureingriffe oder Arthrodesen (partiell oder komplett) durch. Auch an eine Arthrose im Pisotriquetralgelenk muß gedacht werden, welche wir zweimal mittels Pisiformektomie nach Ausschluß anderer Ursachen erfolgreich behandelten.

Diskussion

Als eines der sechs großen Gelenke unseres Bewegungsapparates verdient gerade dieses im täglichen Leben besonders beanspruchte Gelenk eine erhöhte Aufmerksamkeit, und Schmerzzustände jeglicher Art werden von den Patienten als äußerst unangenehm und störend empfunden.

Nach dem Knie-, Schulter-, Ellbogen- und Sprunggelenk gelangte durch die zunehmende Entwicklung der arthroskopischen Ausrüstung auch das Handgelenk rasch ins Interessensfeld des arthroskopisch tätigen Chirurgen. Zusätzlich versteht man die Mechanik dieses Gelenkes und ihre pathomechanischen Äquivalente zunehmend. Nichts erlaubt einen direkteren Zugang und eine exaktere Abklärung mit der Möglichkeit einer frühen Erholung und minimaler Behandlungsmorbidität als die Arthroskopie. Es gilt jedoch festzustellen, daß sie weder eine exakte klinische Untersuchung noch andere nichtinvasive Untersuchungsverfahren ersetzen kann. Immer muß man sich der Invasivität dieses Verfahrens mit allen möglichen Komplikationen chirurgischer Eingriffe gewahr bleiben.

Schlußfolgerung

Die Arthroskopie des Handgelenks ist das diagnostische Verfahren der letzten Wahl und bietet durch die Entwicklung der arthroskopisch-chirurgischen Techniken die Möglichkeit zur minimal-invasiven Therapie bzw. ist eine entscheidende Hilfe in der Indikationsstellung zu differenzierten Korrektureingriffen. Als chirurgischer Eingriff ist sie aber auch mit allen Risiken eines operativen Eingriffs unter Anästhesie vergesellschaftet. Das Verständnis über die Pathologie im Handgelenkbereich wird durch die zunehmende arthroskopische Erfahrung zukünftig sicherlich noch steigen.

Literatur

1   Adolfson L: Arthroscopic diagnosis of ligament lesions of the wrist. J. Hand Surg (Br) 1994;19:505–512.
2   Bednar M, Arnoczky S, Weiland A: The microvasculature of the triangular fibrocartilage complex: its clinical significance. J Hand Surg (Am) 1991;16:1101–1105.
3   Beickert R, Hempfling H: Arthroskopie in der Diagnostik der Instabilitäten. Arthroskopie 1995;8:268–272.
4   Colman HM: Injuries of the articular disk at the wrist. J Bone Jt Surg 1960;41(Br):522–529.
5   Corso SJ, Savoie FH, Geissler WB, Whipple TL, Iminez W, Jenkins N: Arthroscopic repair of peripheral avulsions of the triangular fibrocartilage complex of the wrist: A multicenter study. Arthroscopy 1997;13(1):78–84.
6   Dautel G, Merle M: Chondral lesions of the midcarpal joint. Arthroscopy 1997;13:97–102.
7   Fellinger M, Grechenig W, Seibert FJ, Weiglein A, Peicha G, Clement H: Arthroskopische

Refixationstechniken des Discus triangularis beim frischen Handgelenktrauma. Arthroskopie 1995;8:294–298.

8   Fernandez DL: Correction of posttraumatic wrist deformity in adults by osteotomy, bonegrafting and internal fixation. J Bone Jt Surg (Am) 1982;64:1164–1178.

9   Geissler WB, Freeland AE, Savoie F, McIntyre LW, Whipple TL: Intracarpal soft-tissue lesions associated with an intraarticular fracture of the distal end of the radius. J Bone Jt Surg 78 (Am) 1996;3:357–365.

10 Gilula LA, Weeks PM: Post-traumatic ligamentous instabilities of the wrist. Radiology 1978;129:641–651.

11 Grechenig W, Fellinger M, Seibert FJ, Weiglein A: Anatomie der Zugangswege zur Handgelenkarthroskopie. Arthroskopie 1995;8:259–263.

12 Halikis MN, Colello-Abraham K, Taleisnik J: Radiolunate fusion – the forgotten partial arthrodesis. Clin Orthop 1997;341:30–35.

13 Hempfling H (Hrsg): Die Arthroskopie am Handgelenk. Stuttgart, Wissenschaftliche Verlagsgesellschaft, 1995.

14 Jantea C, Baltzer A, Strauss M, Schneider T: Arthroskopische Rekonstruktion radialseitiger Läsionen des Discus triangularis. Arthroskopie 1995;8:298–294.

15 Knirk JL, Jupiter JB: Intra-articular fractures of the distal radius in young adults. J Bone Jt Surg (Am) 1986; 68:647–659.

16 Levy HJ, Gardner RD, Lemak, LJ: Bilateral osteochondral flap of the wrist. Arthroscopy 1991;7:118–119.

17 Martinek H: Zur Traumatologie des Discus articularis des Handgelenkes. 1. Teil: Klinik und Diagnostik. Arch Orthop Unfall-Chir 1977;87:285–297.

18 Mudgal C, Hastings H: Scapholunate diastasis in fractures of the distal radius: pathomechanics and treatment options. J Hand Surg (Br) 1993;18:725–729.

19 Neviaser JR, Palmer AK: Traumatic perforation of the articular disc of the triangular fibrocartilage complex of the wrist. Bull Hosp Jt Dis Orthop Inst 1984;44:376–380.

20 Palmer AK, Werner FW, Glisson RR, Murphy DJ: Partial excision of the triangular fibrocartilage complex. J Hand Surg 1988;13(A):391–394.

21 Palmer AK, Werner FW: The triangular fibrocartilage complex of the wrist – anatomy and function. J Hand Surg (Am) 1981;6:153–162.

22 Palmer AK: Triangular fibrocartilage complex lesions: a classification. J Hand Surg (Am) 1989;14:594–606.

23 Peicha G, Seibert FJ, Fellinger M, Grechenig W, Schippinger G: Lesions of the scapholunate ligaments in acute trauma – arthroscopic diagnosis and minimally invasive treatment. Knee Surg, Sports Traumatol, Arthrosc 1997;5:176–183.

24 Pechlaner S: «Distorsion» am Handgelenk, bei Arthroskopie am Handgelenk. Murnau, Deutschland 1994.

25 Richards RS, Bennett JD, Roth JH, Milne jr K: Arthroscopic diagnosis of intraarticular soft tissue injuries associated with distal radial fractures. J Hand Surg (Am) 1997;22:772–776.

26 Roth JH, Poehling GG: Arthroscopic «-ectomy» surgery of the wrist. Arthroscopy 1990; 6(2):141–147.

27 Ruck DS, Peohling GC: Arthroscopic management of partial scapholunate and lunotriquetral injuries of the wrist. J Hand Surg (Am) 1996;21:412–417.

28 Rüter A, Kreuzer U: Osteotomie bei posttraumatischen Fehlstellungen der distalen Gelenkfläche des Radius. Hft Unfallheilk 1980;48:726–731.

29 Sik J: Isolierte Sportverletzungen des Discus articularis (triangularis) im Handgelenk. Klin Med 1963;18:369–371.

30   Trumble TE, Gilbert M, Veddar N: Arthroscopic repair of the triangular fibrocartilage
      complex. Arthroscopy 1996;12(5):588–597.
31   Weigl K, Spira E: The triangular fibrocartilage of the wrist joint. Reconstr Surg Traumatol
      1969;11:139–153.
32   Werner FW, Glisson RR, Murphy DJ, Palmer AK: Force transmission through the distal
      radioulnar carpal joint: effect of ulnar lengthening and shortening. Handchir Mikrochir
      Plast Chir 1986;18:304–308.
33   Whipple TL, Morotta JJ, Pouwell JH: Techniques of wrist arthroscopy. Arthroscopy
      1996;2:244–252.
34   Wilhelm K: Läsionen des Discus ulnocarpalis; in Nigst H (Hrsg): Handgelenksverletzun-
      gen. Stuttgart, Hippokrates, 1986.

Chirurgie. München, Sympomed, 1998, vol 3, pp 123–127.

Die Technik der Handarthrographie

G. Peicha, B. Schatz

Universitätsklinik für Unfallchirurgie, Graz, Österreich

Einleitung

Bei der Radiusfraktur loco typico, der häufigsten Fraktur im unfallchirurgischen Krankengut, bestimmen einerseits die Qualität der Reposition und andererseits karpale Zusatzverletzungen die Güte des funktionellen Endergebnisses. Läsionen der intrinsischen Bandverbindungen der proximalen Handwurzelreihe und Verletzungen des triangulären fibrokartilaginären Komplexes können Grund für persistierende Handgelenkbeschwerden nach radiologisch korrekt verheilten Radiusfrakturen an typischer Stelle sein. Verletzungen des intrinsischen Bandapparates werden in der Literatur mit einer Häufigkeit von bis zu 40 %, solche des Diskuskomplexes mit bis zu 70 %, abhängig vom Schweregrad der Fraktur, angegeben. Neben nicht sicher verläßlichen indirekten Hinweisen in den primär durchgeführten Standardröntgenaufnahmen wie Erweiterung des skapholunären oder lunotriquetralen Gelenkspaltes (im Vergleich zur gesunden Gegenseite), DISI- oder PISI-Fehlstellungen des Mondbeines, basisnahen Frakturen des Processus styloideus ulnae und Vorliegen von großen dorsalen und ulnaren Schlüsselfragmenten ist die Handarthrographie als Screeningmethode beim frischen Handgelenktrauma zur erweiterten Diagnostik geeignet, da die Untersuchung einen geringen Zusatzaufwand erfordert und außerdem genauere bildgebende Verfahren wie MR, MR-Movie und Xeroradiographie im Akutfall üblicherweise nicht zur Verfügung stehen können.

Technik der Handarthrographie

Routinemäßig wird die Arthrographie als sogenannte Zweikompartmentarthrographie (double-shot arthrography) durchgeführt, die darzustellenden Gelenke sind das Midkarpalge-

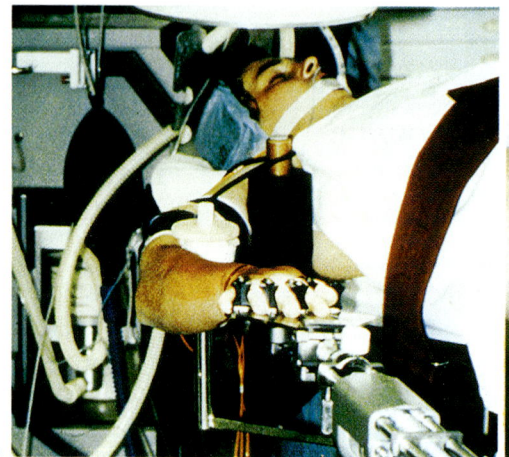
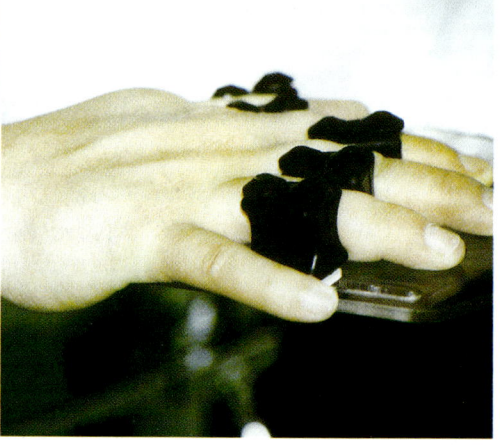

a   b

Abbildung 1. a Lagerung des Patienten zur Handarthrographie bzw. -arthroskopie. Extension durch spezielle Fingerhalter am Extensionstisch. Gegenzug durch gepolsterte Rolle am Oberarm; **b** Darstellung der speziellen Fingerhalterungen am Handgelenkextensionstisch.

lenk und das Radiokarpalgelenk. In speziellen Fragestellungen gelangt eine Dreikompartmentarthrographie unter Einbeziehung des distalen Radioulnargelenkes zur Anwendung.

Zur Durchführung der Arthrographie ist eine leichte bis mäßige Distraktion der Handwurzel erforderlich. Diese erfolgt entweder unter manuellem Zug und Gegenzug, durch Extension mit sogenannten Mädchenfängern, wobei ein Gewicht von etwa 5 kg angelegt wird, oder durch Lagerung des Patienten am Handgelenkextensionstisch unter Verwendung einer speziellen Extensionseinheit (Abb. 1a, b). Hierbei muß die Tatsache berücksichtigt werden, daß sich bei der Anwendung der Arthrographie bei frischen Frakturen die Extensionskraft vor allem im Frakturbereich und erst sekundär als Ligamentotaxis im Bereiche des Handgelenkkapselbandapparates auswirkt. Weiterhin ist eine exakte Positionierung der Stütze am Oberarm zu beachten, so daß kein Druck auf das medial liegende Gefäßnervenbündel ausgeübt wird.

Zuerst erfolgt nun die Punktion des Midkarpalgelenks (Abb. 2) unter radiologischer Bildwandlerkontrolle (ap-Strahlengang) zwischen Skaphoid, Kapitatum und Trapezium oder zwischen Lunatum, Kapitatum, Hamatum und Triquetrum. Der radialseitige Zugang sollte bevorzugt werden, da ulnarseits die Gefahr einer Schädigung des sensiblen Endastes des Nervus ulnaris höher ist. Unter ständiger Bildwandlerkontrolle wird das Midkarpalgelenk mit etwa 2 ml verdünntem, nichtionischem wasserlöslichem Kontrastmittel (Verdünnungsfaktor 1:1) gefüllt.

Ist die statische Midkarpalarthrographie negativ, erfolgt anschließend eine dynamische Untersuchung, bei der die Extension in manchen Fällen reduziert oder entfernt werden muß, um das Gelenk ausreichend bewegen zu können. Wiederum ist darauf zu achten, daß das Kontrastmittel unter ständiger Röntgenkontrolle injiziert wird, um mögliche pathologische Kontrastmittelübertritte vom Midkarpalgelenk in das Radiokarpalgelenk über den skapholunären oder lunotriquetralen Gelenkspalt nachvollziehen und dokumentieren zu können. Außerdem muß ein deutlicher Kontrastmittelübertritt, wie er posttraumatisch vorkommt, von fadenförmigen, dünnen, bei älteren Patienten häufig degenerativ bedingten, Kontrastmittelübertritten un-

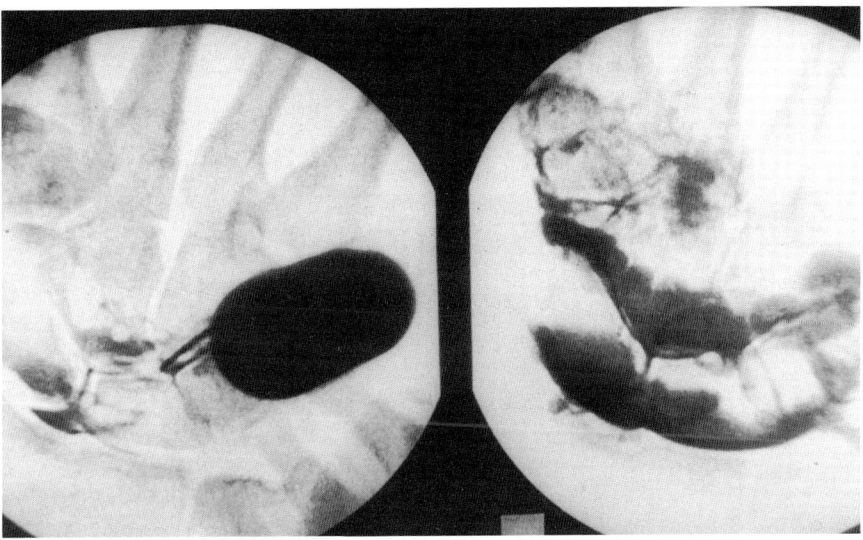

Abbildung 2. Midkarpalarthrographie bei einem 53jährigen Patienten mit Radiusfraktur Typ B1 und begleitender Läsion der skapholunären Bandverbindung (Grad IV nach *Hempfling*). Deutlicher Kontrastmittelübertritt aus dem Midkarpal- in das Radiokarpalgelenk durch den skapholunären Gelenkspalt.

terschieden werden. Weiterhin ist es möglich, daß bei partiellen Rupturen der zentral-proximalen Anteile der intrinsischen Bänder bei noch intakten dorsalen Bandanteilen einseitige partielle Kontrastmitteleintritte in die interkarpalen Spalten zu sehen sind. Nach Abschluß der Midkarpalarthrographie ist das injizierte Kontrastmittel so gut wie möglich zu reaspirieren, um eine eventuell erforderliche nachfolgende Handarthroskopie nicht zu behindern.

Der zweite Schritt der Untersuchung ist die Arthrographie des Radiokarpalgelenkes (Abb. 3). Als Zugang wird in den meisten Fällen das von der Handarthroskopie bekannte Portal 3/4 zwischen 3. und 4. Sehnenscheidenfach verwendet. Der «soft spot» kann auch ohne Bildwandlerkontrolle in den meisten Fällen leicht ertastet werden. Die physiologische dorso-volare Neigung der Radiusgelenkfläche von 10–15° ist bei der Punktion des Gelenkes zu berücksichtigen. Das Gelenk wird mit 2–5 ml verdünntem Kontrastmittel gefüllt, auch hier wird möglichst eine dynamische Untersuchung angeschlossen. Hauptaugenmerk der Untersuchung liegt neben der neuerlichen Beachtung der intrinsischen karpalen Bandverbindungen auf einem eventuellen pathologischen Kontrastmittelübertritt in das distale Radioulnargelenk als mögliches Zeichen einer Diskusverletzung (Abb. 4). Zusätzlich können Frakturlinien im Bereich des Radius und eventuell vorhandene, primär nicht diagnostizierte Kahnbeinfrakturen erkannt werden.

Anatomische Gegebenheiten im ulno-karpalen Gelenkkompartment (Aussackungen der Handgelenkkapsel) müssen als physiologische bzw. anatomische Varianten erkannt werden. Die wichtigste dieser Kapselerweiterungen ist der sogenannte Recessus praestyloideus. Außerdem besteht eine anatomische Verbindung des Radiokarpalgelenkes zum Gelenkspalt zwischen Os pisiforme und Os triquetrum, welcher arthrographisch zur Darstellung kommen kann und nicht als pathologischer Kontrastmittelübertritt fehlinterpretiert werden sollte. Nach ausreichender Bilddokumentation wird das Kontrastmittel auch aus dem Radiokarpalgelenk reaspiriert, um, wie bereits erwähnt, eine eventuell durchzuführende anschließende Handarthroskopie nicht zu beeinträchtigen.

In speziellen Fragestellungen und vor allem bei nicht sicher interpretierbaren Befunden der Radiokarpalarthrographie wird als dritter Schritt das distale Radioulnargelenk einer arthrographischen Evaluation unterzogen (Dreikompartmentarthrographie). Die Punktion erfolgt schräg von

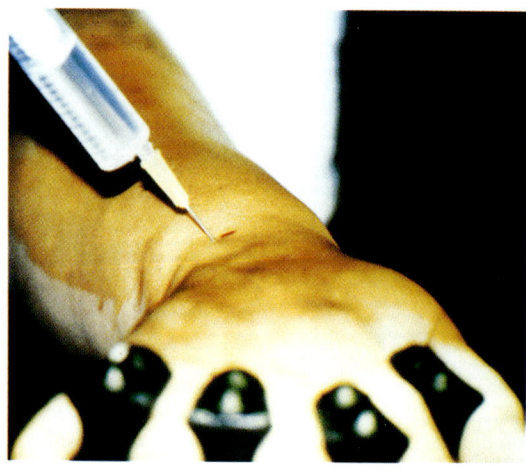

Abbildung 3. Injektion des wasserlöslichen Kontrastmittels am sogenannten «soft spot» zwischen 3. und 4. Sehnenscheidenfach zur Darstellung des Radiokarpalgelenkes.

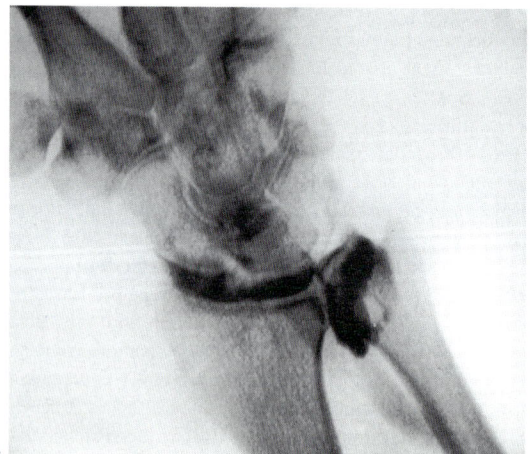

4

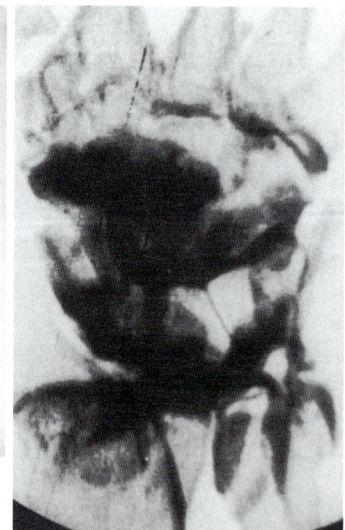

5

Abbildung 4. Positive Radiokarpalarthrographie bei einem 36jährigen Patienten mit distaler Radiusfraktur Typ C. Massiver radialseitiger Kontrastmittelübertritt in das distale Radioulnargelenk als dringender Hinweis auf eine radialseitige Verletzung des Discus articularis (Class ID nach *Palmer*).

Abbildung 5. Massiver Kontrastmittelaustritt in die umgebenden Weichteile nach Radiokarpalarthrographie durch bestehende, traumatisch bedingte Kapsellücken.

proximal nach distal ebenfalls unter Bildwandlerkontrolle, die maximale Kontrastmittelfüllmenge beträgt 1–1,5 ml. In diesem Teil der Untersuchung ist vor allem auf Kontrastmittelübertritte nach distal in das ulno-triquetrale Gelenkkompartment zu achten, vor allem da durch Ventilmechanismen Diskusläsionen einer Diagnose mittels der Radiokarpalarthrographie entgehen können.

Diskussion

Die Handarthrographie eignet sich sowohl zur Abklärung chronischer posttraumatischer Handgelenkbeschwerden als auch zur Evaluierung von karpalen Zusatzverletzungen beim akuten Handgelenktrauma. Sie wird in diesen Fällen vornehmlich deshalb durchgeführt, um wichtige Hinweise für eine eventuell nachfolgende Handarthroskopie bzw. arthroskopisch unterstützte Frakturversorgung zu erlangen. Üblicherweise wird die Zweikompartmentarthrographie durchgeführt, nur in wenigen Fällen ist eine zusätzliche Injektion des distalen Radioulnargelenkes erforderlich.

Ursachen falsch negativer Befunde der Radiokarpalarthrographie
1. Durch begleitende Kapselbandläsionen und Vorliegen intraartikulärer Frakturen kann kein ausreichender intraartikulärer Druck erreicht werden, das Kontrastmittel fließt in die umgebenden Weichteile ab (Abb. 5). Eventuelle Verletzungen der intrinsischen Bandverbindungen müssen durch eine Midkarpalarthrographie, Verletzungen im Diskusbereich durch eine Arthrographie des distalen Radioulnargelenkes abgeklärt werden.
2. Läsionen des Discus articularis können durch Blutkoagel oder Fibrin verlegt werden.
3. Zeigt sich nach Reposition einer Radiusfraktur ein relativer Ulnavorschub, können Läsionen im Diskus durch den Druck des Ulnaköpfchens abgedichtet werden.

Ursachen falsch positiver Befunde
1. Ein Kontrastmittelübertritt vom Radiokarpal- in das distale Radioulnargelenk kann durch intraartikuläre Frakturen, welche in die Incisura ulnaris radii auslaufen, verursacht werden.
2. Auch entlang eines großen ulnaren Schlüsselfragmentes oder einer basisnahen Fraktur des Processus styloideus ulnae ist ein Kontrastmittelübertritt möglich.
3. Degenerative Veränderungen der intraossären Bänder können Kontrastmittelübertritte vom Midkarpalgelenk in das Radiokarpalgelenk verursachen, sind jedoch im Unterschied zu den posttraumatischen eher fadenförmig und dünn.

Literatur beim Verfasser

Chirurgie. München, Sympomed, 1998, vol 3, pp 128–130.

Arthroskopische Anatomie des Radiocarpalgelenkes

N. P. Tesch

Anatomisches Institut der Universität Graz, Österreich

Die Articulatio radiocarpalis oder das proximale Handgelenk wird von der, am distalen Ende des Radius gelegenen Facies articularis carpalis, dem Discus articularis (triangularis) und der proximalen Handwurzelreihe (Os scaphoideum, Os lunatum, Os triquetrum) gebildet. Der Radius und der Discus bilden die Gelenkpfanne, die proximale Handwurzelreihe den Gelenkkopf. Das Os pisiforme beteiligt sich nicht an der Bildung des Gelenks. Die konkave, eiförmige Gelenkfläche des Radius ist nach ulnar und palmar gerichtet, hat einen radioulnaren Durchmesser von 4–5 cm, einen dorsopalmaren Durchmsser von 1,5–2 cm und zeigt zwei Facetten, die durch einen dorsopalmar ausgerichteten First, der sich nach dorsal und palmar etwas verbreitert, voneinander getrennt werden. Die radiale Facette ist annähernd dreieckig und artikuliert in Mittelstellung mit dem Os scaphoideum der proximalen Handwurzelreihe, die ulnarseitig gelegene Facette ist abgerundet viereckig und artikuliert mit dem Os lunatum. Der Discus articularis schließt stufenlos an die ulnare Facette des Radius an und ist am distalen Rand der Incisura ulnaris radii und am Processus styloideus ulnae befestigt.

Der Pfanne steht der in allen Richtungen erheblich größere Gelenkkopf gegenüber, der von den proximalen Flächen des Os scaphoideum, Os lunatum und Os triquetrum und den diese Knochen verbindenden Bändern gebildet wird. Diese Ligamenta intercarpalia interossea sind ebenfalls von Knorpel bedeckt, so daß der eiförmige Gelenkkopf einen durchgehenden Knorpelüberzug besitzt. Das Band zwischen dem Os scaphoideum und Os lunatum springt fast immer als deutlicher Wulst in den Gelenkraum vor, ist in seiner Mitte etwa 2 mm breit und am dorsalen und volaren Ende schmäler. Das Band zwischen dem Os lunatum und Os triquetrum dagegen liegt genau in der Flucht der beiden benachbarten Gelenkflächen und ist auf den ersten Blick oft gar nicht zu identifizieren. Es ist im Gegensatz zum Band zwischen dem Kahn- und Mondbein, vor allem in seiner Mitte, sehr dünn.

Kopf und Pfanne sind sowohl an der Beugeseite als auch an der Streckseite durch Bänder verbunden, die wie auch die oben beschriebenen Strukturen arthroskopisch beurteilt werden können. Diese Bänder sind, vom Gelenkraum aus betrachtet, von der sehr dünnen Membrana synovialis überzogen. Eine Ausnahme bildet das Ligamentum radioscapholunatum (Testut-Ligament), bei dem der Synovialüberzug dicker ist. Von radial beginnend überblickt man den Recessus radialis, radial der Gelenkfläche des Os scaphoideum, den Eindruck des Ligamentum collaterale radiale, sowie den Recessus styloideus radii. Palmar erscheint das Ligamentum radioscaphocapitatum, das in einem Winkel von etwa 45° zum Os scaphoideum und Os capitatum zieht (RS-Ligament). Ulnar davon liegt das Ligamentum radiolunotriquetrum (RLT-Ligament). Zwischen diesen Bändern befindet sich regelmäßig eine Synovialisaussackung, die sogenannte Poiriersche Lücke.

An das RLT-Ligament angeschlossen und dieses am ulnaren Rand überlagernd, findet sich das Ligamentum radioscapholunatum TESTUT (RSL-Ligament). Dieses Band ist gefäßführend und von einer wie schon erwähnt dickeren Synovialschichte bedeckt. Manchmal findet sich vor dem Band ein Fettpolster. Ulnar des Testut-Ligaments befindet sich ein Freiraum, der durch einen gefäßführenden Fettkörper ausgefüllt ist, der zur Synovialis des Testut-Ligaments gerechnet wird, das sogenannte «Synovial tuft».

Blickt man weiter nach ulnar, so erscheinen das Ligamentum ulnolunatum und daran anschließend das Lig. ulnotriquetrum, die spiegelbildlich zu den beiden erstgenannten, radialen Bändern verlaufen. Im ulnaren Abschnitt der Art. radiocarpalis hat man Einblick in den Recessus pisiformis, einer Aussackung der Kapselwand ulnar des Ligamentum ulnotriquetrum mit Beziehung zur Articulatio ossis pisiformis (siehe Abb.). An der ulnaren Seite der Kapselwand erkennt man den Eindruck des Ligamentum collaterale ulnare. Unregelmäßig ausgebildet ist der sogenannte Recessus praestyloideus, eine Aussackung unmittelbar vor dem Processus styloideus ulnae.

An der Dorsalseite des Handgelenkes findet man eine deutliche Synovialfalte sowie das Ligamentum radiolunatum und das Ligamentum radiotriquetrum dorsale, die jedoch fast nie zu erkennen sind.

Zusammenfassend sind folgende Strukturen arthroskopisch einsehbar:
– die konvexen Gelenkflächen des Os scaphoideum, Os lunatum und Os triquetrum und die sie verbindenden Bänder
– die konkave Gelenkfläche des Radius und der daran anschließende Discus articularis mit randständigen Strukturen im Bereich des Processus styloideus ulnae

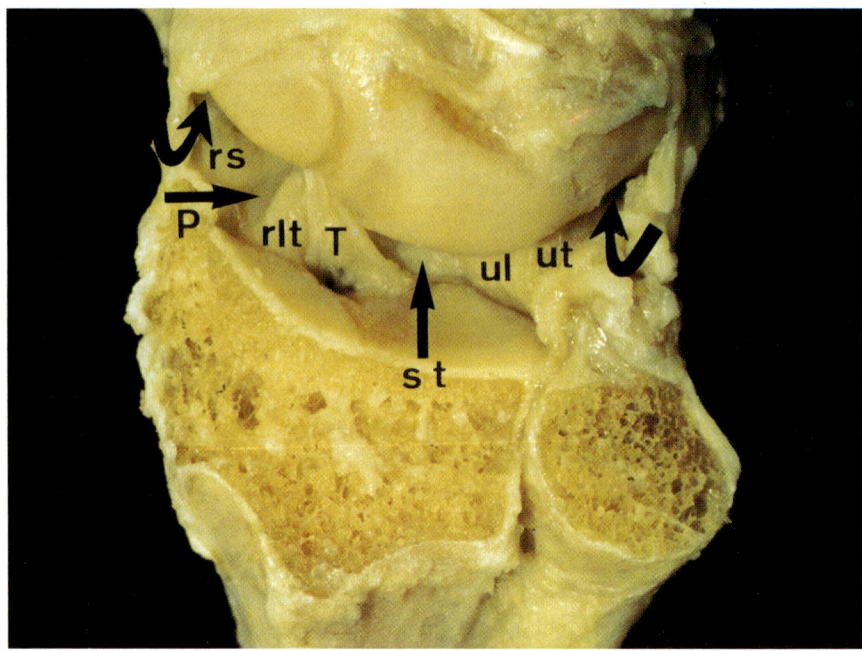

Abbildung 1. Rechtes Handgelenk von dorsal eröffnet, distales Radius- und Ulnaende sind schräg angeschnitten. Linker gebogener Pfeil = Recessus radialis; r s = Lig. radioscaphocapitatum; P = Poiriersche Lücke; r l t = Lig. radiolunotriquetrum; T = Testut-Ligament; s t = «Synovial tuft»; u l = Lig. ulnolunatum; u t = Lig. ulnotriquetrum; rechter gebogener Pfeil = Recessus pisiformis.

    – palmare Strukturen von radial nach ulnar (siehe Abb.)
    – Lig. collaterale radiale, radialer Recessus, Recessus styloideus radii
    – Lig. radioscaphocapitatum, Poiriersche Lücke, Lig. radiolunotrique-
trum
    – Lig. radioscapholunatum (Testut-Ligament), «Synovial tuft», Lig. ul-
nolunatum
    – Lig. ulnotriquetrum, Recessus pisiformis, ulnare Kapsel mit Lig. col-
laterale ulnare
    – dorsal von ulnar nach radial: ulnare Kapsel, Lig. radiotriquetrum dor-
sale, Synovialfalte, Lig. radiolunatum

Literatur beim Verfasser

Chirurgie. München, Sympomed, 1998, vol 3, pp 131–135.

Morphologie und Biomechanik des ulnocarpalen Komplexes (TFCC)

A. Weiglein

Anatomisches Institut der Universität Graz, Österreich

Anatomie

Beim ulnocarpalen Komplex (Abb. 1), der im angloamerikanischen Sprachraum als Triangular Fibrocartilage Complex (TFCC) bezeichnet wird, handelt es sich um einen Komplex, bestehend aus

1. dem *Discus articularis* (oder triangularis oder ulnocarpalis),
2. den *Ligamenta radioulnaria palmare et dorsale,*
3. dem *Meniscus ulnocarpalis* (oder Meniskus-Homolog),
4. dem *Ligamentum collaterale ulnare* und
5. der *Vagina tendinis musculi extensoris carpi ulnaris* [12, 17, 18, 21].

Auch das Lig. ulnocarpale palmare, das mit seinen beiden Bestandteilen, dem Lig. ulnolunatum und dem Lig. ulnotriquetrum, vom palmaren Rand des Discus articularis entspringt, wird von manchen Autoren zum ulnocarpalen Komplex gerechnet [2, 16. 17].

Der ulnocarpale Komplex entsteht im Laufe der embryonalen Entwicklung der Hand, bei der sich die Ulna immer weiter zurückzieht und damit der Processus styloideus ulnae seinen Kontakt zur Handwurzel verliert. Der dadurch entstehende Raum zwischen Ulna und proximaler Handwurzelreihe wird nun mit dem TFCC aufgefüllt.

Der Hauptbestandteil des TFCC, der *Discus articularis,* ist eine etwa 1,5 cm lange, bikonkave, doppellagige, dreieckige, kollagenfasrige Scheibe, welche das distale Radioulnargelenk (Art. radioulnaris dist.) vom proximalen Handgelenk (Art. radiocarpalis) vollständig trennt. Eine Perforation des Discus wird ab dem dritten Lebensjahrzehnt mit einer Häufigkeit von 8 % beschrieben. Perforationen in den ersten beiden Dekaden sind bis auf eine möglicherweise kongenitale Perforation bei einer 17jährigen [6] nicht be-

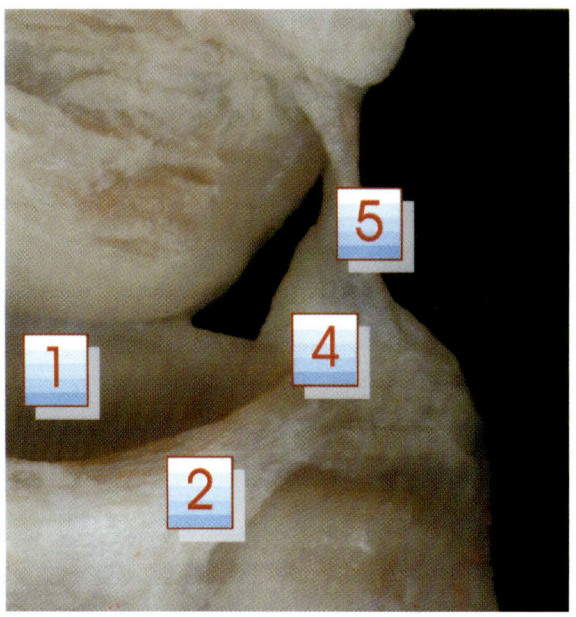

Abbildung 1. Ulnocar-
paler Komplex (TFCC) von
palmar. Dargestellt sind nur
die folgenden Strukturen: 1
Discus articularis; 2 *Ligamentum radioulnare palmare*,
4 *Meniscus ulnocarpalis*; 5 *Ligamentum collaterale ulnare*.

schrieben. Die Häufigkeit der Perforationen nimmt dann mit dem Alter zu
und erreicht im sechsten Lebensjahrzehnt 53% [12]. Die Discus-Perforatio-
nen stehen in unmittelbarem Zusammenhang mit degenerativen Prozessen
am ulnaren Carpus. *Uchiyama* et. al [19] sehen sie als Sekundärläsionen zu
degenerativen Prozessen der ulnaren Handwurzelknochen, *Koebeke* [8] sieht
die Perforation des TFCC als eine präarthrotische Deformität.

Die Basis des dreieckigen Discus articularis ist am Radius zwischen der
Incisura ulnaris und der Facies articularis carpalis befestigt. Nach ulnar glie-
dert sich der Discus in zwei Faserplatten. Die Dreiecksspitze der palmaren
Platte ist radial der Basis des Proc. styloideus ulnae und die der distalen Platten an der Spitze des Processus styloideus ulnae befestigt. In dem nach ulnar
breiter werdenden Spalt zwischen den beiden Faserplatten befindet sich ein
gefäßreiches lockeres Bindegewebe. Die proximale Konkavität des Discus
ist gegen das Caput ulnae, die distale Konkavität gegen das Os lunatum und
in geringem Maße gegen das Os triquetrum gerichtet.

Die zentrale Faserplatte wird palmar vom *Lig. radioulnare palm.* und
dorsal vom *Lig. radioulnare dors.* bedeckt. Beide Bänder haben eine Breite
von etwa 4–5 mm. Die Dicke im Zentrum des Discus beträgt 0–2 mm und
steht in direktem Zusammenhang mit der Ulnalänge; eine kurze Ulna bedingt einen dicken Discus, eine lange Ulna einen dünnen Discus [12,14]. Vor
allem am radialen Rand ist der Discus erheblich dicker (5–6 mm) [20].

Vom Processus styloideus ulnae reichen dorso-ulnare Ausläufer des Discus nach distal zur Palmarseite des Os triquetrum, Os hamatum und Os metacarpale [7,18]. Dieses Residuum eines langen Processus styloideus bei niedrigen Primaten [9] wird als *Meniscus ulnocarpalis* oder Meniskus-Homolog bezeichnet. Zwischen dem Discus articularis und dem Meniscus ulnocarpalis stülpt sich eine variable Bucht, der Recessus ulnaris oder Recessus praestyloideus, nach palmar hin aus.

Auch über das *Lig. collaterale carpi ulnare*, das dem Meniscus ulnocarpalis ulnar untrennbar anliegt, dehnt sich der TFCC bis zur Basis des Os metacarpale V aus. Dorso-ulnar bildet der Discus articularis den Boden der *Sehnenscheide des Musculus extensor carpi ulnaris*, mit welchem sich der ulnocarpale Komplex auch bis zur Basis des Os metacarpale V erstreckt [1]. Entwicklungsbedingt können in diesem ulnaren Teil des TFCC gelegentlich akzessorische Knochen (Os styloideum, Os triquetrum secundarium, Os triangulare) gefunden werden.

Der Discus articularis bezieht seine Blutversorgung aus dem umgebenden Rete articulare manus, das im speziellen seine Zuflüsse von Ästen der A. ulnaris dorsal und der A. interossea ant. palmar bezieht. Alle Blutgefäße dringen aber nur in die äußeren Randschichten der Discus ein. Nach *Chidgey* et al. [3] sind die peripheren 20 % des Discus articularis gut vaskularisiert, die zentralen 80 % aber avaskulär.

Histologie

Histologisch besteht der Discus articularis aus wellenförmigen Kollagenfaserschichten, die schräg zueinander angeordnet sind. Knorpelzellen sind tatsächlich nur im Bereich der knöchernen Ansätze des Meniscus sowie in degenerativ veränderten Zonen nachweisbar [17]. Die kollagenen Fasern der Lig. radioulnaria sind radioulnar längs orientiert [3]. Der Discus articularis steht in Verbindung mit dem hyalinen Knorpel des Radius, während die radioulnaren Bänder über Zonen von verkalktem und unverkalktem Knorpel am Radius befestigt sind [1].

Biomechanik

Der TFCC ist der zentrale Stabilisator des distalen Radioulnargelenkes und dient als oberflächenadaptierender Polster des ulnaren Carpus [12,8]. Als druckübertragendes Element überträgt er normalerweise etwa 18 % des

axialen Druckes zwischen Hand und Unterarm [13]. Bei axialer Krafteinwir-
kung wirkt der TFCC einer Proximalverschiebung des Radius entgegen.
Eine Proximalverschiebung des Radius von mehr als 7 mm führt zur Ruptur
des TFCC [15].

Weiterhin dient der TFCC als bewegliches Gleitlager des Ulnaköpfchens während der Pro- und Supinationsbewegungen, wobei das Lig. radioulnare palm. bei Supination und das Lig. radioulnare dors. bei Pronation ge-
spannt wird [4].

Nach *Nakamura* [11] besteht der TFCC aus drei Komponenten: Die *distale* Komponente, der Meniscus ulnocarpalis, bildet eine stabile Hänge-
matte für den ulnaren Carpus. Die *proximale* Komponente, der eigentliche
Discus triangularis (oder Ligamentum triangulare) stabilisiert den Radius
gegen die Ulna und wird während der Umwendebewegungen leicht torquiert. Die *ulnare* Komponente, das Lig. collaterale carpi uln., stabilisiert die
Handwurzel gegen die Ulna und wird ebenfalls bei Pro-Supination torquiert.

Literatur

1   Benjamin M, Evans EJ, Pemberton DJ: Histological studies on the triangular fibrocarti-
    lage complex of the wrist. J Anat 1990;172:59–67.
2   Bowers WH: Problems of the distal radio-ulnar joint. Adv Orthop Surg 1985;7:289–303.
3   Chidgey LK, Dell PC, Bittar ES, Spanier SS: Histologic anatomy of the triangular fibrocar-
    tilage. J Hand Surg Am 1991;16:1084–1100.
4   De Smet L, Fabry G: The controversy of the biomechanics of the triangular fibrocartilage
    complex: a mathematical model to clarify the problem.
5   Fick R: Anatomie der Gelenke; in v Bardeleben: Handbuch der Anatomie des Menschen,
    vol 2/I/1. Jena, Fischer, 1904.
6   Kaempffe FA: Central perforation of the articular disc of the triangular fibrocartilage com-
    plex in a 17-year-old girl: could it be congenital? Am J Orthop 1997;26:565–567.
7   Kauer JMG: The articular disc of the hand. Acta Anat 1975;93:590–605.
8   Koebke J: Anatomie des Handgelenkes und der Handwurzel. Unfallchirurgie 1988;14:74–
    79.
9   Lewis OJ, Hamshere RJ, Bucknill TM: The anatomy of the wrist joint. J Anat 1970;
    106:539–552.
10 Nakamura T, Yabe Y, Horiuchi Y: Functional anatomy of the triangular fibrocartilage
    complex. J Hand Surg Br 1996;21:581–586.
11 Nakamura T: Triangular fibrocartilage complex: functional anatomy and histology. Nippon
    Seikeigeka Gakkai Zasshi 1995;69:168–180.
12 Palmer AK, Werner FW: The triangular fibrocartilage complex of the wrist – anatomy and
    function. J Hand Surg 1981;6:153–162.
13 Palmer AK, Werner FW: Biomechanics of the distal radio-ulnar joint. Clin Orthop
    1984;187:26–34.
14 Palmer AK, Glisson RR, Werner FW: Relationship between ulnar variance and triangular
    fibrocartilage complex thickness. J Hand Surg 1984;9a:681–683.

15 Rabinowitz RS, Light TR, Havey RM, Gourineni P, Patwardhan AG, Sartori MJ, Vrbos L: The role of the interosseous membrane and triangular fibrocartilage complex in forearm stability. J Hand Surg Am 1994;19:385–393.
16 Schmidt HM, Lanz U: Chirurgische Anatomie der Hand. Stuttgart, Hippokrates, 1992.
17 Schwamborn M, Hempfling H: Der Discus articularis; in Hempfling H: Die Arthroskopie am Handgelenk. Stuttgart, Wissenschaftliche Verlagsgesellschaft, 1992.
18 Talcisnik J: The wrist. New York, Churchill Livingstone, 1985.
19 Uchiyama S, Nakatsuchi Y: Anatomical and radiological evaluation of the triangular fibrocartilage complex of the wrist. J Hand Surg Br 1994;19:319–324.
20 Weigl K, Spira E: The triangular fibrocartilage of the wrist joint. Reconstr Surg Traumatol 1969;11:139–153.
21 Williams CS, Jupiter JB: Das schmerzhafte Ulnokarpalgelenk. Diagnostik und Therapie. Orthopäde 1993;22:36–45.

III. Sehnen-/Nervenläsionen

Chirurgie. München, Sympomed, 1998, vol 3, pp 136–141.

Nervenkompressionssyndrome der oberen Extremität

G. Pierer, H. Koch

Klinische Abteilung für Plastische Chirurgie, Universitätsklinik für Chirurgie, Graz, Österreich

Einleitung

Nervenschäden durch Kompression entstehen meist an präformierten anatomischen Engstellen, wo Extremitätennerven durch Sehnen- oder Knochenkanäle ziehen. Raumforderungen in diesen Bereichen führen sehr rasch zu einer Fixation des betroffenen Nervs. Daraus resultiert ein Verlust an Gleitfähigkeit, welche normalerweise zum Längenausgleich des Nervs und zur Anpassung an die Stellung der Gelenke notwendig ist. Dies muß zu einer Überdehnung der benachbarten Nervenabschnitte führen. Die Veränderungen im Nerv selbst entsprechen einer Verletzung und führen zu einer stadienhaft ablaufenden Neuropathie. Die Schädigungen des Nervs werden entsprechend der Klassifikation von Seddon in 3 (bzw. nach Sunderland in 5) Stadien eingeteilt und reichen von der einfachen axonalen und reversiblen Leitungsunterbrechung bis zur bleibenden irreversiblen Schädigung und Fibrose mit Lähmung und Funktionsverlust. Die Terminologie der Kompressionssyndrome ist leider nicht sehr konsequent und wird unterschiedlich verwendet, wobei einmal die anatomische Umgebung (z. B. Carpaltunnel), ein anderes Mal die geschädigte Struktur selbst (z. B. distale Medianuskompression) für die Namensgebung herangezogen wird. Auch der Name «Kompressionssyndrom» wird der komplexen Pathophysiologie nicht gerecht. Die englische Bezeichnung «entrapment neuropathy» vermittelt eine bessere Vorstellung des zugrundeliegenden Prozesses und der krankhaft ablaufenden Degeneration.

Pathogenese

Bei der Entwicklung der typischen Schädigungen spielen mehrere Faktoren eine Rolle. Im Bereich von physiologischen Engstellen können bereits kleinere, an anderen Körperstellen sonst nicht bemerkbare Ereignisse und Raumforderungen zu einer Druckerhöhung führen und den durch diesen Kanal ziehenden Nerv schädigen. Dies können lokale Ereignisse wie Entzündungen (z. B. Synovitis), Traumen (durch Ödem, Hämatom, Fraktur) oder Tumoren (z. B. Lipome, Ganglien, Aneurysmen) sein. Aber auch allgemeine metabolische Zustände, die eine vermehrte Flüssigkeitseinlagerung ins Gewebe bewirken (z. B. bei Diabetes, Myxödem, Schwangerschaft, in der prämenstruellen Phase) können eine lokale Neuropathie nach sich ziehen. Berufliche und sportliche Überbelastungen und wiederkehrende Tätigkeiten (z. B. Druckerhöhung im Karpalkanal durch starke Beugung – Radfahrer, aber auch Dorsalflexion – Servierpersonal) führen häufig zur biomechanischen Überbeanspruchung von Muskeln, Sehnen, Bändern, Gelenken *und Nerven* von Unterarm und Hand (Synonyme: overuse syndrome, repetitive strain injury u. ä.).

Ein weiterer, wesentlicher Faktor ist die Durchblutung des betroffenen Nervenabschnittes. In der Frühphase der Kompression kommt es zu einer Obstruktion des venösen Abflusses mit Kongestion im Nerv selbst. Ein bis zur Stase verlangsamter Blutstrom im Epi- und Perineurium kann eine intrafasciculäre Anoxie mit Gefäßdilatation bewirken. Das resultierende endoneurale Ödem verstärkt noch den äußeren Kompressionseffekt. Länger bestehende Ödemzustände führen zu einer Fibroblastenproliferation mit entsprechender Kollagenausschüttung. Die davon ausgehende Vernarbung kann die Durchblutung noch weiter herabsetzen, die Nervenischämie verstärken und den intraneuralen Stoffwechsel reduzieren. Die lokale Neuritis und perineurale Infiltration löst auch eine Vernarbung mit der Umgebung aus und zieht so die bereits erwähnte Fixation des Nervs nach sich. Der Nerv kann damit nicht mehr in seinem Kanal gleiten und sich den durch die unterschiedlichen Gelenkstellungen notwendigen Längenänderungen anpassen. Bei fortgesetzter Belastung kann dies zu einer massiven Überdehnung und Schädigung der benachbarten Nervenabschnitte mit nachfolgender mäanderförmiger Degeneration führen.

Die Vorstellung, daß die Kompression allein bereits zur Nervenschädigung führt, erscheint zu einfach und mechanistisch und führt zu falschen therapeutischen Schlüssen. Eine operative Dekompression allein ist vor allem in fortgeschrittenen oder rezidivierenden Fällen aus diesen Gründen nicht ausreichend und sollte mit anderen Maßnahmen vor allem zur Revaskularisation der ischämischen Nervenabschnitte und des Nervenbettes sowie zur Wiederherstellung der Gleitfähigkeit kombiniert werden.

Klinik

Bei Neuropathien peripherer Nerven finden sich die drei Hauptsymptome Schmerz, Sensibilitätsstörung und motorischer Ausfall in unterschiedlichen Kombinationen und zeitlicher Reihenfolge. Der durch Nervenkompression ausgelöste Schmerz kann sich direkt über dem betroffenen Nerv finden, strahlt aber üblicherweise nach proximal und distal aus. Bei den Sensibilitätsstörungen handelt es sich meist um Taubheit und Parästhesien im Versorgungsbereich des befallenen Nervs distal der Kompressionsstelle. Motorische Ausfälle werden aufgrund der meist langsamen Entwicklung vom Patienten häufig nicht wahrgenommen und betreffen die vom jeweiligen Nerv innervierte Muskulatur distal der Engstelle.

Diagnostik

Ein wesentlicher Faktor und Schlüssel zur Diagnose ist der klinische Verdacht, daß ein Kompressionssyndrom vorliegen könnte. Vor allem seltenere Neuropathien werden als «unklare Beschwerden» häufig lange nicht erkannt und die betroffenen Patienten als «Cervical-, Schulter-Arm-Syndrom» oder ähnliches behandelt und die operative Therapie dadurch hinausgezögert. Die genaue Anamnese und klinische Untersuchung mit Testung eines eventuellen sensiblen Defizits und gezielten Muskelfunktionsprüfungen spielt die wichtigste Rolle in der Diagnostik. Zur genaueren Prüfung steht eine Reihe von klinischen Provokationstests zur Verfügung, mit denen unter Simulation des Kompressionsmechanismus durch gezielte Dehnung eine Auslösung oder Verstärkung der typischen Symptome erzielt wird.

Zum Ausschluß knöcherner Veränderungen (Frakturen, Fehlstellungen, Raumforderungen oder Knochensporne) werden entsprechende Röntgen, gegebenenfalls als Zielaufnahmen (z. B. tangentialer Carpaltunnel), angefertigt. Elektrophysiologische Untersuchungsmethoden (Elektromyographie z. B. mit typischen Denervationspotentialen, Verzögerungen der sensiblen und motorischen Nervenleitungsgeschwindigkeit) werden zur Diagnosesicherung herangezogen, bei typischer Klinik kann die Diagnose eines Nervenkompressionssyndroms allerdings auch bei normalen Werten gestellt werden. Ein neueres und sehr sensibles Verfahren stellt die hypertherme Laserdopplerflowmetrie (HLDF) dar, mit der die primäre Schädigung der C-Fasern bereits in einem frühen Stadium nachgewiesen werden kann, in dem die anderen Messungen noch negativ sind.

Therapie

Konservative Maßnahmen (Ruhigstellung, Schienenbehandlung, Diuretika, antiinflammatorische Substanzen, lokale Infiltrationen mit Lokalanästhetika und/oder Steroiden) können bei Patienten mit leichten bzw. intermittierenden Beschwerden zur Anwendung kommen. Diese sind vor allem bei zeitlich beschränkten ursächlichen Allgemeinsituationen sinnvoll (z. B. Stoffwechselstörungen, Schwangerschaft).

Bei ausgeprägtem Beschwerdebild bzw. dauernden Beschwerden sollte die chirurgische Exploration des Nervs durchgeführt werden. Die erforderlichen operativen Zugänge richten sich nach den üblichen plastisch-handchirurgischen Regeln und sollen den Nerv ausreichend freilegen. Nach einer Phase von sehr großzügiger Exposition gibt es in den letzten Jahren wieder einen Trend zu sparsamen und kleinen Inzisionen. Endoskopische Verfahren werden vor allem im Bereich des Carpalkanals und des Sulcus nervi ulnaris eingesetzt. Unabhängig von der endoskopischen Zugangsart (einportal, zweiportal – getrennte Inzisionen für Optik und Arbeitskanal) ist allen diesen Verfahren gemeinsam, daß sie keine Manipulationen am Nerv selbst erlauben. Daraus ergeben sich auch bereits die Anzeigen bzw. Einschränkungen für diese Technik. Gute Indikation für endoskopische Dekompressionen sind bei kurzer Anamnese und klaren anatomischen Verhältnissen gegeben. Besteht bei längerer Krankheitsdauer der Verdacht auf eine Vernarbung des Nervs selbst, erlaubt der offene Zugang die notwendigen Verfahren am Nerv wesentlich besser.

Bei der Dekompression wird die einengende Struktur (Ligament, Sehnenarkade, Knochensporn u. a.) gespalten, erweitert oder entfernt und äußere Neurolyse durchgeführt. Die weiteren Schritte reichen je nach Vernarbungsbefund am Nerv von der Epineurotomie, über die Epineurektomie bis zur interfasciculären, mikrochirurgischen Neurolyse, welche besonders auf die Durchblutung des Nervs Rücksicht nehmen muß. Zusätzliche Maßnahmen richten sich auch nach dem Befund des Nervenbettes (z. B. Erweiterung, Osteophytenresektion, Tumorresektion u. a. m.). Eine Verlagerung des Nervs aus seinem ursprünglichen Bett (z. B. N. ulnaris am Ellbogen) sollte nur in Ausnahmsfällen durchgeführt werden. Bei schlechten Verhältnissen der Nervenumgebung (z. B. Fibrose, Bestrahlungsfeld) sollte eine Sanierung auch durch Lappenplastiken durchgeführt werden. Bei schwersten Veränderungen am Nerv kann auch einmal eine Resektion und Ersatz durch mikrochirurgische Transplantate erforderlich sein, wobei diese ein ausreichend durchblutetes Empfängerbett zum Überleben vorfinden müssen. Bei schwer vernarbten Verhältnissen mit hoher Rezidivgefahr hat die Einhüllung der betroffenen Nerven mit freien, mikrovasculären Fascien- und Gleitgewebelappen (Latissimus-Serratus-Gleitgewebe, Temporalisfascie, Omentum majus u.a.) für die Revaskularisation ischämischer Nervenabschnitte und zur Wiederherstellung von Gleitschichten gute Ergebnisse gebracht. Zusätzlich können Medikamente lokal (z.B. lang wirkende Steroide, Adcon®) zur Adhäsionsminderung eingebracht werden.

Der Wundverschluß erfolgt locker, bei der Planung der Inzisionen ist es günstig, Lappen zu bilden und den Schnitt nicht direkt über dem Nerv anzulegen, damit dann keine durchgehende Narbe von der Haut bis auf den Nerv reicht und sich hier wieder neuerlich Verwachsungen ergeben können.

Auf Ruhigstellungen in der Nachbehandlung wird in der Regel verzichtet und der Nerv mit speziellen physiotherapeutischen Techniken früh mobilisiert, um den notwendigen Bewegungsumfang wieder zu erreichen.

Typische Kompressionssyndrome an der oberen Extremität

Auf eine detaillierte Darstellung muß im Rahmen dieses Beitrages verzichtet werden. Bezüglich der genauen Anatomie sowie der speziellen operativen Schritte und Technik wird auf die Literatur verwiesen.

Distales N.-Medianus-Kompressionssyndrom (Carpaltunnelsyndrom) ist die häufigste Kompressionsneuropathie der oberen Extremität. Die erforderliche Entlastung des Nervs durch Spaltung des Retinaculum flexorum kann offen oder endoskopisch durchgeführt werden. In frühen Stadien bringt das endoskopische Verfahren sehr gute Ergebnisse bei verkürzter Rehabilitationszeit, allerdings bei einer etwas erhöhten Rate an Komplikationsmöglichkeiten.

Proximales N.-Medianus-Kompressionssyndrom (Supinatorsyndrom): Die 4 möglichen Engstellen liegen am distalen Humerus unter einem supracondylären Vorsprung (Struther-Arcade), unter dem Lacertus fibrosus, im M. pronator teres selbst oder am Austritt unter dem Bogen des M. flexor digitorum superficialis.

Der *N. Interosseus anterior* kann als nächster Ast aus dem N. medianus durch verschiedene Ursachen im proximalen Unterarm komprimiert werden. Er macht keine sensiblen Ausfälle, führt aber zu einem typischen Lähmungsbild, bei dem der Patient mit Daumen und Zeigefinger kein rundes «O» bilden kann.

Der *N. Ulnaris* wird *distal* im Bereich der in der Guyonschen Loge vor allem durch Ganglien, andere Tumoren und Aneurysmen komprimiert, und dies kann zu einer typischen Ulnarislähmung mit Krallenhandbildung und Adduktionslähmung des Daumens führen.

Beim *proximalen Ulnariskompressionssyndrom* liegt die Schädigung im Sulcus nervi ulnaris im Ellbogenbereich oder proximal davon am Oberarm im Bereich des Septum intermusculare mediale.

Der *N. Radialis* liegt im Obrarmbereich beim Septum intermusculare laterale dem Humerus sehr nahe an und kann dort besonders nach Traumen oder Frakturen leicht in Mitleidenschaft gezogen werden. Eine weitere Stelle der Kompression findet sich weiter distal bei seinem Durchtritt durch den M. supinator (Frohse-Arcade). Am distalen Unterarm kann der sensible, oberflächliche Ast durch den scharfen Rand der Sehne des M. brachioradialis komprimiert werden (Wartenberg-Syndrom).

Beim *Thoracic-outlet-Syndrom* können eine Reihe von Symptomen in der Schulter und am Arm auftreten, die durch Kompression des Plexus brachialis und der A. subclavia im Bereich der hinteren Scalenuslücke durch Halsrippen, Muskel- oder Sehnenanteile oder nach Traumen entstehen.

Eine entsprechende Nachsorge und Verlaufskontrolle muß in allen Fällen durchgeführt werden; begleitende physiotherapeutische oder schienentechnische Maßnahmen sind häufig bis zur Rückbildung von Lähmungen erforderlich. Bei fehlender Nervenregeneration sind frühzeitig zusätzliche wiederherstellende Verfahren entweder am Nerv oder bis hin zu motorischen und sensiblen Ersatzoperationen einzuleiten, um die Funktion der Extremität zu erhalten.

Literatur

1   Green DP: Operative hand surgery, volume 2. New York – Edinburgh – London – Melbourne – Tokyo, Churchill Livingstone, 1993.

2   Lister G: The hand. Diagnosis and indications. Edinburgh – London – Madrid – Melbourne – New York – Tokyo, Churchill Livingstone, 1993.

3   McCarthy JG, May JW, Littler JW: Plastic surgery, volume 7 – The hand. Harcourt Brace, WB Saunders Company, 1990.

4   Millesi H: Chirurgie der peripheren Nerven. München – Wien – Baltimore, Urban & Schwarzenberg, 1992.

5   Nigst, H, Buck-Gramcko D, Millesi H: Handchirurgie, Band I. Stuttgart – New York, Georg Thieme, 1981.

Chirurgie. München, Sympomed, 1998, vol 3, pp 142–148.

Prinzipien der Nervennaht am Finger

E. Georgi

Unfallkrankenhaus Graz, Österreich

Ursache für Nervenverletzungen

Sowohl offene als auch geschlossene Verletzungen können zur Läsion von Fingernerven führen, wobei am häufigsten durch Schnitt- und Stichwunden vollständige oder teilweise Nervendurchtrennungen erfolgen, durch Traktionstraumen oder Kompression von Weichteilen jedoch auch Läsionen ohne Kontinuitätsunterbrechung auftreten können.

Diagnose

Zur Feststellung von Nervenläsionen dienen einerseits die subjektiven Angaben des Patienten, andererseits kann die Objektivierung durch Prüfung der Sensibilität vorgenommen werden. Bei offenen Wunden läßt die Lage und Ausdehnung schon eine mögliche Nervenläsion vermuten, allerdings sollte bedacht werden, daß gerade bei Stichverletzungen die Nervenläsion in einiger Entfernung zur Hautwunde zu finden sein kann.

Erfahrungsgemäß sind Angaben der Patienten ungenau wegen überlappender nervaler Versorgung an der Fingerbeere durch den kontralateralen Nerv. Im Falle einer Wundversorgung sollte in obligatorischer Weise die Inspektion des Gefäß-Nervenstranges auch ohne klinische Symptomatik vorgenommen und dokumentiert werden, nicht zuletzt aus forensischen Gründen.

Die Diagnostik durch Reizstrom oder mittels Ninhydrintests wird bei der frischen Nervenläsion routinemäßig kaum Anwendung finden.

Sensibilitätsprüfung der Finger
– Zweipunktdiskrimination (normal: 3–6 mm → Seitenvergleich!)
– «spitz – stumpf» Unterscheidungsfähigkeit
– Temperaturempfinden – Berührungsempfinden
– Auflesetest (kleine Gegenstände ohne Sichtkontrolle ergreifen)

Klinische Symptomatik bei Verletzung

1. N. digitalis palmaris proprius
   → Sensibilitätsausfall der entsprechenden halben Palmarseite des Fingers und der Streckseite der Endphalanx
   cave: komplette/inkomplette Läsion klinisch nicht immer sicher differenzierbar
2. N. digitalis palmaris communis
   → Sensibilitätsausfall zweier benachbarter palmarer Fingerhälften entsprechend dem Versorgungsgebiet der Nervi digitales palmares proprii
3. Äste des N. radialis auf Höhe Handrücken
   → Sensibilitätsausfall radiale Streckseite der Hand bis zu Mittelgliedern
4. Äste des N. ulnaris auf Höhe Handrücken
   → Sensibilitätsausfall ulnare Streckseite der Hand

Sensible Innervation (siehe Abb. 1)

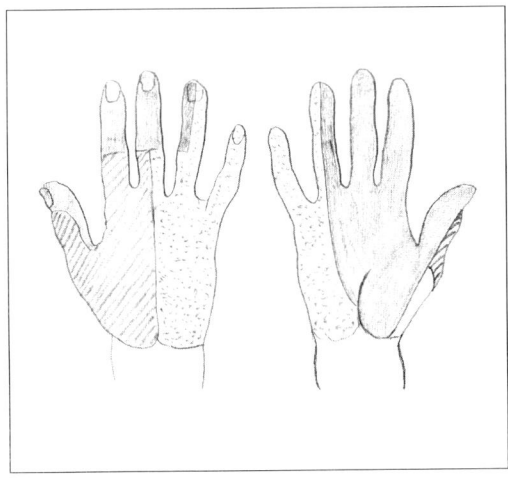

Abbildung 1. Dorsale und palmare Ansicht. Grau: N. medianus; schraffiert: N. radialis; punktiert: N. ulnaris.

Stadieneinteilung der Nervenläsion (n. Sunderland)

Grad 1:	Neurapraxie (Kontinuität von Axon und Markscheide erhalten)
Grad 2:	Axonotmesis (Markscheiden erhalten, Axon lädiert)
Grad 3:	Axonotmesis (intraneurale Läsion ohne Kontinuitätsunterbrechung)
Grad 4:	Axonotmesis (ausgedehnte intraneurale Läsion ohne Kontinuitätsunterbrechung, Perineurium der Faszikel beschädigt)
Grad 5:	Neurotmesis (Nerv vollständig durchtrennt)

Schädigung
Grad 1 + 2   → spontane Regeneration (Restitutio ad integrum) zu erwarten
       3 + 4   → Operation nur bei Ausbleiben der spontanen Regeneration
            5   → Primäre Koaptation

Aufbau peripherer Nerven (siehe Abb. 2)

Axon + Schwannsche Zellen → Nervenfaser
multiple Nervenfasern eingebettet in Endoneurium, umgeben von Perineurium → Nervenfaszikel
multiple Faszikel und Faszikelgruppen, umgeben von Epineurium → Nerv

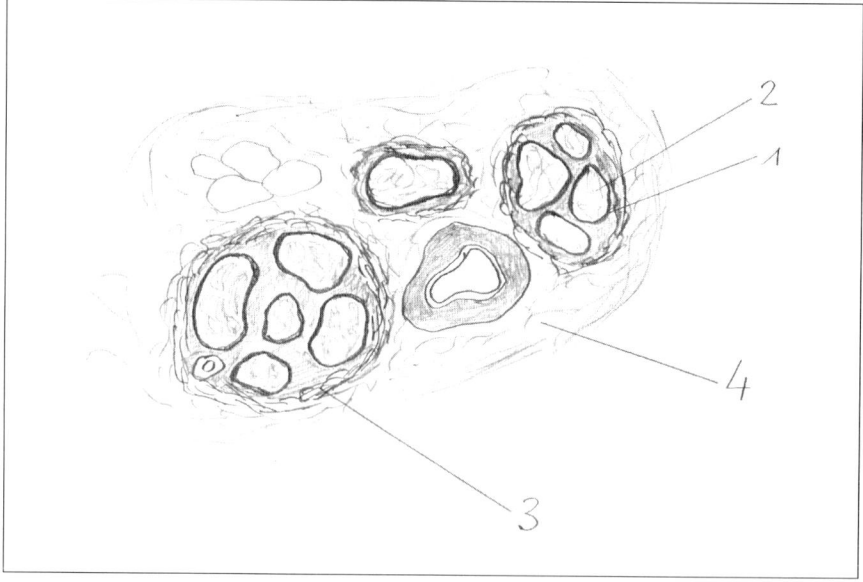

Abbildung 2. Nervenquerschnitt. **1** Perineurium; **2** Endoneurium; **3** Faszikelgruppen; **4** Epineurium.

Faszikelmuster eines Nervs ändert sich innerhalb kurzer Strecken – bei Defekten daher absolute Kongruenz der Faszikelgruppen unmöglich.

Nervenregeneration nach Axonotmesis/Neurotmesis

Axonregenerate aus Ganglienzellen sprossen nach einer Latenzzeit von 2–3 Wochen ab dem Trauma aus und wachsen über die Läsionsstelle hinweg in die distalen Stümpfe ein (der distale Anteil des Axons geht immer zugrunde = Waller-Degeneration). Die Reinnervation erfolgt erst nach Reifen von Markscheiden und bei Vorliegen eines intakten Erfolgsorganes, durch narbige Schrumpfung an der Nahtstelle ist immer noch ein Untergang bereits regenerierter Axone möglich. Die Regenerationsgeschwindigkeit beträgt etwa 1–3 mm/Tag. Besonders gute Heilungstendenzen finden sich bei Kindern. Traktionstraumata oder auch forcierte Dehnung bei der Mobilisation in der Heilungsphase regen die Bindegewebsproliferation an, die eine Restitutio ad integrum verhindern kann.

Technik der Nervennaht

Ziel ist, die Kontinuität der verletzten Nervenstrukturen spannungsfrei unter größtmöglicher Genauigkeit wiederherzustellen. Um Narbenbildungen zu minimieren, sollten die korrespondierenden Faszikelgruppen flächenhaften Kontakt aufweisen.

Die exakte Koaptation gelingt am Finger nur mit Einsatz einer Lupenbrille oder mittels Operationsmikroskops unter Verwendung von mikrochirurgischem Instrumentarium und monofilem Nahtmaterial der Stärken 8-0 bis 10-0.

Es empfiehlt sich, durch Hilfsinzisionen die Wunde zu erweitern, um die Übersicht im Operationsgebiet zu erhöhen, eine Erleichterung stellt auch eine kurzfristige Blutsperre am Finger selbst oder am Oberarm angelegt dar.

Die für die Greiffunktion (Spitzgriff, Schlüsselgriff, Opposition) wichtigen sensiblen Gebiete sind ulnarseitig der Daumen, radialseitig der Zeige- und Mittelfinger sowie ulnarseitig der Kleinfinger. Ohne Sensibilität in diesen Gebieten besteht Verletzungsgefahr, daher sollten die diesen Regionen entsprechenden Nerven bei Läsionen vorrangig versorgt werden. Jegliches unnötige Anfassen der Nervenstrukturen ist zu vermeiden!

Zur Koaptation der Stümpfe darf nur das Epineurium angefaßt werden, niemals die Faszikeln selbst, um keine weiteren Verletzungen zu setzen und damit Narbenbildungen zu induzieren. Zur Verhinderung überschießender Bindegewebsproliferation im Verletzungsbereich müssen die geschädigten Anteile der Nervenstümpfe durch sparsame scheibenförmige Resektion mit Rasierklinge, Nervencutter, Messer oder Schere entfernt werden, möglichst mit einem Schnitt, um Stufenbildungen zu vermeiden.

Zu beachten ist die richtige Einstellung der Nervenstümpfe bezüglich der Rotation und Spannung. Straffe Nähte führen zu Verwerfungen, lockere Nähte zur inneren Separation der Faszikel aufgrund der höheren Elastizität des Epineuriums.

Arten der Nervennaht

Perineurale Nervennaht (siehe Abb. 3)
Nähte fassen nur das Perineurium.
Vorteil: exakte Koaptation der einzelnen Faszikelgruppen. *Nachteil:* präparativer Aufwand, Epineurium ist zurückzukürzen, Traumatisierung des Nervengewebes nicht zu vermeiden.

Epineurale Nervennaht (siehe Abb. 4)
Nähte fassen nur das Epineurium, für Fingernerven geeignet!
Vorteil: geringste Traumatisierung, am wenigsten Fremdkörper, Nervengewebe selbst nicht tangiert. *Nachteil:* Gefahr der ungenauen Koaptation einzelner Faszikelgruppen, Narben behindern Regeneration.

Interfaszikuläre Naht (siehe Abb. 5)
Vereinigung einzelner Faszikelgruppen durch zentrale Nahtführung im Perineurium oder interfaszikulärem Epineurium in Kombination mit epineuraler Feinadaptation.
Vorteil: exakte Koaptation. *Nachteil:* Traumatisierung des Nervengewebes, reichlich Nahtmaterial (Fremdkörper), Narbenbildung.

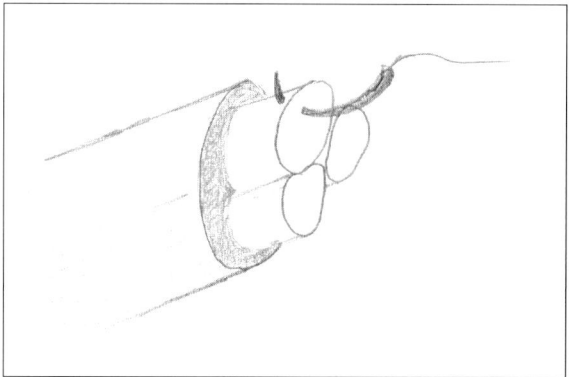

Abbildung 3. Perineurale Nervennaht.

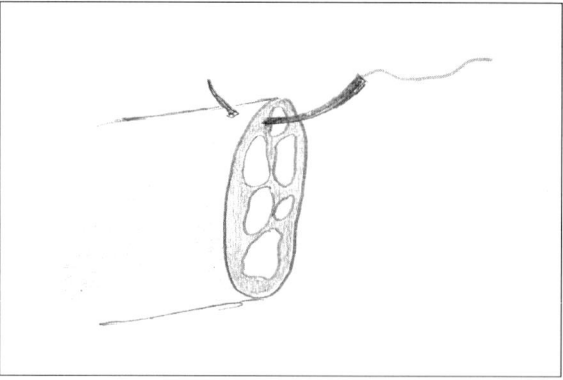

Abbildung 4. Epineurale Nervennaht.

Eine derartige, direkte Koaptation der einzelnen Faszikel stellt im Bereich der Fingernerven ein zu großes Operationstrauma dar und ist somit zur Nervennaht am Finger nicht geeignet.

Kombinierte Epi/perineurale Nervennaht (siehe Abb. 6)

Nähte fassen Perineurium + Epineurium. Diese Art vereinigt die Vorteile von epineuraler- sowie perineuraler Technik und scheint für Fingernerven am besten geeignet!

Als Grundsatz gilt, sowenig Nähte wie möglich! Drei bis fünf Nähte sind zu exakter Koaptation bei Fingernerven ausreichend. Um einen kurzen Defekt zu überbrücken, kann nach Mobilisation der Nervenenden das Anlegen einer Entspannungsnaht im Epineurium von Vorteil sein, allerdings darf damit keine pathologische Zugbelastung ausgeübt werden.

Faustregel: Wenn eine Naht der Stärke 9-0 ausreichend für Koaptation = spannungsfrei!

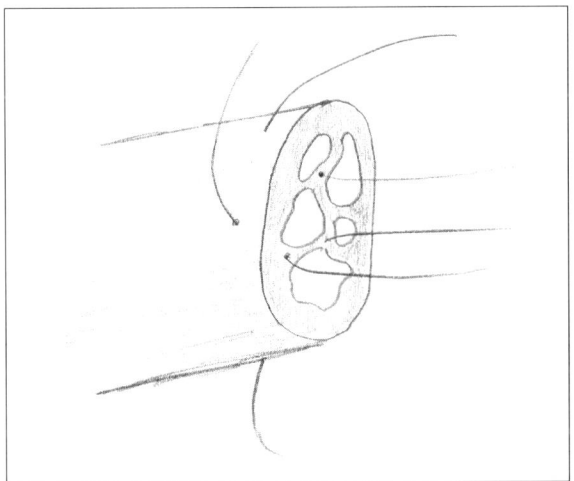

Abbildung 5. Interfaszikuläre Nervennaht.

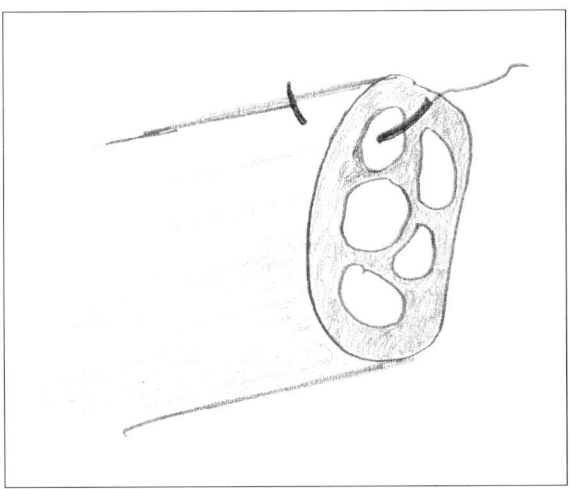

Abbildung 6. Kombinierte Epiperineurale Nervennaht.

Die Naht der Rückseite kann durch Wenden des Nervs unter Zuhilfenahme von Halte-
fäden (analog Gefäßanastomosen) erfolgen.

Primäre/sekundäre Nervennaht?
Grundsätzlich sollte die definitive Versorgung so früh wie möglich vorgenommen werden.
Kontraindikationen für die primäre Nervenkoaptation stellen eine manifeste Infektion oder Zu-
satzverletzung dar, hierbei wird eine frühsekundäre Versorgung bei blanden Wundverhältnissen
anzustreben sein.
Zum leichteren Wiederauffinden der Nervenstümpfe bei der Revision empfiehlt sich bei
der Primärversorgung das Markieren der Nervenenden durch Fäden.

Nerventransplantation
Defekte, welche eine spannungsfreie Koaptation nicht zulassen, können durch Nerventransplantation überbrückt werden. Nachteilig wirken sich jedoch ein immer vorhandener Kali-
bersprung aus, weiterhin können Bindegewebsproliferationen die regenerierenden Axone beim
Durchwachsen von zwei Nahtstellen beeinträchtigen. Als freie Transplantate dienen Hautner-
ven, da dabei der Funktionsausfall gering zu halten ist. Geeignete Transplantatspender stellen
beispielsweise der Nervus cutaneus antebrachii medialis (Vorteil: liegt im Operationsgebiet, geringer rein sensibler Ausfall), der Nervus cutaneus antebrachii lateralis oder der Ramus superficialis des Nervus radialis dar.

Postoperatives Management

Nach primärer Nervennaht erfolgt eine Immobilisation mittels Gipsschiene für 3 Wochen, nach kombinierter Nerven- und Sehnennaht wird der
dynamischen Übungsbehandlung nach Kleinert der Vorzug gegeben, nach
Nerventransplantation kann ebenfalls eine Ruhigstellung im Gips angeschlossen werden.
Zur Verlaufskontrolle nach Nervenverletzungen eignet sich in der An-
fangsphase das Hoffmann-Tinelsche Zeichen (Beklopfen des Nervs distal
der Nahtstelle führt zu elektrisierenden Mißempfindungen), später geben
die Sensibilitätstests (Zweipunktdiskrimination, standardisierter Testapparat
für Temperaturempfindlichkeit, Auflesetest, standardisiertes Algesimeter,
Vibrationsempfinden) Aufschluß, schließlich kann durch die Prüfung der
elektrischen Nervenleitgeschwindigkeit die Nervenregeneration objektiviert
werden. Bei Ausbleiben der Nervenregeneration über sechs Monate kann
eine Second-look-Operation angezeigt sein.
Eine endgültige Bewertung der Ergebnisse ist erst nach etwa zwei Jahren vorzunehmen.

Chirurgie. München, Sympomed, 1998, vol 3, pp 149–153.

Die Nerven der Hand
und ihre anatomischen Varianten

A. Weiglein

Anatomisches Institut der Universität Graz, Österreich

Einleitung

Die Hand wird durch Äste aus dem Armnervengeflecht (Plexus brachialis aus C 5-Th 1) versorgt. Aus dessen hinterem Strang (Fasciculus post.), der in der Axilla hinter der A. axillaris liegt, erreicht der N. radialis den Handrücken. Aus dem Fasciculus med., der in der Axilla medial der A. axillaris liegt, erreicht der N. ulnaris medial die Palma manus. Je eine Zinke aus dem Fasciculus med. und dem Fasciculus lat. vereinigen sich in der Axilla vor der A. axillaris zum N. medianus, der schließlich durch den Karpaltunnel (Canalis carpi) die Palma manus erreicht.

Der N. radialis beteiligt sich ausschließlich an der sensiblen Versorgung des Handrückens, während der N. ulnaris und der N. medianus sich sowohl an der sensiblen Versorgung der Hand als auch an der motorischen Versorgung der kurzen Handmuskulatur beteiligen. Der N. ulnaris hat den größeren Anteil an der motorischen Versorgung der kurzen Handmuskulatur, während der N. medianus den größeren Anteil an der sensiblen Versorgung der Palma manus hat.

N. radialis (C 5-Th 1)

Der N. radialis zerfällt nach seinem Verlauf im Trizepsschlitz dorsal des Humerus vor dem Gelenkspalt der Art. humeroradialis in einen oberflächlichen (R. superficialis n. radialis) und einen tiefen Ast (R. profundus n. radialis). Der tiefe Ast verläuft durch einen Sehnenbogen im M. supinator (Frohsesche Arkade) nach dorsal, um die gesamten Extensoren am Unterarm zu versorgen. Mit seinem Endast, dem N. interosseus antebrachii posterior, erreicht er noch das Handwurzelgelenk. Der oberflächliche Ast verläuft der A. radialis lateral angeschlossen, in der radialen Unterarmstraße nach distal, um diese vor der A. radialis zu verlassen. Etwa zwischen der Mitte und dem distalen Drittel des Unterarmes läuft der R. superficialis n. radialis zwischen M. brachioradialis und Radius nach dorsal. Er erreicht das Dorsum des Unterarms proximal des Processus styloideus radii um dann in seine Endäste, die Nn. digitales dors. zu zerfallen. Mit diesen versorgt er schließlich bis zur Mittelphalanx die Streckseiten der radialen zweieinhalb, zuweilen auch dreieinhalb Finger sensibel (Abb. 1a).

N. ulnaris (C 8 u. Th 1)

Der N. ulnaris, der als einziger Nerv dorsal am Ellbogengelenk, nämlich im Sulcus n. ulnaris dorsal des Epicondylus med. humeri, vorbeizieht, betritt über einen Sehnenbogen zwischen den beiden Köpfen des M. flexor carpi uln. (Osbornsche Arkade) die ulnare Unterarmstraße. Etwa zwischen der Mitte und dem distalen Drittel des Unterarmes, ca. 15 cm proximal des Os pisiforme, verläßt in 14 % ein R. palmaris des N. ulnaris, um schließlich die Haut der ulnaren Hohlhand zu versorgen. In den restlichen 76 % wird die Haut des Hypothenars aus kurzen Ästen des N. ulnaris versorgt [1].

Im distalen Unterarmdrittel, ca. 8 cm proximal des Os pisiforme, entläßt der N. ulnaris den R. dorsalis, der zwischen M. flexor carpi uln. und Ulna nach distal verläuft. Dieser R. dorsalis n. ulnaris erreicht die Hand erst distal des Caput ulnae, um schließlich in seine Nn. digitales dors. zu zerfallen. Mit diesen versorgt er schließlich bis zur Mittelphalanx die Streckseiten der ulnaren zweieinhalb, zuweilen auch nur eineinhalb Finger (Abb. 1a).

Der N. ulnaris selbst erreicht dann die Palma manus relativ oberflächlich. Er tritt zunächst bedeckt vom Lig. carpi palmare, einer Verdichtung der Fascia antebrachii, in die Guyonsche Loge ein. Hier liegt er auf dem Lig. pisohamatum, bedeckt von den Fasern des M. palmaris brevis. Er zerfällt in einen oberflächlichen (R. superficialis n. ulnaris) und einen tiefen Ast (R. profundus n. ulnaris). Der R. superficialis n. ulnaris zerfällt weiter in einen N. digitalis communis und einen N. digitalis proprius. Nachdem auch der N. digitalis communis in zwei Nn. digitalis proprii zerfallen ist, versorgen die insgesamt drei Nn. digitales proprii des N. ulnaris die Beugeseiten der ulnaren eineinhalb Finger sensibel (Abb. 1b). Distal greifen die Nn. digitales palmares proprii auch auf die Fingerstreckseiten über, um die Haut über den Fingerendgliedern sensibel zu versorgen.

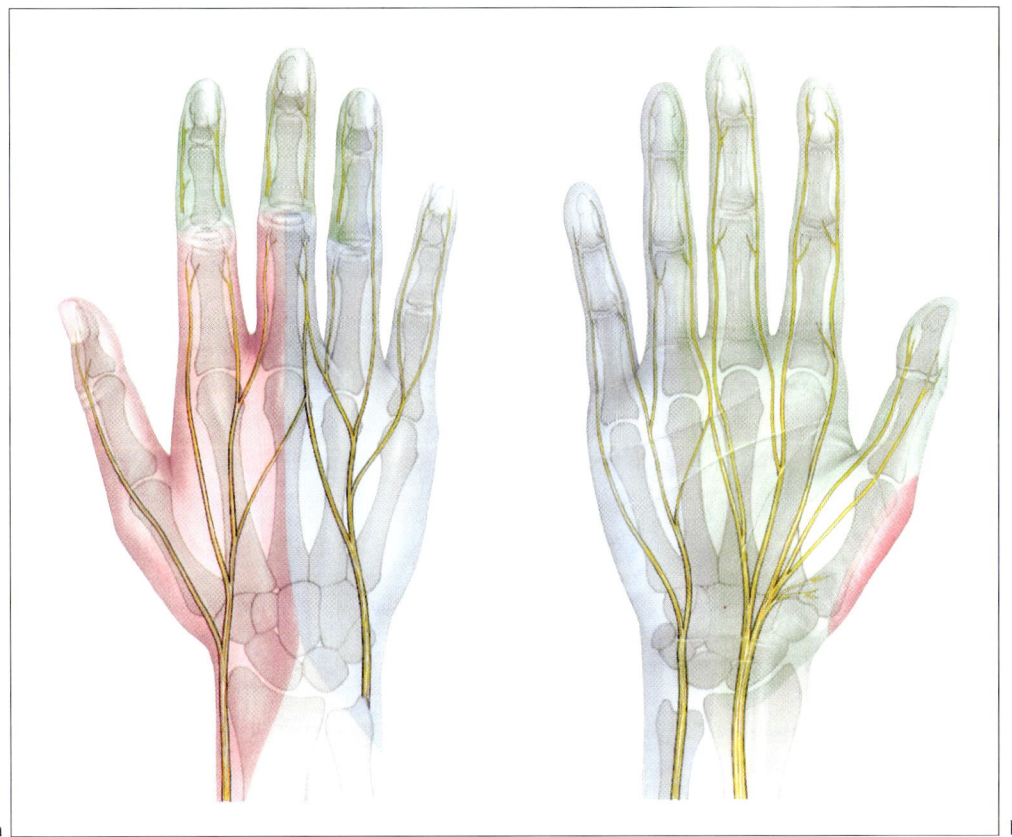

Abbildung 1. Sensible Innervation der Hand: **a** Dorsum manus; **b** Palma manus. Rot: N. radialis; blau: N. ulnaris; grün: N. medianus.

Der Ramus profundus n. ulnaris tritt durch einen Sehnenbogen des M. flexor digiti minimi brevis (80 %) oder zwischen M. flexor digiti minimi brevis und M. abductor digiti minimi (20 %) in die Muskeln des Hypothenars ein, um schließlich in der Tiefe auf der tiefen Hohlhandfascie in nach distal konvexem Bogen bis an den Thenar zu laufen [2]. Auf diesem Weg versorgt der Ramus profundus n. ulnaris die Hypothenarmuskeln, alle Mm. interossei, die beiden ulnaren Mm. lumbricales und die ulnar der langen Daumenbeugesehne (Tendo m. flex. pollicis longi) gelegenen Thenarmuskeln, nämlich den M. adductor pollicis und den tiefen Kopf des M. flex. pollicis brevis. In der Regel (77 %) besteht eine Verbindung zwischen dem Ramus profundus n. ulnaris mit dem Ramus thenaris n. mediani, die sogenannte Ansa thenaris oder Cannieu-Riche-Anastomose (Abb. 2).

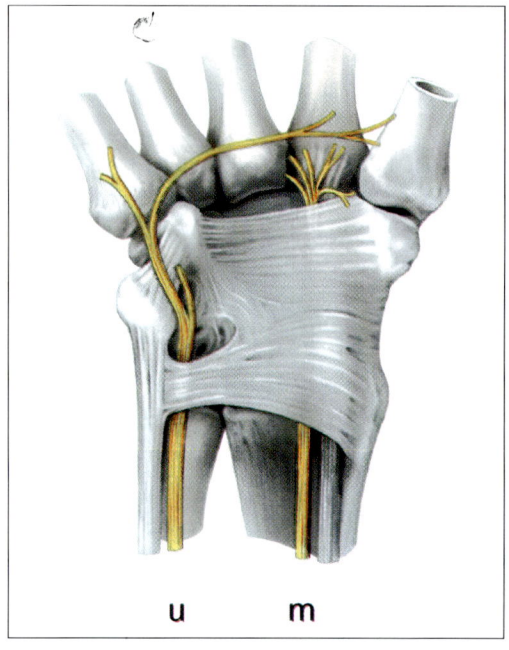

Abbildung 2. Motorische Innervation der Muskulatur der Hand.
u: N. ulnaris; m: N. medianus.

N. medianus (C 6 u. Th 1)

Der N. medianus, der das Ellbogengelenk etwa ventral der Mitte kreuzt,
entläßt in der Ellenbeuge den N. interosseus antebrachii ant., der nach Versorgung der tiefen Beugemuskeln am Unterarm noch das Radiokarpalgelenk erreicht.

Im distalen Unterarmdrittel, etwa 5 cm vor dem Retinaculum mm. flexorum (Lig. carpi transversum), verläßt ein R. palmaris den N. medianus, um
schließlich die Haut der radialen Hohlhand zu versorgen.

Am distalen Unterarm ulnar der Sehne des M. flexor carpi rad. und,
wenn vorhanden, radial der Sehne des M. palmaris longus gelegen, erreicht
der N. medianus die Hand durch den Karpaltunnel. Hier tritt der N. medianus in 95 % der Fälle relativ oberflächlich unter dem Retinaculum mm. flexorum an die Palma manus. In den verbleibenden 5 % liegt der N. medianus
bedeckt von den Fingerbeugesehnen tief im Karpaltunnel. Bei seiner oberflächlichen Lage verläuft er meist etwas radial der Mitte (55 %) oder genau
in der Mitte (35 %) des Retinaculum mm. flexorum, um unmittelbar nach
dem Durchtritt einen rückläufigen Ramus muscularis an die Thenarmusku-
latur (Ramus thenaris) zu entlassen [2]. Der Ramus thenaris entspringt meist

distal des Karpaltunnels (extraligamentär – 46%), seltener bereits unter dem Retinaculum mm. flexorum (subligamentär – 31%) oder durchbricht das Retinaculum mm. flexorum (23% – transligamentär). Der Ramus thenaris versorgt schließlich die radial der langen Daumenbeugesehen (Tendo m. flex. pollicis longi) gelegenen Thenarmuskeln, nämlich den M. abductor pollicis brevis, den M. opponens pollicis und den oberflächlichen Kopf des M. flexor pollicis brevis (Abb. 2). Weiters zerfällt der N. medianus dann in Nn. digitales communes, die weiter in sechs Nn. digitales palmares proprii zerfallen, um schließlich die Beugeseiten der dreieinhalb radialen Finger sensibel zu versorgen (Abb. 1b). Distal greifen die Nn. digitales palmares proprii auch auf die Fingerstreckseiten über, um die Haut über den Fingerendgliedern sensibel zu versorgen.

Literatur

1   Engber WD, Gmeiner JG: Palmar cutaneous branch of the ulnar nerve. J Hand Surg 1980;15a:26–29.
2   Schmidt HM, Lanz U: Chirurgische Anatomie der Hand. Stuttgart, Hippokrates, 1992.
3   Tillmann B, Gretenkord K: Verlauf des Nervus medianus im Canalis carpi. Morphol Med 1981;1:61–69.

Chirurgie. München, Sympomed, 1998, vol 3, pp 154–162.

Fasciotomie:
Die Behandlung des Kompartmentsyndroms der oberen Extremität

W. Grechenig

Universitätsklinik für Unfallchirurgie, LKH Graz, Österreich

Definition

Das Kompartmentsyndrom bezeichnet einen Zustand, in dem ein erhöhter Gewebedruck innerhalb eines geschlossenen Raumes eine Verminderung der Gewebedurchblutung erzeugt. Dies führt zu neuromuskulären Funktionsstörungen. Kernstück der Pathophysiologie ist die lokale arteriovenöse Druckdifferenz, der AV-Gradient, der den lokalen Blutfluß und die transmurale Sauerstoffversorgung des Gewebes aufrechterhält. Dieser Zustand kann in den Flexoren- oder Extensorenkompartments des Unterarmes oder in den intrinsischen Muskelkompartments der Hand oder, wenn auch weniger häufig, in den Fingern, am Oberarm und der Schultermuskulatur vorkommen.

Anatomie

Die Muskel der Extremitäten sind gruppenweise durch derbe Fascien und intermuskuläre Septen zu Funktionseinheiten zusammengefaßt. Die Fascien bestehen aus einem straffen, parallelfasrigen Bindegewebe, sind nicht dehnbar und nur in sehr geringem Maße durchlässig für Flüssigkeiten. Der Gewebedruck innerhalb eines Kompartments beträgt normalerweise 0–5 mmHg. Kommt es zu einem Druckanstieg auf 30–40 mmHg, sprechen wir von einem drohenden Kompartmentsyndrom, bei Druckwerten über 40 mmHg von einem manifesten Kompartmentsyndrom. In der Folge kommt es zu einer Ischämie der Muskulatur sowie zu einer Lähmung der in dem betroffenen Kompartment verlaufenden Nerven.

Das Kompartmentsyndrom kann prinzipiell in jeder Fascienloge lokalisiert sein, jedoch werden bevorzugt die gefäßführenden Muskellogen betroffen.

Ätiologie

Nach verschiedenen Statistiken sind etwa 70% aller Kompartmentsyndrome traumatisch bedingt. Davon 50% durch stark dislozierte, meist geschlossene Schaftfrakturen und Dislokationen großer Gelenke. Bei Humerus und Femurschaftfrakturen mit begleitender Gefäßverletzung oder Muskelzerreißung sind die Auswirkungen in der Peripherie um so schwerer, je weiter zentralwärts die Verletzung als auslösende Ursache der venösen Abflußstörung lokalisiert ist. Bei Oberarmschaftfrakturen mit schwerem Weichteiltrauma muß daher mit einem erhöhten Gewebedruck nicht nur in den Oberarmkompartments, sondern auch in den distal davon gelegenen Kompartments des Unterarmes gerechnet werden (Abb. 1,2).

Kindliche Frakturen sind durch Ödembereitschaft und rapide Schwellneigung besonders gefährdet, vor allem nach wiederholten Repositionsmanövern und schwieriger Retention im Gipsverband. Das wird besonders deutlich bei der konservativen Behandlung supracondylärer Extensionsfrakturen im Kindesalter, die am häufigsten zum Vollbild des Kompartmentsyndroms führen, oft mit prall-ödematöser Schwellung, Spannungsblasen und Hautnekrosen dort, wo das Polstermaterial oder Bindenturen einen Druck auf die ödematöse Haut ausüben. In der Statistik

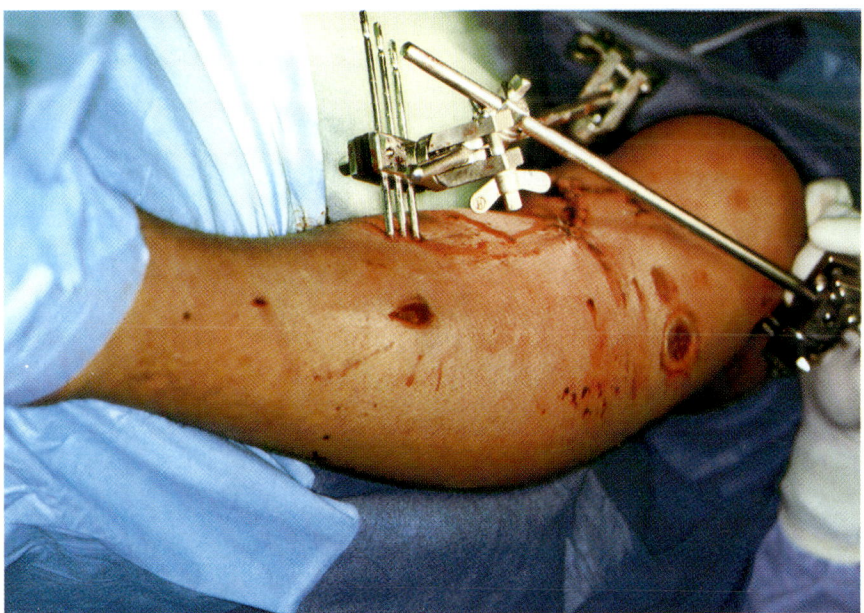

Abbildung 1. Z. n. Replantation im distalen Oberarmbereich und Stabilisierung mittels Fixateur externe.

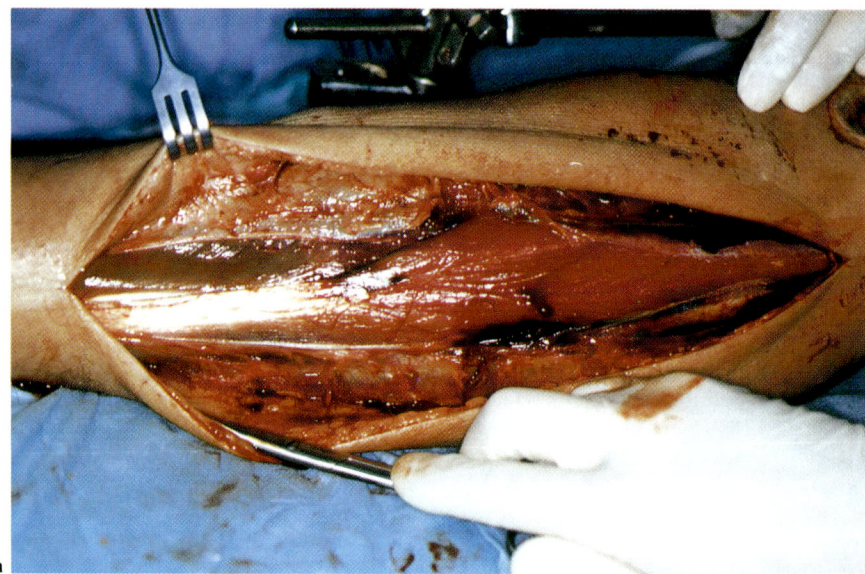

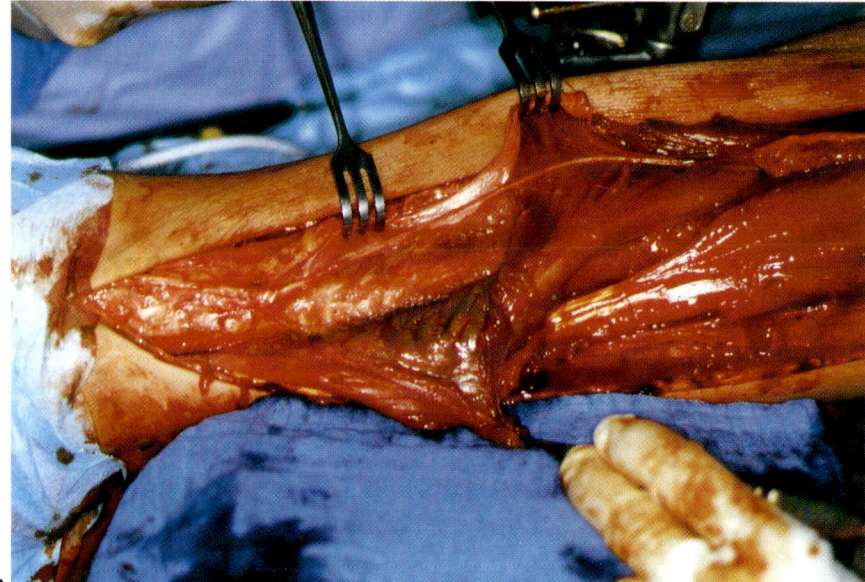

Abbildung 2. a Gleicher Patient wie Abbildung 1; über eine gerade dorsale Inzision Spalten der Fascie und Darstellen des Extensoren-Kompartments. Die nekrotischen Muskelanteile im distalen Wundbereich sind durch die lehmbraune Farbe von den vitalen proximalen Muskelanteilen gut zu differenzieren; **b** die Entfernung der nekrotischen Muskelanteile erfolgt schrittweise durch scharfe Präparation und exakter Blutstillung. Die Beurteilung der Vitalität erfolgt nach den Kriterien Kollorit, Kontraktilität, Konsistenz und Kapillardurchblutung.

Tabelle 1. Mögliche Ursachen für die Entstehung eines Kompartmentsyndroms der oberen Extremität

A: Erhöhter Kompartmentdruck durch Kompression von außen
– Verbände, Lagerung, Verbrennung, Erfrierung
– längeres Liegen auf einer Extremität

B: Erhöhter Kompartmentdruck durch Zunahme des Inhaltes
– Blutung, Gefäßverletzung, Frakturhämatom, Antikoagulantientherapie, Gerinnungsstörung, postoperativ
– erhöhte Kapillarpermeabilität (Reperfusion nach Ischämie, arterieller Bypass, Embolektomie, Lyse-Therapie)
– erhöhte Muskelaktivität (Sport, Eklampsie, Tetanus)
– Verbrennung (thermisch, elektrisch)
– operativ iatrogen (Traktion bei Reposition und Stabilisierung von Frakturen)
– paravasale Injektion von Drogen oder Medikamenten
– Schlangenbisse
– erhöhter Kapillardruck (Venenverschluß, Venenligatur)
– verminderte Serumsmolarität (Nephrotisches Syndrom)
– Rhabdomyolyse
– Unterarmphlegmone, paravasale Infusionstherapie
– Überdistraktion von Gelenkfrakturen

posttraumatischer Kompartmentsyndrome im Wachstumsalter führen mit 49% supracondlyäre Oberarmfrakturen, vor Femurschaftfrakturen mit 36%, Unterarmschaftfrakturen mit 16% und Tibiafrakturen mit 9% [*Oestern* 1983].

Die primären Osteosynthesen frischer Frakturen an gelenknahen Schaftabschnitten der oberen Extremität sind ebenso wie gedeckte Osteosyntheseverfahren mit einem erhöhten Kompartmentsyndrom-Risiko behaftet. Trotz Spaltung der Fascienräume im Verletzungsgebiet führt die postoperativ erneut einsetzende Muskelschwellung zum Anstieg des Gewebedruckes. Intraoperative Blutsperre und primärer Hautverschluß begünstigen den Druckanstieg.

Die Bedeutung von elastischen Bandagen, Kompressions- und Gipsverbänden für die Entstehung des Kompartmentsyndroms muß besonders hervorgehoben werden. Nach Trauma, Operation und hämorrhagischem Schock ist während der nächsten 6–12 Stunden noch mit einem erheblichen Anstieg des posttraumatischen Ödems zu rechnen. Geschlossene Gipsverbände schränken die Ausdehnungsmöglichkeit des Weichteilmantels um 85%, gespaltene Gipsverbände noch um 60–30% ein und erhöhen dementsprechend den Kompartmentdruck [*Garfien* 1981, *Schmit-Neuerburg* 1988]. Die möglichen Ursachen für die Entstehung eines Kompartmentsyndroms der oberen Extremität sind in Tabelle 1 zusammengefaßt.

Klinische Diagnose

Der Patient klagt über einen intensiven, anhaltenden Ruheschmerz, der sich bei passiver Dehnung der ischämischen Muskulatur noch verschlimmert.

Es kam zu einem akut einsetzenden, bohrend-brennenden, teils krampfartig auftretenden Schmerz, der zunehmende Tendenz zeigt. Störungen der Muskelfunktion, Druckschmerz und Verhärtung über dem Kompartment sind typische Zeichen, gefolgt von Parästhesien, Hypästhesien und rasch folgenden Sensibilitätsausfällen. Ödem, Schwellung, Rötung, Spannungsblasen und periphere Verminderung der Puls- und Kapillarzirkulation müssen bereits als Spätzeichen eines Kompartmentsyndroms gewertet werden.

Wird das betroffene Kompartment nicht entlastet, resultieren Muskelnekrosen, Nervenlähmungen und Funktionsverlust der betroffenen Extremität. Bei bewußtlosen oder polytraumatisierten Patienten kann eine direkte Kompartmentdruckmessung durchgeführt werden. Als Möglichkeit steht die einfache Nadelinjektionstechnik nach Whitside oder die kontinuierliche Gewebsdruckmessung mit Verweilkatheter (Perfusor) zur Verfügung.

In der Differentialdiagnose müssen folgende Ursachen berücksichtigt werden: akute Nervenlähmungen, akute Venenthrombose, Sudeck-Syndrom, akute Infektionen oder Entzündungen, Crush-Verletzung, funktionelles Kompartmentsyndrom.

Allgemeine Erstmaßnahmen

– breite Spaltung aller einengenden Verbände
– geringgradiges Anheben der Extremität von der Auflagefläche vergrößert den arteriovenösen Gradienten, wenn die Extremität nicht über Vorhofniveau angehoben wird
– Ausgleich eines Volumenmangels (erhöht Viskosität des Blutes und den laminaren Gefäßwiderstand) durch entsprechende Infusionstherapie
– kein Hochlagern der Extremität über Vorhofniveau

Chirurgische Technik – Fasciotomie

Die Fasciotomie wird stets ohne Blutsperre durchgeführt, um eine zusätzliche Schädigung der Muskulatur und eine erneute kritische Volumenzunahme in den benachbarten Muskelkompartments nach Eröffnung der Blutsperre zu vermeiden. Im Ausnahmefall kann bei stärkerer Blutung und schwierigen anatomischen Verhältnissen intraoperativ eine sterile Blutdruck-Manschette angelegt werden.

Wichtig ist eine exakte intraoperative Blutstillung und Präparation unter Schonung der subkutanen Venen. Bei begleitender Fraktur muß berücksichtigt werden, daß eine primär geschlossene Fraktur durch die Dermatofasciotomie in eine offene Fraktur umgewandelt wird. Begleitend mit der Dermatofasciotomie muß eine stabile Osteosynthese der Fraktur durchgeführt werden. In jedem Fall müssen durch ausreichende Inzisionen alle betroffenen Logen weit eröffnet werden.

Es erfolgt nun die systematische Inspektion der Muskulatur unter Beurteilung von Kontraktilität, Konsistenz, Kollorit und Kapillardurchblutung. Gesunder Muskel kontrahiert sich bei der Berührung, er hat normale Konsistenz, die Farbe ist Rotbraun oder nur gering livide verfärbt. Er blutet bei Inzision. Die Entfernung aller nekrotischer Gewebe (Infektprophylaxe) wird angestrebt (Abb. 2). Bei zweifelhafter Vitalität wird nur sicher nekrotisches Gewebe entfernt, denn die Regenerationsfähigkeit ischämiegeschädigter Muskeln ist im Einzelfall unbekannt (Zeitfaktor!). Es erfolgt eine frühzeitige Second-look-Operation nach 12–24 Stunden.

In keinem Fall wird ein primärer Wundverschluß durchgeführt. Die postischämische Schwellung führt 6–12 Stunden nach der Fascienspaltung zu einer erneuten Volumenzunahme der Muskulatur und kann bei weiterbestehender Hautspannung zu einem Rebound-Kompartmentsyndrom führen. Wenn möglich, sollten postoperativ die wichtigen Strukturen (Gefäße und Nerven) mit Weichteilen gedeckt sein.

Der *Musculus deltoideus* ist von einer oberflächlichen Fascie bedeckt, die mit der Fascia brachii in Verbindung steht. Hierbei muß darauf hingewiesen werden, daß im Bereich des Musculus deltoideus zwei vollständig von einander getrennte, derbe Logen bestehen, von denen die größere, laterale Loge bis in die Mitte des Oberarmes reicht.

Im Bereich des *Oberarmes* bestehen 2 geschlossene Muskellogen: die Streckerloge mit dem Musculus triceps brachii und die Beugerloge mit dem Musculus biceps brachii, dem Musculus brachialis und dem Ursprung des Musculus coracobrachialis. Der Zugang zur Dekompression erfolgt von lateral oder medial, wenn eine gleichzeitige Gefäßrekonstruktion erforderlich ist.

Im Bereich des *Unterarmes* existieren ein Flexorenkompartment, ein dorsales Kompartment und ein radiales Kompartment. Bei genauer anatomischer Betrachtung können 10 geschlossene Fascienlogen identifiziert werden (Tab. 2).

Die drei Hauptkompartments des Unterarmes stehen miteinander in Verbindung. Die Entlastung des Flexorenkompartments kann ebenso das dorsale als auch das radiale Kompartment dekomprimieren.

Das *dorsale Kompartment* enthält die Strecker der Langfinger und die des Daumens. Im *radialen Kompartment* verlaufen die Extensoren des Handgelenkes und der Musculus brachioradialis. Dorsales und radiales Kompartment werden über eine längsverlaufende, mittellinige Inzision dekomprimiert. Die Fascie wird inzidiert. Das Retinaculum extensorum wird nicht durchtrennt.

Tabelle 2. Die Fascienlogen des Unterarmes

Tiefe Extensorenloge
Loge des Flexor carpi radialis
Oberflächliche Beugerloge
Tiefe Beugerloge
Loge des Musculus flexor carpi ulnaris
Loge des Musculus extensor carpi ulnaris
Oberflächliche Extensorenloge
Loge des Musculus extensor carpi radialis
Loge des Musculus brachio radialis
Loge des Musculus pronator teres

Das *Flexorenkompartment* des Unterarmes enthält die Beuger des Handgelenkes und der Finger sowie den Nervus medianus und den Nervus ulnaris. Die Langfingerbeuger und der Nervus medianus sind für ischämische Schäden besonders empfindlich. Der Nervus medianus kann komprimiert werden: unter dem Lacertus fibrosus, zwischen dem Caput humerale und ulnare des Musculus pronator teres, zwischen dem Musculus flexor digitorum superficialis und flexor pollicis longus und unter dem Ligamentum carpi transversum. Zur Entlastung stehen zickzackförmig angeordnete oder volar-ulnar oder volar-bogenförmige Hautinzisionen zur Verfügung (Abb. 3). In Abhängigkeit vom Lokalbefund kann der Schnitt über dem Ellbogen zum Oberarm geführt werden (Abb. 4), wobei in jedem Fall der Lacertus fibrosus zur Entlastung des Gefäßnervenbündels durchtrennt werden muß. Der Nervus ulnaris muß im Sulcus nervi ulnaris und bei seinem Eintritt unter der Osbornschen Arkade zwischen Caput humerale und Caput ulnare des Musculus flexor carpi ulnaris entlastet werden. Im distalen Teil des Zuganges wird obligat der Nervus medianus mit seinem motorischen Ast im Karpalkanal dekomprimiert und das ulnare Gefäßnervenbündel in der Guyonschen Loge. Der Nervus medianus wird aufgesucht und nachproximal revidiert. Hierbei muß der Musculus flexor digitorum superficialis identifiziert und an seiner Unterseite der Nervus medianus dargestellt werden.

Die *intrinsischen Muskeln* der Hand werden durch 2 longitudinale Hautschnitte über dem II. und IV. Metacarpale eröffnet (Abb. 5). Die Strecksehnen werden jeweils zur Seite gehalten und die Fascie über den dorsalen Musculi interossei eröffnet (Abb. 6). Der Musculus adduktor pollicis wird durch Präparation an der Radialseite des Os metacarpale I entlastet. Das II. und III. volare Interosseusmuskelkompartment wird durch stumpfe Präparation an der Radialseite des Metacarpale IV und V erreicht.

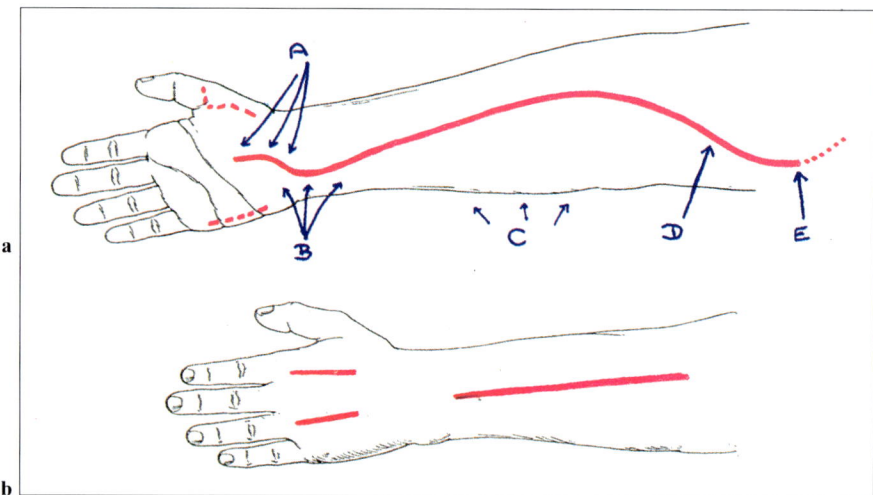

Abbildung 3. Standardinzisionen bei der Fasciotomie des Unterarmes und der Hand. **a** Längsverlaufende, mediane Inzision zur Dekompression des dorsalen und radialen Kompartments. Gerade Inzision über dem Metacarpale II und IV; **b** die beugeseitige Hautinzision ermöglicht die Dekompression des Karpalkanals (A), der Guyonschen Loge (B), der Unterarmflexoren und des Nervus medianus (C), der Gefäße und Nerven unter dem Lacertus fibrosus (D) und des Nervus ulnaris im Sulcus (E).

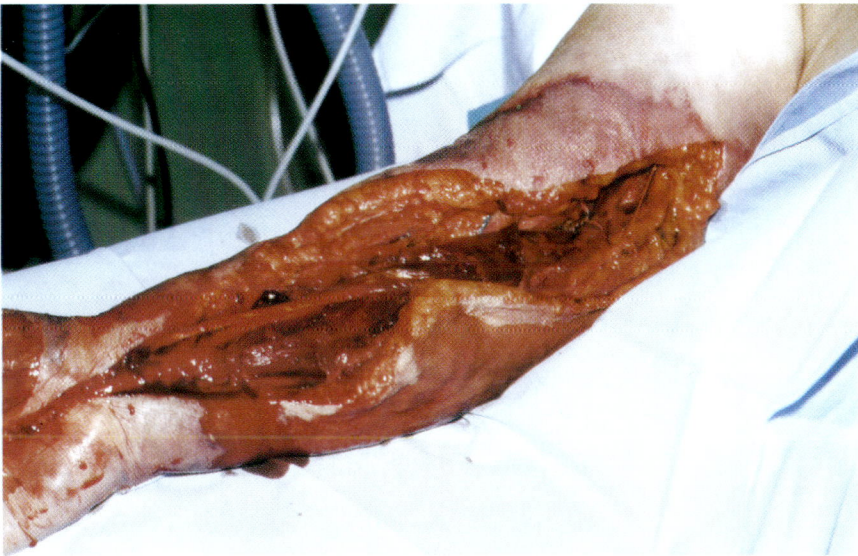

Abbildung 4. Volare bogenförmige Hautinzision am Unterarm mit Verlängerung zum Oberarm medial und in die Hohlhand, bei einem Patienten mit massivem Kompartmentsyndrom nach Drogenkonsum und lokaler Verbrennung.

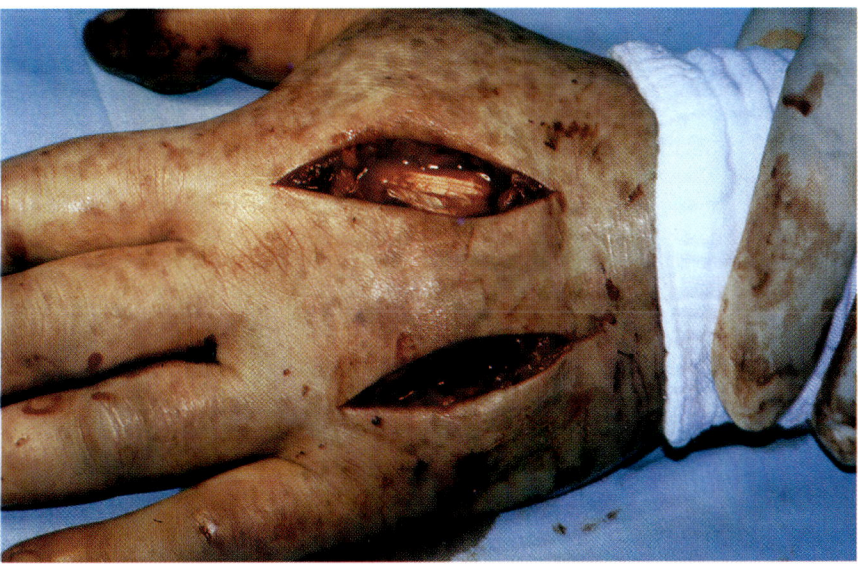

Abbildung 5. Entlastung der intrinsischen Muskulatur der Hand durch 2 longitudinale Inzisionen über dem Metacarpale II und IV. In der Tiefe der Wunde kommen die Strecksehnen zur Darstellung.

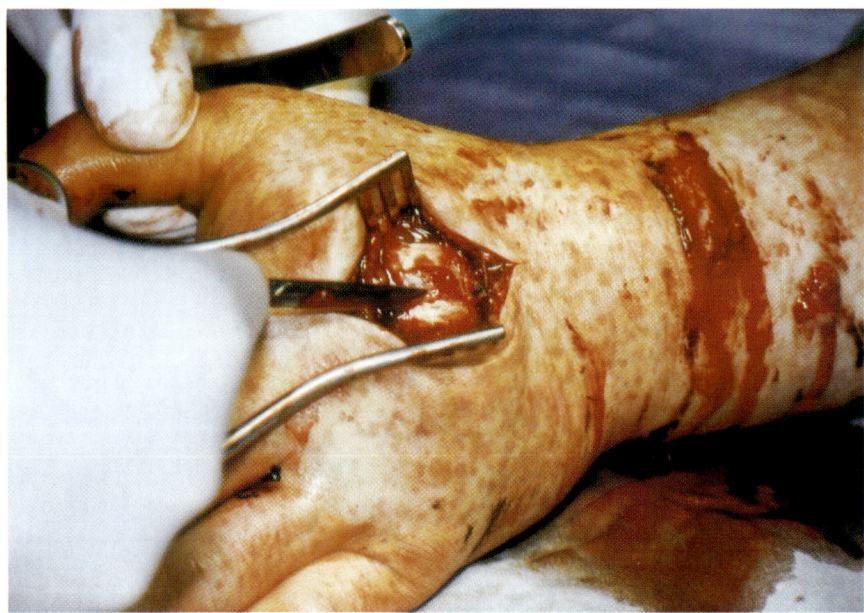

Abbildung 6. Hautinzision über dem Metacarpale II und Entlastung der dorsalen Musculi interosseii durch Präparation zwischen den Strecksehnen II und III und Eröffnen der Muskelfascie.

Das *Thenar- und Hypothenarkompartment* wird durch eine separate longitudinale Inzision entlang der radialen Seite des I. Metacarpale und der Ulnarseite des V. Metacarpale eröffnet.

In seltenen Fällen kann bei entsprechender Schwellung und Spannung der Weichteile eine Dekompression im Bereich der *Finger* erforderlich werden. Die nicht dominante Seite der Finger sollte zur Inzision verwendet werden. In den meisten Fällen somit an der Ulnarseite des II., III. und IV. Fingers und an der Radialseite des kleinen Fingers und des Daumens. Hierbei werden die dorsalen Äste der volaren Fingernerven der Gegenseite geschont. Die Eröffnung erfolgt über eine medioaxiale Inzision, wobei das Gefäßnervenbündel nach volar gehalten wird und die fasciokutanen Bänder (Grayson, Cleland-Bänder) durchtrennt werden.

Chirurgie. München, Sympomed, 1998, vol 3, pp 163–168.

Frische Beugesehnenverletzung

Therapeutisches Konzept

A. Kröpfl

Unfallkrankenhaus Salzburg, Österreich

Einleitung

Die erfolgreiche Behandlung von Beugesehnen-Durchtrennungen und die Wiederherstellung der Greiffunktion der Hand nach derartigen Verletzungen stellen nach wie vor eine Herausforderung des behandelnden Chirurgen dar. In der Prognose nach Beugesehnenverletzungen zeigt sich eine deutliche Diskrepanz zu der nach Strecksehnenverletzungen, wobei neben den komplett anders gelegenen anatomischen Gegebenheiten die Güte und Qualität der Versorgung der Beugesehnen-Durchtrennung besonders eklatant zum Tragen kommen. Voraussetzung für die erfolgreiche operative Behandlungen von Beugesehnenverletzungen der Hand sind zunächst Kenntnisse der Blutversorgung, der Regenerationsmechanismen und der funktionellen Anatomie der Beugesehnen im Handbereich.

Anatomie – Pathophysiologie

Blutversorgung: Die Gefäßversorgung der Beugesehnen der Hand erfolgt im proximalen Bereich vom jeweiligen Muskelursprung aus und strahlt anschließend bei sehnenscheidenfreien Sehnen vom umgebenden Paratenon ein. Bei sehnenscheidenführenden Sehnen erreichen die Blutgfäße das Epitenon über das der druckabgewandten Seite längsverlaufende Mesotenon sowie über die Vinkula. Dabei ist zu berücksichtigen, daß $^1/_4$ bis $^1/_3$ der Palmarseite der Sehnen im Sehnenscheidenbereich avaskulär ist und in diesem Bereich die Ernährung nur durch Diffusion aus der Synovialflüssigkeit geschieht. Die dort durch Bewegung entstehenden Kompressionskräfte erzeugen dabei einen gewissen Massageeffekt, der die Diffusion in die durch die Fibrinstruktur und Zusammensetzung der Grundsubstanzen aufnahmebereiten interzellulären Räume möglich macht. Ohne Bewegung ist die Ernährung des Sehnengewebes in diesen avaskulären Gebieten gemindert. Ein Umstand, der sich für die Sehnenheilung negativ auswirken kann.

Sehnenregeneration: Hinsichtlich der Sehnenheilung ist zwischen intrinsischen und extrinsischen Heilungsvorgängen zu unterscheiden. Bei vorwiegender intrinsischer Sehnenheilung liegt das Hauptgewicht der Sehnenregeneration auf Regenerationsmechanismen im Sehneninneren, mitbedingt durch die Fähigkeit der Tenozyten zur Proliferation, Migration und Kollagensynthese. Als Endresultat einer hauptsächlichen intrinsischen Sehnenheilung wäre eine Heilung einer Sehnenverletzung ohne Verwachsungen mit der Umgebung anzusehen. Voraussetzungen dafür sind: atraumatische Operationstechnik, exakte Adaptation der Sehnenstümpfe, keine strangulierenden Nähte, Erhaltung und Rekonstruktion des Gleitlagers sowie frühe Mobilisierung.

Bei vorwiegender extrinsischer Sehnenheilung kommt es zu Reparationsvorgängen im Bereiche der Sehnenwunde von der Umgebung her, wodurch als Endresultat Vernarbungen der Sehne mit dem Nachbargewebe resultieren. Ursachen vorwiegend extrinsischer Sehnenreparationsvorgänge sind: Traumatisierung der Sehne und ihres Gleitlagers, strangulierende Nähte, schlechte Adaptation der Sehnenstümpfe, zu lange Immobilisierungszeiten.

Die Vorgänge der Sehnenheilung werden zudem zeitlich unterteilt in die Proliferationsphase (1. Woche), die fibroplastische Phase (2. Woche) sowie die Umbauphase (3. Woche bis 1 Jahr nach der Sehnenverletzung).

In der *Proliferationsphase* kommt es zu einer Aktivierung und Invasion von Fibroblasten im Bereiche der Sehnenwunde, welche neben ihren migratorischen Eigenschaften auch synthetisierende Fähigkeiten besitzen. Dadurch bedingt kommt es zur Kollagenproduktion, wobei ab dem 4. Tag auch die Bildung von kollagenen Fibrillen zu beobachten ist.

In der *fibroplastischen Phase* kommt es zu einer weiteren Zell- und Faserreifung, so daß eine Quervernetzung der Kollagenfibrillen auftritt. Diese Querverbindungen innerhalb der Kollagenstruktur bedingen eine Zunahme der Reißfestigkeit des vorliegenden Granulationsgewebes.

Die *Umbauphase* ist geprägt von einer Abnahme der metabolischen Prozesse und Neubildungen. Die Zellzahl vermindert sich, und es resultiert zum Ende der Wundheilung eine bindegewebige Narbe. Entscheidend ist in dieser Phase zudem die Einwirkung von Druck- und Zugkräften auf das neuentwickelte Regenerat. Bei dieser Belastung kommt es zu einer Ausrichtung der kollagenen Fasern, welche sich verdichten und dadurch an Reißfestigkeit deutlich zunehmen.

Von weiterer entscheidender Bedeutung für die Versorgung von Beugesehnenverletzungen ist die Kenntnis und Rekonstruktion des Gleitmechanismus der Sehnen über Knochengelenken und in osteofibrösen Kanälen (Sehnenscheiden, Ringbänder).

Die *Sehnenscheiden* besitzen eine derbe Außenschicht aus scherengitterartig angeordneten straffen Kollagenfaserzügen und einen inneren, aus Bindegewebe hervorgegangenen endothelartigen Zellverband. Dieser einer Synovialis gleichkommende Zellverband produziert einen mukopolysaccheridhaltigen Gleitfilm, welcher ein fast reibungsloses Gleiten der Sehnen im Sehnenscheidenabschnitt ermöglicht. Zudem besitzt die abgesonderte Synovialflüssigkeit auch noch fibrinolytische und nutritive Eigenschaften, so daß der Rekonstruktion der Beugesehnenscheidenabschnitte eine wichtige Bedeutung zukommt.

Die *Ringbänder* als Zonen stärkerer mechanischer Belastung lassen eine deckende Synovialzellschicht vermissen und bestehen an der Oberfläche aus chondroidem Gewebe. Die Unterlassung der Rekonstruktion der Ringbänder in ihren wichtigsten Abschnitten führt unvermeidlich zum sogenannten Bow-string-Phänomen der Fingerbeugesehnen.

Anatomie – Zoneneinteilung

Auf Grund der anatomischen Unterschiede im Verlaufe der Beugesehnen der Hand, hat sich eine Zoneneinteilung hinsichtlich der Lokalisation der Beugesehnenverletzung klinisch von großem Vorteil erwiesen. Von *Bunnell* wurde der Abschnitt zwischen dem Ansatz der oberflächlichen Beugesehne am Mittelglied des Langfingers und der proximalen Begrenzung der Beugesehnenscheide als «Niemandsland» bezeichnet. Dies deshalb, da beide Beugesehnen auf Grund des gemeinsamen Verlaufes in diesem osteofibrösen Kanal wesentlich stärker, als in anderen Bereichen, zu Verwachsungen nach Verletzungen führen. Im Laufe der weiteren Entwicklung der Handchirurgie zeigte sich jedoch, daß auch in dieser heiklen anatomischen Region primär Sehnennähte von in der Sehnenchirurgie erfahrenen Chirurgen durchaus durchgeführt werden können. Der Begriff des «Niemandslandes» wich einer detaillierteren Zoneneinteilung, wobei sich im deutschsprachigen Raum die Einteilung von *Nigst* (Zone 1–7) als sehr praktikabel erwiesen hat (Abb. 1).

Ein Algorhythmus zur Versorgungstaktik von Beugesehnen-Durchtren-

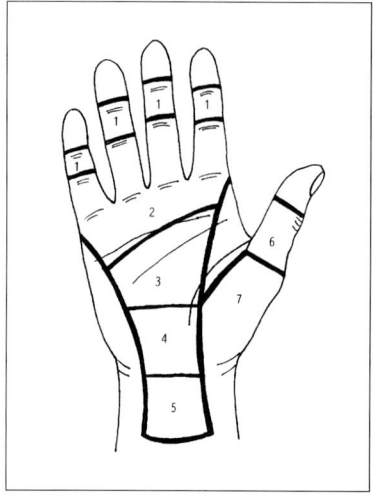

Abbildung 1. Zoneneinteilung der Beugesehnenverletzungen nach *Nigst.*

nungen in den einzelnen Zonen der Hand wird sich obigen Parametern zu
orientieren haben. Von *Geldmacher* und *Köckerling* wurde ein derartiger Algorhythmus 1992 vorgestellt, welcher sich im klinischen Gebrauch zur Ent-
scheidungs- und Indikationshilfe als äußerst nützlich erwiesen hat.

Zeitliches Vorgehen
Hinsichtlich des zeitlichen Vorgehens der Versorgung von Beugesehnenverletzungen wird zwischen 4 Zeitabständen unterschieden:
Primäre Wiederherstellung: Wiederherstellung der Sehnenfunktion innerhalb der ersten 24 Stunden nach der Verletzung.
Verzögerte Primärversorgung: Wiederherstellung der Sehnenfunktion
zwischen dem 1. und 14. Tag.
Frühsekundäre Versorgung: Wiederherstellung der Sehnenfunktion zwischen der 2. und 6. Woche.
Spätsekundäre Versorgung: Wiederherstellung der Sehnenfunktion jen-
seits der 6. Woche ab Verletzung.

Versorgungstaktik
Die Versorgungstaktik hängt von mehreren Faktoren ab:
– Art und Ausmaß der Handverletzung
– Personelle und organisatorische Struktur der Behandlungseinrichtung
(Ausbildungsstand, Möglichkeit der Parallelversorgung von Handverletzun-
gen mit dem Routine-Operationsprogramm, apparative Ausstattung zu um-

fassenden Versorgung wie z. B. Operationsmikroskop, Nachbehandlungs-
möglichkeiten)

Sehnennaht-Technik

Es gibt eine Unzahl von Nahttechniken durchtrennter Beugesehnen, wobei sich auch im
eigenen Arbeitsbereich die Sehnennaht nach *Zechner* als gut praktikable Nahttechnik erwiesen
hat. Es handelt sich dabei um eine Kern-Naht, wobei der Knoten im proximalen Sehnenstumpf
in den Sehnen-Querschnitt versenkt wird und dadurch weder an der Sehnenoberfläche, noch im
Bereiche der eigentlichen Nahtstelle zu liegen kommt. Als Fadenstärke hat sich im Erwachse-
nenalter die Dimension 3-0 als sehr nützlich erwiesen. Die Feinadaption der Nahtstelle erfolgt
anschließend an die Kern-Naht mit einer zusätzlichen fortlaufenden zirkulären Naht mit einem
monofilen Faden der Stärke 6-0. Bei bestimmten Verletzungslokalisationen wird es notwendig
sein, die Kern-Naht zunächst auf Distanz vorzulegen, da vor allem die Ringbänder A2 und A4
niemals iatrogen durchtrennt werden dürfen, um etwa einen besseren Zugang zur Sehnennaht
zu erhalten.

Durchtrennte Seitenzügel der oberflächlichen Beugesehne werden durch U-Nähte versorgt, wobei der Knoten von der tiefen Beugesehne abgewandt zu liegen kommen muß, um Verwachsungen in diesem Bereiche vorzubeugen.

Bei sehr distalen Durchtrennungen der Profundussehne und der langen Daumenbeugesehne wird die Versorgung durch eine Ausziehnaht durchgeführt, welche meist transossär von
der Beugeseite der Endgliedbasis zur Streckseite im Bereiche des Fingernagels geführt wird.

Bei Durchtrennungen der langen Daumenbeugesehne 1–3 cm von der Insertion am Endglied entfernt, bieten die transossäre Reinsertion in Kombination mit einer Z-förmigen Verlängerung der FPL-Sehne am Muskel-Sehnenübergang am distalen Unterarm eine ausgezeichnete
Möglichkeit, die Nahtstelle aus dem osteofibrösen Kanal nach distal zu verlagern. Diese Möglichkeit ist bei den Profundussehnen der Langfinger nicht gegeben, da durch den Lumbricalis-
Ursprung an den Profundussehnen eine derartige Verschiebung das extrinsische-intrinsische
Sehnengleichgewicht stören würde.

Bei teildurchtrennten Sehnen sollte eine Naht ab einer Durchtrennung eines Drittels des
Sehnen-Querschnittes durchgeführt werden.

Nachbehandlung nach operativer Versorgung
der Beugesehnenverletzungen

1. Konservative, «starre» Ruhigstellung
2. Kontrollierte Frühmobilisierung nach *Kleinert*
3. Kontrollierte passive Bewegungstherapie nach *Duran* und *Houser*

ad 1) Die starre Ruhigstellung nach operativer Wiederherstellung von
Beugesehnenverletzungen wird vor allem im Kleinkindesalter zu wählen
sein. Weiters für den Fall von distalen Reinsertionen sowie bei absolut man-
gelnder Kooperationsfähigkeit des erwachsenen Patienten nach operativer
Versorgung der Beugesehnenverletzungen in allen Regionen.

ad II) Die aktive Frühmobilisierung nach Kleinert läßt die aktive Extension der Fingergelenke und die passive Flexion dieser Gelenke durch einen
Gummizügel bzw. durch eine geführte Stahlfeder zu, wodurch es zu Relativ-
bewegungen der oberflächlichen und der tiefen Beugesehne zueinander im
Rahmen der frühen Nachbehandlung kommt. Dadurch können Verwachsungen der beiden Sehnen miteinander verhindert werden, wodurch dieser
Nachbehandlung insbesondere bei Beugesehnenverletzungen der Zone II
der Langfinger und der Zone VI der Daumenregion große Bedeutung zukommt. In dieser Verbandsanordnung besteht eine Beugestellung des Handgelenkes von 40–60 Grad und eine Beugestellung der MCP-Gelenke ebenfalls von 40–60 Grad in einer Schiene, welche für 3 Wochen getragen wird.
Nach Schienenabnahme wird für weitere 2 Wochen die elastische Zügelfixa-
tion der entsprechenden Finger bei freigegebenem Handgelenk und Fingergrundgelenk weiter aufrechterhalten.

ad III) Die kontrollierte passive Bewegungstherapie nach Duran und
Houser erlaubt die passive Flexion und passive Extension der Mittel- und
Endgelenke aus einer protektiven dorsalen Gipsschiene bei gebeugtem
Hand- und MCP-Gelenk mit einem ähnlichen Zeitplan wie im Rahmen der
Kleinert-Nachbehandlung. Durch das Wegfallen der aktiven Extension
kommt bei diesem Verfahren der konsequent durchgeführten Nachbehandlung im Rahmen der Physiko- und Ergotherapie eine noch eminentere Bedeutung zu, als dies schon im Rahmen der Kleinertschen Nachbehandlung
der Fall ist.

Ab der 6. Woche wird bei allen Verfahren mit vorsichtiger Belastung
durch Erfassen und Halten von Gegenständen sowie mit Übungen gegen ge-
ringeren Widerstand (Schwamm ausdrücken, Softball, Paraffinkneten) begonnen. Unterstützt werden diese ergotherapeutischen Übungen durch zunehmende aktive und passive Gelenkmobilisierung in der Physikotherapie,
gegebenenfalls unter Einsatz von elastischen Quengelschienen. Größte Aufmerksamkeit ist im Rahmen der Nachbehandlung der Verhinderung einer
Beugekontraktur des proximalen Interphalangealgelenkes der Langfinger zu
schenken. Bei entlegenem Wohnort des Patienten und dadurch bedingter
Schwierigkeit der regelmäßigen Durchführung der Physiko- und Ergotherapie sollte frühzeitig eine Überweisung in ein Rehabilitationszentrum erfolgen!

Insgesamt sollte das Behandlungsziel nach Beugesehnenverletzungen
nach maximal 3 Monaten erreicht sein.

Literatur beim Verfasser

Chirurgie. München, Sympomed, 1998, vol 3, pp 169–171.

Sekundäre Beugesehnenrekonstruktion

Therapeutisches Konzept

F. Schwarzl, G. Pierer

Klin. Abteilung für Plastische Chirurgie, Universitätsklinik für Chirurgie, Graz, Österreich

Einleitung

Bei Patienten mit vorangegangenen Beugesehnenläsionen in der Zone II führt eine primäre Beugesehnenrekonstruktion mit Sehnentransplantaten aufgrund unterschiedlichster Ursachen zu keinem zufriedenstellenden Ergebnis. Diese Ursachen sind vielfältig, wie z. B. ein schweres primäres Trauma mit gleichzeitiger Verletzung von Knochen und Weichteilen, die Insuffizienz einer primären Beugesehnenrekonstruktion oder eine stattgehabte Infektion mit Beugesehnenverlust. Weiterhin führen arthrogene Kontrakturen der Fingergelenke oder die Insuffizienz von Ringbändern zu einem Mißerfolg von Rekonstruktionsmaßnahmen. Auch die Läsion von beiden Fingernerven ist ein prognostisch ungünstiger Faktor. Patienten mit einem oder mehreren der oben genannten Ursachen können nun einer zweizeitigen Beugesehnenrekonstruktion unter Miteinbeziehung weiterer rekonstruktiver Maßnahmen wie Ringbandrekonstruktionen, Arthrolysen oder Schaffung entsprechender Haut-Weichteilverhältnisse zugeführt werden, um eine entsprechende Fingerfunktion zu erlangen.

In der Vergangenheit wurde eine große Anzahl von Versuchen unternommen, eine Verwachsung der Sehnentransplantate mit der Umgebung zu verhindern bzw. die Bildung einer Pseudosehnenscheide zu induzieren. Erst *Hunter* führte den zweizeitigen Beugesehnenersatz mit Silikonstäben ein, die zuerst passiv mit distaler Fixierung und später auch aktiv mit distaler und proximaler Verankerung bewegt wurden.

Patientenselektion

Einer der wichtigsten Faktoren für ein zufriedenstellendes Ergebnis ist eine sorgfältige Patientenselektion. Der Patient muß eine entsprechende Compliance zeigen. Ein weiteres Entscheidungskriterium ist der passive Bewegungsumfang der zu überbrückenden Fingergelenke. Primär schwer traumatisierte Finger mit neurovaskulärer Schädigung beider Gefäß-Nervenbündel stellen ein Ausschlußkriterium zur Rekonstruktion dar. Nach entsprechender Befunderhebung muß sorgfältig überlegt werden, ob im Einzelfall nicht eine Arthrodese einzelner Fingergelenke oder auch eine Amputation zielführender sind.

Operationstechnik

Stufe I

Die Haut der entsprechenden Finger wird mit Brunnerschen Zickzack-Schnitten von der Endphalanx bis in die Handfläche auf Höhe der Musculi lumbricales eröffnet. Alle vorhandenen Strukturen der Ringbänder sollten erhalten bleiben. Die Beugesehnen werden dann unter Belassung eines ca. 1 cm langen Stumpfes an der Basis der Endphalanx entfernt. Reste der Superficialissehne sollten ebenfalls für eine etwaige Rekonstruktion der Ringbänder belassen werden. Die Beugesehne wird auf Höhe der Musculi lumbricales durchtrennt; sind diese vernarbt, werden sie ebenfalls mit entfernt. Sollte nach Entfernung der Sehnen nach wie vor ein Streckdefizit der Fingergelenke vorliegen, erfolgt nun die Arthrolyse mit stufenweiser Durchtrennung der Check rain ligaments der volaren Platte sowie der akzessorischen Kollateralbänder. Anschließend wird eine zweite Inzision über dem Handgelenk und der ulnaren Seite des Unterarms durchgeführt. Die betroffenen Superficialissehnen werden identifiziert, nach proximal durchgezogen und durchtrennt. Nun wird ein Hunter-Silikonstab beim Erwachsenen mit einer Breite von 4–5 mm von distal nach proximal unter die Ringbänder eingefädelt. Ein Minimalerfordernis an Ringbändern ist das Vorhandensein der Ringbänder A2 und A4, wobei das Vorhandensein von 4 Ringbändern ideal erscheint. Distal erfolgt die Fixation des Hunter-Implantates – je nach verwendetem Hunter-Implantat – entweder durch Verknüpfung mit dem Profundusstumpf oder durch Schraubenfixation im Bereich der Basis der Endphalanx. Besteht gleichzeitig eine Läsion eines Fingernervs, so wird dieser nun direkt unter Anwendung mikrochirurgischer Techniken koaptiert oder bei Substanzdefekt interponiert.

Je nach Hunter-Implantat (aktiv oder passiv) erfolgt die Versorgung am distalen Unterarm.

Passives Hunter-Implantat

Das Implantat endet frei ca. 2–3 cm oberhalb der Handgelenkbeugefalte. Postoperativ wird eine dorsale Unterarmgipslongette angelegt, wobei das Handgelenk in einer Beugestellung von ca. 30 Grad, die Metacarpophalangealgelenke 60–70 Grad flektiert sind und sich die proximalen und distalen Interphalangealgelenke in Streckstellung befinden. Die passiven Bewegungsübungen sollten nach 3–4 Tagen postoperativ begonnen werden. Besonders wichtig ist der frühzeitige Beginn der Physiotherapie, wenn gleichzeitig Arthrolysen an den Fingergelenken durchgeführt wurden.

Aktives Hunter-Implantat

Hierbei erfolgt die Verankerung proximal an der entsprechenden Profundussehne. Je nach Implantat wird entweder die Profundussehne mit im Hunter-Implantat integrierten Fäden vernäht, oder die Profundussehne wird bei vorhandener Schlaufe am proximalen Ende nach Umschlingen in sich vernäht. Von besonderer Bedeutung ist hierbei, gleich wie bei der endgültigen Versorgung mit dem Sehnentransplantat, die richtige Vorspannung des Muskels, um eine aktive Bewegung durchführen zu können.

Der Vorteil dieser Technik ist das gleichzeitige aktive Bewegen des entsprechenden Motors. Es erfolgt ebenfalls zum Schutz der Sehnen-Implantatnähte das Anlegen einer dorsalen Unterarmgipslongette, wobei sich jedoch das Handgelenk in Mittelstellung befindet.

Entscheidender Faktor ist die konsequente Bewegungstherapie unter physiotherapeutischer Anweisung.

Die Zeit zwischen I. und II. Stufe dient der Ausbildung einer Gleitschicht zwischen Hunter-Implantat und Umgebung. Des weiteren müssen die Bewegungsausmaße der Fingergelenke gehalten werden. Die normale Zeitdauer zwischen Stufe I und II bei der zweizeitigen Beugesehnenrekonstruktion beträgt 3 Monate.

Stufe II

Bei der zweiten Operation nach ca. 3 Monaten erfolgt der Hautschnitt lediglich im distalen Anteil der Mittelphalanx sowie im Bereich der Endphalanx und am distalen Unterarm. Nach Darstellen des Hunter-Implantates proximal und distal wird ein Sehnentransplantat durch Anknüpfen am Hunter-Implantat von distal nach proximal durchgezogen. Im Idealfall hat sich um den Silikonstab eine zarte «Neosynovia» gebildet. Distal erfolgt die Fixation mittels eines 2 mm Mitek®-Ankers, proximal wird das Transplantat nach Pulvertaft in die entsprechende Profundussehne eingeflochten und mit nicht resorbierbarem Nahtmaterial fixiert. Entscheidend ist auch hier die entsprechende Vorspannung der Muskulatur. Einen Anhaltspunkt dafür gibt die passive Bewegung im Handgelenk mit entsprechender Mitbewegung der Finger.

Als Sehnentransplantate kommen an den Langfingern am ehesten die Plantaris-longus-Sehne in Frage, beim Daumen ist die Palmaris-longus-Sehne von ausreichender Länge.

Postoperativ erfolgt ähnlich wie zwischen Stufe I und II eine intensive Physiotherapie, wobei für 4 Wochen eine passive Bewegungstherapie erfolgt, anschließend zunehmende Steigerung der aktiven Beweglichkeit. Eine Vollbelastung sollte ähnlich wie bei der primären Beugesehnennaht nach 12 Wochen erfolgen.

Ringbandersatz

Einer der entscheidenden Faktoren für ein gutes funktionelles Ergebnis ist das Vorhandensein der Ringbänder. Mindesterfordernis sind die Ringbänder A2 und A4. Sollten diese durch Vooperation oder Primärtrauma fehlen, muß eine Rekonstruktion durchgeführt werden. Hierzu können die restlichen Superficialiszügel im Bereich der proximalen Interphalangealgelenke, die zu entfernenden Superficialissehnen und auch Anteile des Retinaculum extensorum verwendet werden. Die so gewonnenen Sehnenstreifen sollten ringförmig um den Knochen unter der Dorsalaponeurose geführt und in sich vernäht werden. Die Ringbandrekonstruktion muß in der Stufe I der Sehnenrekonstruktion erfolgen. Bei der anschließenden Physiotherapie ist besondere Rücksicht auf die rekonstruierten Ringbänder zu nehmen. Bewegungsübungen, sowohl aktiv als auch passiv, dürfen nur unter Ringbandschutz durchgeführt werden.

Literatur beim Verfasser

Chirurgie. München, Sympomed, 1998, vol 3, pp 172–183.

Strecksehnenverletzungen an der Hand
Behandlungskonzept

S. Pechlaner

Universitätsklinik für Unfallchirurgie (Handchirurgie), Innsbruck, Österreich

Einleitung

Verletzungen der Sehnen an der Streckseite der Hand sind wesentlich häufiger als an der Beugeseite. Neben den offenen Verletzungen kommt es oft durch stumpfe, vor allem aber durch indirekte Gewalteinwirkung zu Rupturen von Strecksehnen, insbesondere in den peripheren Zonen. Das komplexe Zusammenwirken der einzelnen Sehnen verlangt im Falle ihrer Verletzung eine exakte Rekonstruktion. Die Ausheilung mit Verkürzung oder Verlängerung einer Sehne oder die Einschränkung deren Gleitamplitude durch eine Verwachsung kann weitreichende Auswirkungen haben. Bereits die Möglichkeit, die Streckbehinderung eines Gelenkes funktionell zu kompensieren, ist sehr beschränkt. Selten ist nur ein einzelnes Gelenk betroffen, häufiger kommt es zu einer globalen Funktionsbehinderung eines oder mehrerer Finger. Um alle Möglichkeiten einer optimalen Wiederherstellung nutzen zu können, erfordert die Behandlung besondere Kenntnisse und Sorgfalt.

Die *konservative Behandlung* wird nur bei geschlossenen Verletzungen in den peripheren Zonen angewendet. Bei strenger Indikation und konsequenter Therapie können damit gute Ergebnisse erwartet werden.

Proximal des Mittelgelenkes werden die Strecksehnenverletzungen im allgemeinen operativ behandelt.

Operative Behandlung: Sehnennähte an der Hand müssen besonders gewebeschonend durchgeführt werden. Aus diesem Grunde erfolgt die Operation in relativer Blutleere: Der Unterarm wird vom Handgelenk bis zum Ellbogen ausgewickelt und eine Oberarmblutsperre angelegt. Das Restblut aus der nicht ausgewickelten Hand erleichtert bei der Operation die Differenzierung von Gefäßen und Nerven. Eine örtliche Blutsperre, z. B. am Grundglied eines Fingers, behindert das Gleiten der Sehnen und damit eine korrekte Rekonstruktion. Dementsprechend ist eine Regional- oder Allgemeinanästhesie notwendig. Die Präparation erfolgt unter optischer Vergrößerung (Lupenbrille). Wesentlich sind auch ein adäquates Instrumentarium und ein hochwertiges Nahtmaterial. Wir verwenden zur Sehnennaht einen nicht resorbierbaren Faden.

Nahttechnik

In ihrem Verlauf ändern sich Querschnitt und Gleitamplitute der Strecksehnen. Ihnen angepaßt sind unterschiedliche Techniken zur Sehnennaht notwendig. Bei der Notwendigkeit, eine Sehne zu reinserieren, orientiert sich die Operationstechnik daran, ob die Sehne vom Knochen abgerissen (Abriß der Sehne) oder mit einem knöchernen Fragment ausgerissen (Ausriß der Sehne) ist, dabei spielt auch die Fragmentgröße eine wesentliche Rolle.

– *U-Nähte:* zur Naht von Strecksehnen mit flachem Querschnitt.

Nahtmaterial: geflochtener Faden der Stärke 4-0, Feinadaptation mit monofilem Faden der Stärke 6-0.

– *Ausziehnaht:* zur transossären Fixation (Insertion, Reinsertion, Advancement) und zur Naht von Strecksehnen und Transplantaten.

Nahtmaterial: geflochtener Faden der Stärke 4-0, an beiden Enden mit gerader Nadel armiert, Rückziehschlinge, Orthoplastknopf mit weicher Unterlagscheibe; Feinadaptation mit monofilem Faden der Stärke 6-0.

Nahtentfernung: Abtrennen des Knotens über dem Orthoplastknopf, Entfernen des Fadens mit der Rückziehschlinge.

– *Ausziehdraht:* zur Refixierung von kleinen knöchernen Strecksehnen- oder Bandausrissen und zur Entlastung von Strecksehnennähten.

Nahtmaterial: polyfiler Stahldraht mit Y-förmigem Anker, am peripheren Ende mit einer geraden Nadel, am anderen Ende mit einer gebogenen Hautnadel armiert, Orthoplastknopf mit weicher Unterlagscheibe, 2 Bleioliven.

Drahtentfernung: Durchschneiden des Drahtes zwischen dem Orthoplastknopf und der Bleiolive; Ausziehen des Drahtes mit dem Anker am anderen Ende.

– *Modifizierte Kirchmayr-Naht:* zur Strecksehnennaht am Handgelenk und Unterarm.

Nahtmaterial: geflochtener Faden der Stärke 4-0 (3-0) mit unterschiedlicher Armierung; Feinadaptation mit monofilem Faden der Stärke 6-0.

– *Schnürsenkelnaht (Bunnell):* zum Anschluß von Transplantaten.

Nahtmaterial: geflochtener Faden der Stärke 4-0 (3-0), beidseits mit gerader Nadel armiert; Feinadaptation mit monophilem Faden der Stärke 6-0.

– *Sehneneinflechtung (Pulvertaft):* zur Einflechtung von Transplantaten (Transposition). Die dünnere Sehne wird in die Sehne mit größerem Querschnitt eingeflochten.

Nahtmaterial: geflochtener Faden der Stärke 4-0, einseitig mit runder Nadel armiert; Feinadaptation mit monofilem Faden der Stärke 6-0.

Spezielles Instrumentarium: gebogene (gerade) Sehneneinflechtklemme.

Die Verletzungen der Strecksehnen im Bereich der Gelenke sind besonders schwerwiegend. Einerseits bestehen durch die selektiven Ansätze im Gelenkbereich unterschiedliche Spannungsverhältnisse, bei Beugung ist die Sehne in Gelenkhöhe ähnlich wie bei einem Hypomochlion lokal besonders belastet. Andererseits wird zusätzlich zu den genannten Problemen häufig

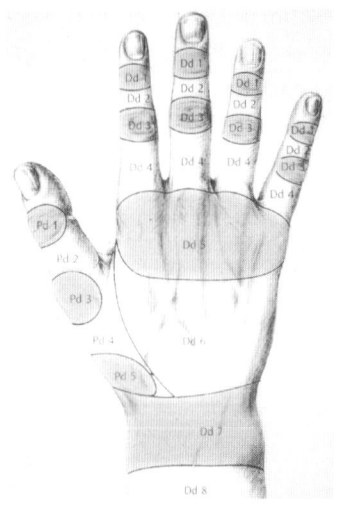

Abbildung 1. Zoneneinteilung der Strecksehnen der Hand. Modifizierte Zonenbezeichnung: Zonen der Strecksehnen zu den Langfingern: Dd 1-Dd 8; Zonen am Daumen: Pd 1-Pd 5. D = Digitus (Langfinger, Digiti II-V); P = Pollex (Daumen, Digitus I); d = dorsal (Dorsalseite der Hand).

auch das Gelenk selbst verletzt, dies erschwert die Versorgung wie auch die Rehabilitation. Dies hat Einfluß auf die Versorgung wie auch die Prognose dieser Verletzungen. Die Zoneneinteilung (Abb. 1) der Sehnenverletzungen dient als Grundlage für Behandlungsempfehlungen.

Die *Nachbehandlung* von Sehnennähten basiert auf einer relativ kurzen postoperativen Ruhigstellung, abhängig von der erzielten Nahtfestigkeit. Daran schließt eine belastungsarme Mobilisationsphase bis zur vollen Festigkeit der Sehne (Ende der 8. Woche) an. Die Rehabilitationsphase benötigt eine sorgfältige ergo- und/oder physiotherapeutische Behandlung und ärztliche Verlaufskontrollen.

Behandlung frischer Verletzungen

Zone Dd 1 und Dd 2

Einteilung der subkutanen Strecksehnenverletzungen in Zone Dd 1 und Dd 2

Typ I: Abriß der Streckaponeurose von der Basis der Endphalanx. Die Sehne ist distal der Einstrahlung der Ligg. retinacula obliqua Landsmeer (und somit mit diesen) abgerissen

Typ II: Ruptur der Streckaponeurose proximal der Einstrahlung der Ligg. retinacula obliqua Landsmeer

Typ III: Ausriß der Streckaponeurose mit einem kleinen dorsalen, ossären/kartilaginären Fragment aus der Basis der Endphalanx

Typ IV: Palmarer Verrenkungsbruch mit Instabilität des Endgelenkes durch Ausbruch eines großen dorsalen, gelenktragenden Fragmentes

Zone Dd 1

Abriß der Streckaponeurose (Typ I)

Konservative Behandlung

Geschlossene Strecksehnenverletzungen im Bereich des Endgelenkes der Langfinger und des Daumens können mit gutem Erfolg konservativ durch Anlegen einer Kunststoffschiene, die an den Druckstellen gepolstert ist, behandelt werden. An den Langfingern wird das Mittelgelenk eingeschlossen.

Befristung: knöcherne Ausrisse 5 Wochen, Sehnenrupturen 6 Wochen (Zone Dd 1) bzw. 8 Wochen (Zone Dd 2); Bewegungstherapie; volle Belastung Ende der 8. Woche. Bei palmaren Verrenkungsbrüchen des Endgelenkes (Typ IV) ist diese Behandlung im allgemeinen nicht geeignet.

Refixation mittels Ausziehnaht

Indikation: Abriß der Streckaponeurose von der Basis des Endgliedes; offene, gelenknahe Verletzungen.

Schnittführung: treppenförmig über dem Endgelenk.

Nahttechnik: Ausziehnaht. Transfixation des Endgelenkes in Streckstellung (Stift 1 mm).

Nachbehandlung: Ruhigstellung (palmare Gipslonguette, Fingerschiene) 4 Wochen; Entfernen des Stiftes Ende der 4. Woche; Mobilisationsbeginn mit Faden; Entfernen des Ausziehfadens Ende der 5. Woche; Bewegungstherapie; volle Belastung Ende der 8. Woche.

Ausriß der Streckaponeurose (Typ III)

Refixation mittels Ausziehdraht

Indikation: Abriß der Streckaponeurose von der Basis des Endgliedes oder Ausriß mit kleinem ossärem/kartilanginärem Fragment.

Schnittführung: treppenförmig über dem Endgelenk.

Nahttechnik: transossäre Fixation mittels Ausziehdraht. Transfixation des Endgelenkes in Streckstellung in Abhängigkeit von erreichter Stabilität (Stift 1 mm).

Nachbehandlung: Ruhigstellung (palmare Gipslonguette, Fingerschiene) 4 Wochen; Entfernung des Stiftes Ende der 4. Woche; Mobilisationsbeginn; Entfernen des Ausziehdrahtes Ende der 5. Woche; Bewegungstherapie; volle Belastung Ende der 6. Woche.

Refixation mittels Drahtnaht

Indikation: Ausriß der Streckaponeurose von der Basis des Endgliedes mit kleinem ossärem/kartilanginärem Fragment.

Schnittführung: treppenförmig über dem Endgelenk.

Nahttechnik: Drahtnaht (Draht der Stärke 0,5 mm). Transfixation des Endgelenkes in Streckstellung in Abhängigkeit von der durch die Drahtnaht erreichten Stabilität (Stift 1 mm).

Nachbehandlung: Ruhigstellung (palmare Gipslonguette, Fingerschiene) 4 Wochen; Entfernen des Stiftes Ende der 4. Woche; Bewegungstherapie; volle Belastung Ende der 6. Woche. Die Drahtnaht kann belassen werden.

Palmarer Verrenkungsbruch des Endgelenkes (Typ IV)

Stabilisierung mittels Stift in Rückbohrtechnik
Indikation: palmarer Verrenkungsbruch des Endgelenkes mit Instabilität durch Ausbruch eines großen dorsalen, gelenktragenden Fragmentes.
Schnittführung: treppenförmig über dem Endgelenk.
Operationstechnik: Bohren eines beidseits gespitzten Stiftes (Stift 0,8–1,2 mm) zentral durch die Bruchfläche an der Endphalanx; Umsetzen der Bohrmaschine und Zurückziehen des Stiftendes in die Endphalange; Reposition des Endgelenkes und des Fragmentes; in Streckstellung des Gelenkes und unter dorsalem und palmarem Druck (Reposition des Fragmentes und des Gelenkes!) Rückbohren des Stiftes durch das Fragment und durch das Endgelenk.
Nachbehandlung: Ruhigstellung (palmare Gipslonguette, Fingerschiene) 4 Wochen; Entfernen des Stiftes Ende der 4. Woche. Falls nach dieser Zeit radiologisch noch keine sichere knöcherne Heilung erkennbar, Entfernen des Stiftes und weitere Ruhigstellung mittels angepaßter Fingerschiene wie zur konservativen Behandlung für weitere 1–2 Wochen; Bewegungstherapie; volle Belastung Ende der 6. Woche.

Zone Dd 2

Geschlossene Ruptur der Streckaponeurose (Typ II)

Konservative Behandlung

Geschlossene Verletzungen können mit gutem Erfolg konservativ behandelt werden. Ruhigstellung für 8 Wochen mittels angepaßter Schiene (die Heilungsdauer ist in dieser Zone länger als in Zone Dd 1); Bewegungstherapie; zunehmende Belastung.

Offene Verletzung der Streckaponeurose

Sehnennaht
Indikation: offene Verletzungen und veraltete subkutane Rupturen der Streckaponeurose; seltener frische gedeckte Rupturen.
Schnittführung: gewinkelt über Mittelglied und Endgelenk.
Nahttechnik: U-Nähte. Transfixation des Endgelenkes in Streckstellung (Stift 1 mm).
Nachbehandlung: Ruhigstellung (palmare Gipslonguette, Fingerschiene) insgesamt 6 Wochen; Entfernen des Stiftes Ende der 4. Woche; weitere Ruhigstellung mittels angepaßter Fingerschiene wie zur konservativen Behandlung für weitere 2 Wochen; Bewegungstherapie; volle Belastung Ende der 8. Woche.

Zone Dd 3 und Dd 4

Isolierter Abriß/knöcherner Ausriß/gedeckte Ruptur der Pars medialis des Tractus intermedius

Konservative Behandlung

Die isolierte gedeckte Ruptur der Pars medialis des Tractus intermedius (Zone Dd 3) kann mit gutem Erfolg konservativ behandelt werden. Die Pars lateralis des Tractus intermedius und der Tractus lateralis müssen jedoch intakt sein. Klinischer Hinweis bei der Erstuntersuchung dafür ist, daß der im Mittelgelenk passiv gestreckte Finger aktiv in Streckstellung gehalten werden kann. Behandlung: 6 Wochen angepaßte Fingerschiene für Grund- und Mittelglied, die das Mittelgelenk in Streckstellung hält; über dem Mittelgelenk gepolsterter Klettverschluß; mit der Schiene Bewegungsübungen für das Grund- und Endgelenk; nach Abnahme der Schiene Bewegungstherapie auch des Mittelgelenkes; volle Belastung Ende der 8. Woche.

Refixation mittels Ausziehnaht
Indikation: geschlossene und offene Strecksehnenverletzungen.
Schnittführung: bogenförmige Umschneidung des Mittelgelenkes bei geschlossenen Verletzungen; treppenförmige Erweiterung der primären Wunde bei offenen Verletzungen.
Nahttechnik: Ausziehnaht über gewinkelte Bohrkanäle an der Basis des Mittelgliedes. Transfixation des Mittelgelenkes in Streckstellung (Stift 1 mm).
Nachbehandlung: Ruhigstellung (palmare Gipslonguette, angepaßte Fingerschiene) insgesamt 6 Wochen; Entfernen des Stiftes Ende der 4. Woche; dann Ruhigstellung des Mittelgelenkes mittels angepaßter Fingerschiene wie zur konservativen Behandlung für weitere 2 Wochen, Bewegungsübungen an Grund- und Endgelenk; Entfernen des Ausziehfadens Ende der 5. Woche; nach Abnahme der Schiene Bewegungstherapie auch des Mittelgelenkes; volle Belastung Ende der 8. Woche.

Sehnennaht
Indikation: geschlossene und offene Strecksehnenverletzungen.
Schnittführung: bogenförmige Umschneidung des Mittelgelenkes bei geschlossenen Verletzungen; treppenförmige Erweiterung der primären Wunde bei offenen Verletzungen.
Nahttechnik: U-Nähte. Getrennte Nähte für die einzelnen Sehnenanteile, um das unterschiedliche Gleiten nicht zu behindern. Die Länge der einzelnen Sehnenanteile muß exakt wiederhergestellt werden, sonst besteht die Gefahr der Bewegungsstörung am Endgelenk; Transfixation des Mittelgelenkes in Streckstellung (Stift 1 mm).
Nachbehandlung: Ruhigstellung (palmare Gipslonguette, angepaßte Fingerschiene) insgesamt 6 Wochen; Entfernen des Stiftes Ende der 4. Woche, dann Ruhigstellung des Mittelgelenkes mittels angepaßter Fingerschiene wie zur konservativen Behandlung für weitere 2 Wochen, Bewegungsübungen an Grund- und Endgelenk; nach Abnahme der Schiene Bewegungstherapie auch des Mittelgelenkes; volle Belastung Ende der 8. Woche.

Abriß/knöcherner Ausriß/gedeckte Ruptur/Durchtrennung des Tractus intermedicus

Refixation mittels Ausziehnaht: siehe oben
Refixation mittels Drahtnaht: siehe oben
Sehnennaht: siehe oben

Zone Dd 5

Durchtrennung der Strecksehne in Höhe des Grundgelenkes

Sehnennaht mittels U-Nähten
Indikation: geschlossene und offene Strecksehnenverletzungen.
Schnittführung: bogenförmige Umschneidung des Grundgelenkes bei geschlossenen Verletzungen; treppenförmige Erweiterung der primären Wunde bei offenen Verletzungen.
Nahttechnik: U-Nähte.
Nachbehandlung: Ruhigstellung (palmare Gipslonguette, Fingerschiene) 5 Wochen; Bewegungstherapie; volle Belastung Ende der 8. Woche.

Sehnennaht mittels Ausziehnaht
Indikation: geschlossene und offene Sehnenverletzungen.
Schnittführung: bogenförmige Umschneidung des Grundgelenkes bei geschlossenen Verletzungen; treppenförmige Erweiterung der primären Wunde bei offenen Verletzungen.
Nahttechnik: Ausziehnaht.
Nachbehandlung: Ruhigstellung (palmare Gipslonguette, Fingerschiene) 4 Wochen; Mobilisationsbeginn mit dem Faden; Entfernen des Ausziehfadens Ende der 5. Woche; volle Belastung Ende der 8. Woche.

Zone Dd 6

Durchtrennung der Strecksehne proximal der Connexus intertendinei

Sehnennaht mittels modifizierter Kirchmayr-Naht
Indikation: gedeckte und offene Sehnenverletzungen.
Schnittführung: treppenförmige Erweiterung der primären Wunde.
Nahttechnik: modifizierte Kirchmayr-Naht. Auch andere Nahttechniken, wie U-Nähte bzw. eine Ausziehnaht, eignen sich zur Versorgung in dieser Zone.
Nachbehandlung: Ruhigstellung (palmare Gipslonguette, Fingerschiene) 4 Wochen; Bewegungstherapie; volle Belastung Ende der 8. Woche.

Defektverletzungen der Strecksehnen proximal der Connexus intertendinei

Überbrückung von Strecksehnendefekten
Indikation: Strecksehnendefekt, Sehnenretraktion nach veralteten Verletzungen.
Schnittführung: treppenförmige Erweiterung der Wunde.
Operationsprinzip: Überbrückung des Defektes durch Transposition einer Ersatzsehne (Sehne des M. extensor indicis oder des M. extensor digiti minimi), einen Span der Nachbarsehne oder ein freies Transplantat (Sehne des M. palmaris longus oder des M. plantaris); Einziehen der Ersatzsehne in die Sehnenenden.
Nachbehandlung: Ruhigstellung (palmare Gipslonguette) 5 Wochen; Bewegungstherapie; volle Belastung Ende der 8. Woche.

Zone Dd 7

Durchtrennung der Strecksehnen am Handgelenk

Sehnennaht
Indikation: alle Strecksehnenverletzungen in dieser Zone.
Schnittführung: treppenförmige Erweiterung der Wunde.
Operationstechnik: Aufklappen des Retinaculum extensorum von ulnar her unter Einbeziehen der verletzungsbedingten Durchtrennung. Nach Sehnennaht Verschluß der Sehnenfächer durch Rücknaht des Retinaculum extensorum. Während der Ruhigstellung im Gipsverband (in Funktionsstellung der Hand) sollten die Nahtstellen der Sehnen und des Retinaculum extensorum nicht übereinander zu liegen kommen, es besteht die Gefahr der Verwachsung. Dies muß bereits *intraoperativ* geprüft und vorbereitet werden! Falls nötig, ist eine Teilresektion oder ein «Verziehen» des Retinakulums mit Z-förmiger Erweiterung durchzuführen.
Nahttechnik: modifizierte Kirchmayr-Naht oder Schnürsenkelnaht.
Nachbehandlung: Ruhigstellung (palmare Gipslonguette) 5 Wochen; Bewegungstherapie; volle Belastung Ende der 8. Woche.

Zone Dd 8

Durchtrennung der Strecksehnen am Unterarm

Sehnennaht
Indikation: alle Strecksehnenverletzungen in dieser Zone.
Schnittführung: Erweiterung der Wunde.
Nahttechnik: modifizierte Kirchmayr-Naht oder Schnürsenkelnaht.
Beachte: In dieser Zone besteht bei Bewegungen eine große Gleitamplitude der Sehnen; die Nahtstellen werden außerordentlich belastet. Daher sind stärkeres Nahtmaterial und längere Ruhigstellungszeit erforderlich. Wenn möglich, werden die Nahtstellen mit Gewebe aus der Umgebung (Muskulatur, Fettgewebe) ummantelt, um Verwachsungen zu vermeiden.

Nachbehandlung: Ruhigstellung (palmare Gipslonguette) 6 Wochen; Bewegungstherapie; volle Belastung Ende der 8. Woche.

Zone Pd 1 und Pd 2

Geschlossene Sehnenruptur am Daumen

Konservative Behandlung
Die geschlossenen Strecksehnenverletzungen in Zone Pd 1 und Pd 2 können wie in Zone Dd 1 und Dd 2 bei gleichen Ruhigstellungszeiten mit gutem Erfolg konservativ behandelt werden. Für eine primäre Sehnennaht besteht bei geschlossenen Verletzungen in diesen Zonen nur in besonderen Fällen eine Notwendigkeit.

Offene Sehnenverletzungen

Sehnennaht: siehe unten

Zone Pd 3 bis Pd 5

Sehnennaht
Indikation: gedeckte und offene Strecksehnenverletzungen in den Zonen Pd 1–Pd 5.
Schnittführung: treppenförmige Erweiterung der Wunde.
Nahttechnik: Ausziehnaht; U-Nähte; modifizierte Kirchmayr-Naht. Transfixation des Endgelenkes in Streckstellung je nach Festigkeit der Naht (Stift 1 mm).
Nachbehandlung: Ruhigstellung (Daumenschiene) insgesamt 6 Wochen; Entfernen des Stiftes Ende der 4. Woche; weitere Ruhigstellung mittels modifizierter Fingerschiene wie zur konservativen Behandlung für weitere 2 Wochen; Bewegungstherapie; volle Belastung Ende der 8. Woche.

Behandlung veralteter Verletzungen

Zonen Dd 1, Dd 2 und Pd 1

Narbenbedingte Insuffizienz der Streckaponeurose im Endgelenkbereich: «Hammerfinger»

Rekonstruktion der Streckaponeurose durch Narbenraffung
Indikation: aktiver Streckdefekt der Endgelenke des Daumens oder der Langfinger, bedingt durch eine narbige Verlängerung der Streckaponeurose in diesem Bereich. Voraussetzung

für eine Korrektur dieser ausschließlich lokalen Schädigung sind eine passiv freie Beweglichkeit des Endgelenkes sowie eine wenn auch narbig veränderte Kontinuität des Streckapparates.

Schnittführung: treppenförmige Schnittführung über dem Endgelenk.

Operationstechnik: schiffchenförmige Exzision von Narbengewebe in Gelenkhöhe. An den Rändern bleibt das Gewebe intakt. Die Höhe der Exzision ist abhängig vom Ausmaß des Streckdefektes. Für einen Streckdefekt von 30° werden ca. 2 mm Narbengewebe entfernt. Sekundärnaht der Streckaponeurose; temporäre Transfixation des Endgelenkes (Stift 1 mm) in Streckstellung.

Nachbehandlung: Ruhigstellung (palmare Gipslonguette, Fingerschiene) insgesamt 6 Wochen; Entfernen des Stiftes Ende der 4. Woche; weitere Ruhigstellung mittels modifizierter Fingerschiene wie zur konservativen Behandlung für weitere 2 Wochen; Bewegungstherapie; volle Belastung Ende der 8. Woche.

Komplikationen: Wenn die Nahtstelle nicht über dem Gelenk (Gelenkknorpel) liegt, kommt es häufiger zur Verwachsung. Eine zu ausgedehnte Narbenexzision verhindert die Sehnenadaptation und damit eine stabile Naht. Eine Transfixation des Endgelenkes in Überstreckung kann zu einer Beugebehinderung führen.

Zone Dd 3

Narbenbedingte Insuffizienz des Tractus intermedius: «Knopflochdeformität»

Rekonstruktion des Tractus intermedius mittels Umklappplastik

Indikation: narbige Insuffizienz oder Defekt des Tractus intermedius bei intaktem Tractus lateralis und passiv freier Beweglichkeit der Interphalangealgelenke; eignet sich besonders bei kleineren Vernarbungen oder Defekten.

Schnittführung: bogenförmige Umschneidung des Mittelgelenkes bis zum proximalen Drittel des Grundgliedes. Bei der Präparation sind die Gleitschichten besonders zu beachten.

Operationstechnik: Präparation eines zentralen Sehnenstreifens aus der Pars medialis des Tractus intermedius; er verbleibt distal gestielt und verjüngt sich nach proximal. Umschlagen des Sehnenstreifens. Kräftige Sicherungsnähte (U-Nähte) an der Umschlagstelle; Insertion des Sehnenstreifens an der Basis der Mittelphalanx (Sehnenrest, Periost, gewinkelte Bohrkanäle). Die vorbestehende Narbenbrücke über dem Mittelgelenk wird als Gleitschicht belassen. Verschluß der Sehnenlücke am Grundglied durch Adaptationsnähte. Temporäre Transfixation des Mittelgelenkes (Stift 1 mm) in Streckstellung.

Nachbehandlung: Ruhigstellung (palmare Gipslonguette, Fingerschiene) durch insgesamt 6 Wochen; Entfernen des Stiftes Ende der 4. Woche; dann Ruhigstellung mittels modifizierter Schiene wie zur konservativen Behandlung für weitere 2 Wochen; Bewegungsübungen in Grund- und Endgelenk; nach Entfernung der Schiene Bewegungstherapie auch im Mittelgelenk; volle Belastung Ende der 8. Woche.

Komplikationen: Zu enge oder zu starke Bohrungen an der Basis des Mittelgliedes führen zur Schwächung der Knochenbrücke und somit zu einer insuffizienten distalen Verankerung. Sehnengewebe und Nähte an der Umschlagstelle des Sehnenstreifens müssen sehr stabil sein, eine Dehiszenz führt zum Streckverlust.

Rekonstruktion des Tractus intermedius mittels Sehnentransplantat

Indikation: narbige Insuffizienz oder Defekt des Tractus intermedius bei intaktem Tractus lateralis und passiv freier Beweglichkeit der Interphalangealgelenke; eignet sich besonders bei ausgedehnten Vernarbungen oder Defekten.

Schnittführung: bogenförmige Umschneidung des Mittelgelenkes bis zum proximalen Drittel des Grundgliedes. Bei der Präparation sind die Gleitschichten besonders zu beachten.

Operationstechnik: Durch gewinkelte Bohrlöcher (ca. 2,5 mm) an der Basis der Mittelphalanx wird ein Span der Sehne des M. palmaris longus eingezogen; in Gelenkhöhe das Transplantat überkreuzt und in den Tractus lateralis der Aponeurosis dorsalis eingenäht. Die vorbestehende Narbenbrücke über dem Mittelgelenk wird als Gleitschicht belassen. Temporäre Transfixation des Mittelgelenkes (Stift 1 mm) in Streckstellung.

Nachbehandlung: Ruhigstellung (palmare Gipslonguette, Schiene) durch insgesamt 6 Wochen; Entfernen des Stiftes Ende der 4. Woche; dann Ruhigstellung mittels modifizierter Schiene wie zur konservativen Behandlung für weitere 2 Wochen; Bewegungsübungen in Grund- und Endgelenk; nach Entfernung der Schiene Bewegungstherapie auch im Mittelgelenk; volle Belastung Ende der 8.Woche.

Komplikationen: Zu enge oder zu starke Bohrungen an der Basis des Mittelgliedes führen zur Schwächung der Knochenbrücke und somit zu einer insuffizienten distalen Verankerung. Eine zu feste oder zu schwache Justierung des Tractus lateralis durch das Transplantat führt zur Bewegungseinschränkung.

Zone Dd 8

Ruptur der Sehne des M. extensor pollicis longus

Extensor-indicis-Transfer

Indikation: subkutane Ruptur der Sehne des M. extensor pollicis longus in Zone Dd 8 bzw. veraltete Verletzungen dieser Sehne proximal der Zone Pd 4. Die Sehne des M. extensor indicis kann auch zum Ersatz anderer Strecksehnen der Hand verwendet werden.

Schnittführung: a) längsgerichtete Inzision über dem 1. Mittelhandknochen; b) bogenförmige Inzision proximal und ulnar des Zeigefingergrundgelenkes (Abtrennen der Sehne des M. extensor indicis); c) kurze quere Inzision am distalen Ende des 4. Strecksehnenfaches (Umlenken der Sehne des M. extensor indicis).

Operationstechnik: Präparation der Sehne des M. extensor pollicis longus (distaler Sehnenstumpf) in Höhe des 1. Mittelhandknochens. Darstellen und Abtrennen der Sehne des M. extensor indicis ca 1,5 cm proximal des Zeigefingergrundgelenkes. Das verbleibende distale Ende wird an die Sehne des M. extensor digitorum II angenäht. Lösen der Sehne des M. extensor indicis mittels stumpfem Sehnenstripper bis zum Retinaculum extensorum. Mit feiner Faßzange wird diese Sehne palmar der Sehne des M. extensor digitorum II aber dorsal der radialen Handgelenkstrecker zum 1. Mittelhandknochen geführt. Durchflechtungsnaht der beiden Sehnen.

Nachbehandlung: Ruhigstellung (Unterarm-Daumen-Gipsverband, Daumenschiene) für 4 Wochen; Bewegungstherapie; volle Belastung Ende der 8. Woche.

Komplikationen: Eine Einflechtung zu nahe am Daumengrundgelenk führt zur Bewegungseinschränkung (Zugrichtung!), die Vereinigung der beiden Sehnen sollte daher möglichst proximal erfolgen. Die ungenügende Adaptation des distalen Stumpfes der Sehne des M. extensor indicis an die Sehne des M. extensor digitorum II kann zur Instabilität der Strecksehne und zu einem Streckdefekt am Zeigefinger führen.

Die Sehne des M. extensor digitorum II eignet sich nicht für diese Transposition!

Literatur

1   Geldmacher J, Köckerling F: Sehnenchirurgie. München – Wien – Baltimore, Urban und Schwarzenberg, 1992.

2   Pechlaner S, Hussl H, Kerschbaumer F: Operationsatlas Handchirurgie. Stuttgart – New York, Georg Thieme, 1998, pp 179–222.

3   Schmidt HM, Lanz U: Chirurgische Anatomie der Hand. Stuttgart, Hippokrates, 1992.

4   Tsuge K: Atlas der Handchirurgie. Stuttgart, Hippokrates, 1990, pp 343–368.

5   Verdan CE; in Wachsmuth W, Wilhelm A (Hrsg): Die Operationen an den Extremitäten: Die Operationen an der Hand; in Zenker R, Heberer G, Hegemann G: Allgemeine und spezielle chirurgische Operationslehre. Berlin – Heidelberg – New York, Springer, 1972, Band 10, Teil III; pp 286–368.

6   Wilhelm A; in Nigst H, Buck-Gramcko D, Millesi H: Handchirurgie. Stuttgart – New York, Georg Thieme, 1983, Band II, pp 38.1–38.33.

IV. Der Handgelenkschmerz

Chirurgie. München, Sympomed, 1998, vol 3, pp 184–189.

Ulnocarpales Impingementsyndrom

W. Grechenig

Universitätsklinik für Unfallchirurgie, LKH Graz, Österreich

Einleitung

Der chronische, nicht durch ein eindeutiges Trauma bedingte Schmerz an der ulnaren Seite des Handgelenkes kann sowohl in bezug auf die Diagnose als auch auf das therapeutische Vorgehen Schwierigkeiten bereiten. Eine exakte klinische Untersuchung, das Wissen um die differenzierte Anatomie und Biomechanik sowie der Einfluß physiologischer Bewegungsabläufe auf den ulnocarpalen Kraftfluß gelten als Grundlage einer differenzierten, stadiengerechten Therapieplanung. Durch eine chronische Drucküberbelastung im ulnocarpalen Bandapparat mit vermehrter Kompression der Strukturen zwischen Ulnaköpfchen einerseits und Lunatum und Triquetrum auf der anderen Seite kommt es zu fortschreitenden degenerativen Veränderungen der Bandstrukturen, der Knorpeloberfläche und der Gelenk- und Kapselbänder.

In der Differentialdiagnose müssen isolierte Instabilitäten des distalen Radioulnargelenkes mit und ohne sekundäre Arthrose ebenso berücksichtigt werden als auch ein Kompressionssyndrom des Nervus ulnaris in der Guyonschen Loge oder ein Carpaltunnelsyndrom mit atypischer Symptomatik. Weiters müssen primäre chronische Bandinstabilitäten, Intercarpalarthrosen und eine Subluxation der Extensor-carpi-ulnaris-Sehne in Betracht gezogen werden, weiterhin chronisch entzündliche Gelenkerkrankungen bei Polyarthrose, Ablagerung von Harnsäurekristallen bei Gicht oder Weichteiltumoren (okkulte Ganglien).

Ätiologie

– Die häufigste Ursache ergibt sich nach fehlverheilter Radiusfraktur an typischer Stelle, welche zu einem relativen Ulnavorschub geführt hat. Durch die Kompression der Spongiosa durch das Trauma und Zersplitterung der dorsalen bzw. palmaren Radiuskortikalis kommt es nach Reposition zu einer echten Knochenlücke. Hieraus resultiert die Tendenz zur Redislokation und posttraumatischen Fehlstellung mit bekanntem Ulnavorschub (Abb. 1)

– Hypertropher posttraumatischer Processus styloideus ulnae, Pseudarthrose

– Z. n. Radiusköpfchenresektion mit proximaler Migration des Radius und dadurch bedingtem relativem Ulnavorschub

– Madelungsche Deformität

– Z. n. Unterarmfraktur mit Längenverlust am Radius

– Z. n. kindlichem Trauma mit vorzeitigem Epiphysenschluß

– gesteigerte axiale Kraftübertragung, z. B. bei Turnern

– eine angeborene Ulna-Plus-Variante

– chronische Überbelastung im Sport (z. B. Gewichtheben, Motocrossfahren) (Abb. 2)

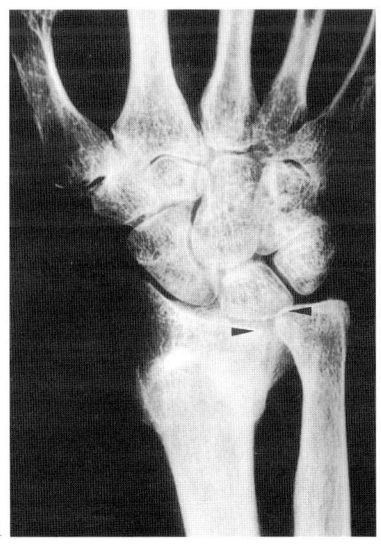

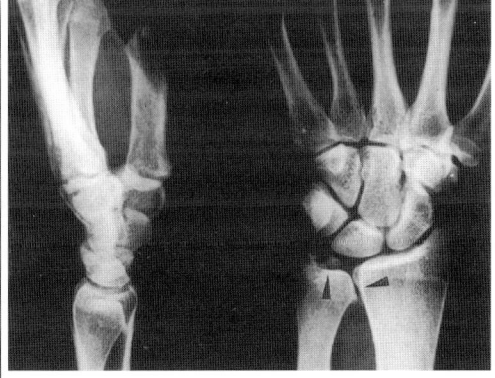

Abbildung 1. Ulnocarpales Impingement bei posttraumatischem Ulnavorschub bei in Fehlstellung verheilter Radiusfraktur an typischer Stelle. Die Länge des posttraumatischen Ulnavorschubes ist mit Pfeilen markiert.

Abbildung 2. Röntgen Handgelenk ap und seitlich bei einem Patienten mit chronischem ulnocarpalem Impingement. Es zeigt sich eine Verkalkung im Bereich des Discus articularis sowie eine deutliche Arthrose im distalen Radioulnargelenk.

– Wichtig ist darauf hinzuweisen, daß eine sogenannte dynamische Ulna-Plus-Variante vorliegen kann, welche bei Patienten mit Neutralstellung der Ulna zu Beschwerden und Überlastung im ulnocarpalen Bandapparat führen kann. Pronation, Faustschluß (besonders bei gestrecktem Ellbogen) können zu einer dynamischen Ulnaverlängerung von bis zu 2 mm führen

– nach Radiusverkürzungsosteotomie in der Behandlung von Lunatummalazie Stadium I–II und nach Handgelenkarthrodesen

Nach Untersuchungen von Palme und Werner laufen ca. 20 % der axialen Kraftübertragung am Unterarm über die Ulna an den Carpus. Eine relative Verlängerung an der Ulna von 2,5 mm führt zu einer Zunahme der Kraftübertragung auf 42 %, eine Verkürzung der Ulna um 2,5 mm zu einer Reduktion der Kraftübertragung auf 4 %. Bei relativer Verlängerung der Ulna gegenüber dem Radius führt diese chronische Drucküberlastung zu degenerativen Veränderungen im Bereich des TFCC mit zentralen Rupturen (Abb. 3), Diskuslappenbildungen und Desinsertionen. Daraus resultiert eine chronisch-ulnocarpale Synovialitis.

Bei Fortschreiten der Erkrankung kommt es zu chondromalazischen Schäden an Lunatum, Triquetrum und Ulnaköpfchen. Die zunehmende ulnocarpale Chondromalazie führt zu Instabilitäten zwischen Lunatum und Triquetrum und Instabilität der ulnocarpalen Bänder und zu fortschreitender ulnocarpaler Arthrose (Abb. 4).

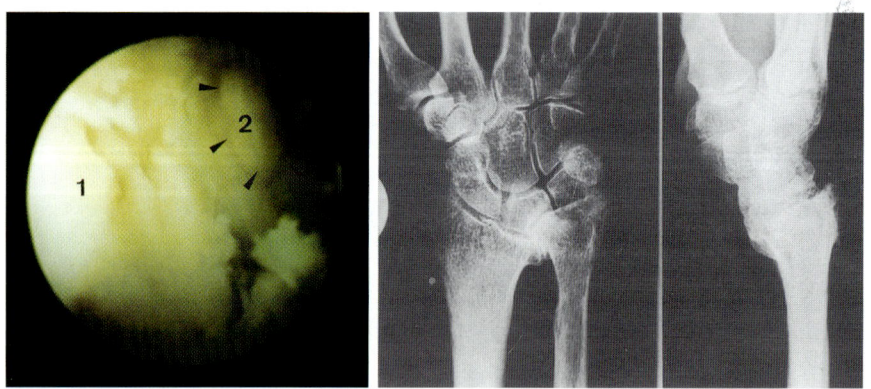

3
4

Abbildung 3. Arthroskopisches Bild bei ulnocarpalem Impingement mit zentraler Diskusruptur und lokalen Verwachsungen bei Z. n. alter Radiusfraktur. 1 markiert die Gelenkfläche des Radius, 2 das Ulnaköpfchen, welches durch die zentrale Diskusruptur (der Rand ist mit Pfeilen markiert) bei der Radiocarpalarthroskopie zur Darstellung kommt.

Abbildung 4. Ausgeprägte Arthrose im Bereich des distalen Radioulnargelenkes und ulnocarpalem Gelenkbereich mit ausgeprägtem Ulnavorschub bei Z. n. alter, in Fehlstellung verheilter Radiusfraktur.

Bedingt durch die Fehlstellung im distalen Radioulnargelenk nach Radiusfraktur entwickelt sich eine degenerative Arthrose und Instabilität des distalen Radioulnargelenkes. Die degenerativen Veränderungen und Beschwerden im Ulnocarpalraum und distalen Radioulnargelenk können nebeneinander oder miteinander in Zusammenhang mit Fehlstellungen entstehen.

Diagnostik

Ziel der klinischen Untersuchung ist es nun, den Schmerz im Ulnocarpalbereich zu differenzieren und anatomischen Strukturen zuzuordnen, um eine stadiengerechte Therapie einzuleiten. Die Differenzierung zwischen Arthrosen und Instabilitäten des distalen Radioulnargelenkes von isolierten Impingementbeschwerden erscheint wichtig. Die Anamnese gibt Hinweise auf Natur und Dauer der Symptome, über die Abhängigkeit der Beschwerden von Aktivitäten und Funktionen, vorausgegangene oder frühere Verletzungen des Handgelenkes und über die Belastung während des Berufes und bei der täglichen Arbeit. Entscheidend ist die Fahndung nach alten Verletzungen des Unterarmes und Ellbogens, besonders im Wachstumsalter. Vor der klinischen Untersuchung wird der Patient aufgefordert, den typischen Schmerzmechanismus selbst auszulösen. Danach erfolgt durch Inspektion, Palpation und Funktionsprüfung eine genaue Schmerzlokalisation. Die Stabilität des distalen Radioulnargelenkes muß in beiden Extremstellungen – Pronation und Supination – im Seitenvergleich geprüft werden. Schmerzen bei Kompression von Radius und Ulna in der Sigmoidnotch sprechen für degenerative Veränderungen des distalen Radioulnargelenkes. Bei unklaren Befunden kann durch einen gezielten Lokalanästhesietest (unter Bildwandlerkontrolle) eine Differenzierung erfolgen.

Die typische Schmerzsymptomatik bei ulnocarpalem Impingementsyndrom ist gekennzeichnet durch eine Schmerzauslösung bei Ulnarduktion, Faustschluß und forcierter Unterarmumwendebewegung.

Obligat schließt sich nach der klinischen Untersuchung die Röntgendiagnostik des Handgelenkes in beiden Ebenen an, wobei die ap-Aufnahme unter Standard-Untersuchungsbedingungen durchzuführen ist. Diese erfolgt in 90°-Abduktionsstellung der Schulter, in 90°-Flexion des Ellbogens, Neutralstellung des Handgelenkes, wobei der Zielstrahl auf das Handgelenk gerichtet sein muß. Bei Verdacht auf Instabilitätsbeschwerden werden Funktionsaufnahmen oder evtl. eine direkte Funktionsprüfung unter Bildwandlerkontrolle durchgeführt. Pathologien des distalen Radioulnargelenkes sowie Subluxationen können am besten in der Computertomographie dargestellt werden.

Bei Verdacht auf Diskusläsionen kann die Arthrographie als invasive Untersuchungsmethode weiterhelfen. Bei entsprechender Erfahrung des Untersuchers und Qualität des Gerätes kann die MR-Untersuchung in der Abklärung von Diskusläsionen sowie Weichteilveränderungen im Ulnocarpalbereich wesentliche Befunde liefern.

Therapie

Patienten mit isoliertem ulnocarpalem Impingementsyndrom und fehlendem oder lediglich minimalem posttraumatischem Ulnavorschub reagieren oft günstig auf konservative Behandlungsmaßnahmen wie Immobilisation, nichtsteroidale Antirheumatika und entsprechende Lokalbehandlung sowie Vermeidung belastender Aktivitäten.

Bei Patienten mit einem radiologisch nachgewiesenen, relativen Ulnavorschub ohne Beteiligung des distalen Radioulnargelenkes kann eine Ulnaverkürzungsosteotomie zur Entlastung des ulnocarpalen Gelenkes indiziert sein. Die Ulnaverkürzungsosteotomie ist nur dann in Erwägung zu ziehen, wenn korrekte Gelenkverhältnisse am Radius vorhanden sind. Weiterhin sollte auch die anatomische Konfiguration und Stellung des DRUG berücksichtigt werden (präoperatives CT), um nicht nur eine erhöhte Spannung der radioulnaren Bänder eine Einschränkung der Umwendbewegung zu produzieren. Das Ausmaß der Ulnaverkürzung wird präoperativ aufgrund der Standard-Röntgenaufnahmen bestimmt, wobei eine Ulna-Null-Variante oder eine Ulna-Minus-Variante von 1–2 mm angestrebt wird. Ein Vergleichsröntgen der gesunden Seite ist obligat.

Bei posttraumatischem hypertrophem Ulnastyloid oder bei Ablagerungen (Gicht, Chondrocalcinose) kann eine lokale Exzision durchgeführt werden.

Bei Beschwerden, hervorgerufen durch degenerative Läsionen des Diskus und lokaler Synovialitis, können Eingriffe am TFCC erfolgen. Diese umfassen ein lokales Debridement, eine Refixation traumatischer Desinsertionen sowie partielle oder totale Diskusentfernungen. Diese Eingriffe sind sowohl arthroskopisch (Abb. 5) als auch offen möglich, wobei das arthroskopische Debridement die bekannten Vorteile bietet.

Bei Patienten mit arthroskopisch nachgewiesener degenerativer Diskusperforation und Ulnavorschub kann eine arthroskopische Waffle-Procedure (Scheibchen-Resektion) durchgeführt werden, wobei mit der Fräse

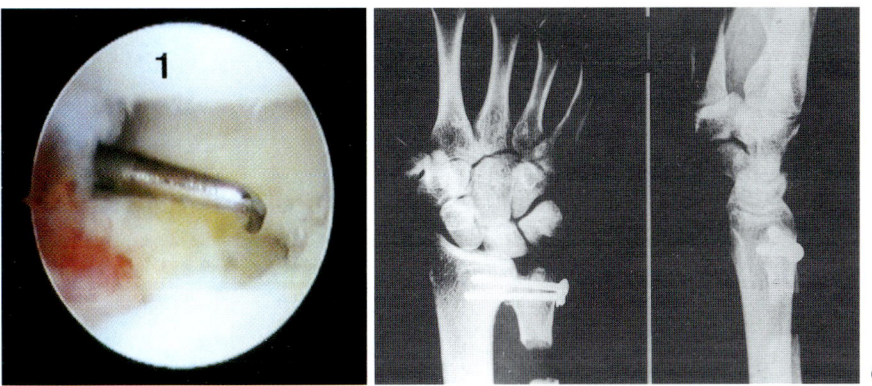

Abbildung 5. Handgelenkarthroskopie mit Darstellung einer radialseitigen Ruptur des Discus articularis. Das Häkchen liegt in der Ruptur. 1 markiert das Lunatum.

Abbildung 6. Arthrodese des distalen Radioulnargelenkes mit Segmentresektion der Ulna. Die Arthrodese ist mit 2 Kleinfragment-Spongiosaschrauben knöchern konsolidiert.

vom Radiocarpalgelenk aus durch die Diskusperforation die distalen 1 bis 2 mm (bis zu 4 mm) des Ulnaköpfchens entfernt werden können, wodurch eine Druckentlastung des Ulnacarpalgelenkbereiches resultiert.

Bei Beteiligung und Inkongruenz des distalen Radioulnargelenkes können eine Arthrodese des distalen Radioulnargelenkes mit Segmentresektion der Ulna nach Kapandji (Abb. 6), eine Ulnaköpfchenresektion oder eine ihrer zahlreichen Varianten, eine Hemiresektionsarthroplastik des Ulnaköpfchens nach Bauers oder eine Matched-Ulnaköpfchenresektion nach Watson durchgeführt werden. Diese Eingriffe führen sowohl zu einer Minderung der Kraftübertragung im Ulnocarpalbereich als auch zu einer Eliminierung der Beschwerden im DRUG durch die Beseitigung der Artikulation inkongruenter Gelenkanteile.

Chirurgie. München, Sympomed, 1998, vol 3, pp 190–199.

Die Sonographie als bildgebende Diagnostik an der Hand

H. Clement, W. Grechenig

Universitätsklinik für Unfallchirurgie, LKH Graz, Österreich

Einleitung

Die Hand, resp. beginnend vom distalen Drittel des Unterarmes über das Handgelenk, die Handwurzel, Mittelhand bis zu den Fingern, war bis vor wenigen Jahren durch die Sonographie als bildgebendem Verfahren vernachlässigt. Durch Andock-Probleme, geringe Auflösung im schallkopfnahen Bereich bzw. fehlender Auflösung in einem Bereich von unter 2 mm wurden für spezielle Fragestellungen die Computertomographie und die Kernspintomographie als Diagnostikum der Wahl verwendet. Mittlerweile ist durch die Einführung von hoch- und höchstauflösenden Schallköpfen mit einem Spektrum von 7,5–20 MHz, mit und ohne integrierter Vorlaufstrecke sowie der technischen Weiterentwicklung bezüglich der elektronischen Datenverarbeitung, die sonographische Darstellung feiner und feinster Strukturen wie Beuge- und Strecksehnen bis an ihren Ansatz an den Fingerendgliedern möglich, ebenso wie die sonographische Darstellung der Nerven am Unterarm sowie die Darstellung von Gefäßen mittels Farbdoppler bis in den Endgliedbereich. Hinzu kommen der wesentliche Vorteil der Möglichkeit der dynamischen Untersuchung mit dem ebenso jederzeit möglichen Seitenvergleich, der fehlenden Belastung des Patienten durch Röntgenstrahlen, der Kostengünstigkeit und der Möglichkeit der Untersuchung durch den Erstuntersucher unmittelbar nach der klinischen Untersuchung bei entsprechender Übung.

Technische Anforderungen

Zur Durchführung der Untersuchung bzw. zur Darstellung der nachgenannten Strukturen sind folgende räumliche und gerätetechnische Ausstattungen wünschenswert:

1. Ein Untersuchungsraum, abdunkelbar, mit Platz für einen Schreibtisch, das Ultraschallgerät, eine Patientenliege mit Zugänglichkeit von beiden Seiten und diversen Rollen und Polster als Unterlags- und Stützmaterial, ein leicht verstellbarer Hocker, ein höhenverstellbarer kleiner Untersuchungstisch sowie ein ebenso gut verstellbarer Sessel für den Untersucher. Zusätzlich unbedingt vonnöten: Ultraschallgel, ein Gelkissen als variable Vorlaufstrecke sowie eine ausreichend dimensionierte Kunststoffwanne zur Untersuchung im Wasserbad.

2. Ultraschallgerät: Als Anforderung sind zu nennen ein modernes Digitalgerät mit DYCOM-Schnittstelle (mit entsprechender Software jederzeitiger Transfer der gespeicherten Bilder in die digitale Datenverarbeitung, PC, Internet etc.). Notwendig scheinen ein ausreichend dimensionierter interner Speicher, eine Cineloop-Funktion, ein ausreichend großer Farbbildschirm, eine Videoschnittstelle sowie ein schwarzweißer Thermosublimationsdrucker. Als Schallsondenausstattung sind für diese Untersuchung erforderlich als Minimum ein linearer Schallkopf mit mindestens einer Bandbreite von 7,5/10 Mhz und Farbdoppleroption (ein verbessertes Ergebnis ist noch möglich mit Linearschallsonden mit höherer Frequenz von 10–20 Mhz, wobei ab 15 Mhz eine integrierte Vorlaufstrecke zur Differenzierung der Cutis und Subcutis sinnvoll erscheint).

Als nützliche Zusatzausstattung haben sich erwiesen, ein vom Ultraschallgerät aus steuerbarer Videorecorder sowie ein Fußpedal zum Einfrieren gewünschter Bilder bzw. Bildsequenzen bei freier Verfügbarkeit beider Hände zur Untersuchung.

Methode

Es erfolgt die seitenvergleichende Untersuchung in Längs- und Querschnitten unter Verwendung teils eines Kontaktgels, teils eines Gelkissens und teilweise eines Wasserbades. Die zu untersuchende Hand bzw. der zu untersuchende Finger wird auf einem kleinen Tisch gelagert. Alle relevanten Abschnitte werden systematisch dargestellt, die Beurteilung wird durch Bewegung in den Gelenken und dynamische Darstellung (Entspannung und Spannung) der gleitenden Strukturen verbessert. Voranzustellen ist, daß am Beginn der sonographischen Untersuchung der Hand immer eine Übersichtseinstellung mit einer Ausgangsfrequenz von etwa 7,5 Mhz erfolgen sollte und anschließend mit zunehmend höheren Frequenzen bzw. höherfrequentierten Sonden die einzelnen Abschnitte begutachtet werden.

Die dynamische Untersuchung sollte hauptsächlich durch passive Bewegung erfolgen, da bei ohnedies großen Andockproblemen durch kleine Auflagefläche und noch kleineres Schallfenster eine ausreichende Beurteilbarkeit bei Eigenbewegungen durch den Patienten oft nicht gegeben ist.

Orthograde Anschallung: Besonders hinzuweisen ist bei der Beurteilung der Strukturen resp. ihrer Echogenität auf eine exakte orthograde Anschallung, da im Fingerbereich bereits eine Winkelabweichung von 5–10° von der optimalen parallelen und vertikalen Position zur untersuchenden Struktur zu Artefakten im Sinne von Schallabschwächung, Pseudokontinuitätsverlust führt, so daß die dargestellte Struktur nicht mehr ausreichend beurteilt werden kann (Abb. 1).

Als Ausgangserfahrungswerte wurden an unserer Klinik untersucht neben 30 anamnestisch gesunden Probanden zur vergleichenden Darstellung dieselben Strukturen an zehn, nach Prof. Thiel konservierten Leichenhänden des Anatomischen Institutes – in situ, auspräpariert und im Wasser bzw. Gelatinebad (ulnares Daumenseitenband, Beuge- und Strecksehnen).

Dargestellte Strukturen

Dargestellt werden konnten, gesichert von proximal des Handgelenkes nach distal aufgelistet, folgende Strukturen:

Beuge- und Strecksehnen

Besonders gut darstellen lassen sich die im Längsschnitt fibrillären und im Querschnitt retikulären Strukturen der Sehnen als echoreich bzw. echodichte Strukturen bei orthograder Anschallung. Durch passive und aktive Bewegung der Finger lassen sich nicht nur die einzelnen Beuge- und Strecksehnen voneinander differenzieren, sondern es können auch im Bereich der Fingergrundgelenke noch sichere Unterscheidungen zwischen oberflächlichen und tiefen Beugesehnenstrukturen getroffen werden. Die Zuordnung der Sehnen kann durch die dynamische Untersuchung erfolgen. Von der Unterarmmuskulatur sind die Sehnen nach distal durch den Carpalkanal bis zu ihren Ansätzen am Endglied (bei Beugesehnen) und bis zum Übergang in die Streckaponeurose im Bereich des Fingergrundgelenkes (Strecksehnen) zu verfolgen. Zwischen oberflächlichen und tiefen Beugesehnen finden sich schmale echoarme Streifen. Im Querschnitt läßt sich über dem proximalen Interphalangealgelenk die typische 3er Struktur der Beugesehnen mit den beiden Schenkeln der aufgespaltenen oberflächlichen und der tiefen Beugesehne darstellen. Im Mittelhandbereich liegen die Lumbricalmuskeln als im Querschnitt rundliche, echoarme Gebilde neben den Sehnen. Kreuz- oder Ringbändern konnten keine sicheren Strukturen zugeordnet werden.

Besonders zu beachten bei der Sonographie der Sehnen ist, daß die Untersuchung der Sehnen nur in gespanntem Zustand (durch passive Flexion bei Strecksehnen und Extension bei Beugesehnen) orthograd möglich ist. Bei den Beugesehnen im Finger-Bereich ist eine gerade Ausspannung aufgrund der Ring- und Kreuzbandstrukturen nicht möglich. Hier ist es wichtig, daß im Verlauf, entlang der Sehne durch entsprechendes Kippen des Schallkopfes, schrittweise die Sehne mit ihren typischen längsgerichteten Faserstrukturen im Längsschnitt orthograd eingestellt wird. Werden längere Bezirke dargestellt, so finden sich immer wieder an jenen Stellen, wo die parallele Ausrichtung zwischen Sehne und Schallkopf nicht gelingt, echoarme Areale. Diese Artefakte sollten nicht mit Pathologien resp. Rupturen verwechselt werden. Wie schon erwähnt, erfolgt die gesicherte Darstellung in diesen Bereichen durch die dynamische Untersuchung.

Sehnenscheiden

Bei den Untersuchungen zeigen sich individuell bei den Sehnenscheiden der Hand stark unterschiedliche Darstellbarkeit und Abgrenzbarkeit der Sehnenscheiden gegenüber dem umgebenden Gewebe und den Sehnen. Bei Darstellbarkeit der Sehnenscheide im Querschnitt zeigt sich eine echodichte, ringförmige Struktur, meist durch einen echoleeren – Flüssigkeit entsprechenden – Saum abgegrenzt vom retikulären Bild der Sehne. Die Abgrenzung zum umgebenden Weichteilgewebe ist unterschiedlich, teils scharf, teils ohne erkennbare Grenze. Das dynamische Gleiten einer binnenliegenden Sehne erleichtert die anatomische Zuordnung. Besonders bemerkt werden darf, daß an der Hohlhand bei Darstellung von Beugesehnen und Sehnenscheiden es häufig durch Schall-Ablenkungsartefakte sowohl im Längs- als auch Querschnitt zur Darstellung von echoarmen Arealen in und um die Sehnen kommt, welche nicht fehlgedeutet werden dürfen.

Muskulatur

Die kleinen Muskeln der Hand, vor allem im Thenar und Hypothenar, sind eingeschränkt durch dynamische Untersuchung zuzuordnen, jedoch durch die starke Septierung der einzelnen Muskeln mit fehlender deutlicher Abgrenzung meist weder in vivo noch am Leichenpräparat eindeutig zu identifizieren. Lediglich am Thenar zieht zwischen den Oberflächen- und tie-

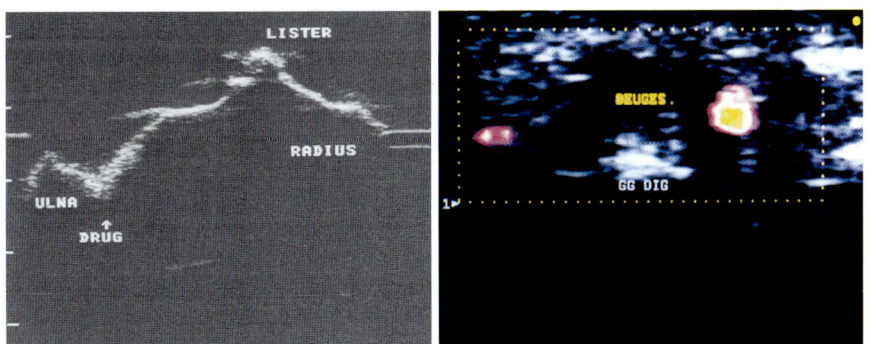

Abbildung 1. Knöchernes, isoliertes Handgelenk im Wasserbad. Dorsaler Querschnitt: Pseudousur beidseits am Abhang des Tuberculum Lister, Bogenartefarkte an knöchernen Kanten.
Abbildung 2. Querschnitt über einem Fingergrundgelenk beugeseitig. Darstellung der Arterien im Powermode.

fen Muskeln die Sehne des Musculus flexor pollicis longus zum Daumen, wodurch eine deutliche Grenze gezogen werden kann und zusätzlich durch die
umgebende Muskulatur diese Sehne besonders gut abgrenzbar macht und
mit ihrer typischen Binnenstruktur beispielhaft für alle langen Sehnen dargestellt werden kann. Lediglich die kleinsten Muskeln (Lumbricales) können
am besten durch ihre spulrunde Form im Querschnitt seitlich den Beugesehnen und Metacarpalien anliegend dargestellt werden. Grundsätzlich stellt
sich jedoch die Muskulatur als eher echoarme Struktur mit individuell unterschiedlicher Echodichte und Septierung dar, wobei durch die unterschiedlichen Faserzugrichtungen auch das Reflexmuster nicht typisiert werden
kann.

Knöcherne Strukturen

Eine Abgrenzung der Weichteilstrukturen gegen die knöcherne Struktur ist ohne Schwierigkeit möglich. Eine differenzierte Aussage über Struktur und Qualität des Knochens kann bekanntermaßen durch die Ultraschalluntersuchung nicht getroffen werden, jedoch Veränderungen der Knochenoberfläche, selbst im kleinen Ausmaß, können bei ausreichender Erfahrung
des Untersuchers dargestellt werden. Zu beachten ist lediglich bei schrägem
Auftreten der Schallwellen vor allem auf konvexe Oberflächen das Phäno-
men der Pseudousur, das zur Verwechslung mit Knochenoberflächendefek-
ten führen kann.

Bei Ausräumung von Andock-Problemen durch Untersuchung im Wasserbad kann auch das dynamische Spiel der Knochen zueinander an Finger
und Hand und Handwurzelgelenken gut dargestellt werden, wobei die Beurteilung des dynamischen Spiels der Handwurzelknochen gegeneinander – allein aufgrund der Ausrichtung zwischen Schallkopf und bewegter Hand –
höchst schwierig durchführbar ist.

Nerven

Von den zur Untersuchung in Frage kommenden Nerven, nämlich dem
Nervus medianus und dem Nervus ulnaris, konnte bei unseren Untersuchungen lediglich der Nervus medianus sowohl im Längs- als auch im Querschnitt bis zu seiner Aufzweigung in der Hohlhand in die Fingernerven dargestellt werden. Er zeigt sich im Querschnitt als ovales, echoinhomogenes,
bis zu 1,6 cm in Breite und 5 mm in Tiefe sich ausdehnendes, meist gut ab-

grenzbares Gebilde. Bei guter Darstellbarkeit im Querschnitt im Bereich knapp proximal des Carpaltunnels, scheint auf den ersten Blick eine Unterscheidung zwischen Beugesehnen und Nerv nicht möglich. Bei genauer Evaluierung erscheint jedoch die retikuläre Textur des Nervus medianus im Querschnitt gröber mit etwas geringerer Echogenität als die der Beugesehnen. Der Nerv wird von einem hellen Reflexband umgeben. Im Längsschnitt ist die Unterscheidung der Nerven zu den benachbarten Weichteilen wie Sehnen, meist nur durch die dynamische Untersuchung möglich, wobei die Abgrenzung zur Sehne des Musculus palmaris longus und des Musculus flexor carpi radialis durch deren eingeschränktes Gleitverhalten bei Kontraktion unsicher ist.

Die sich vom Nervus medianus aufteilenden Endäste sind nach distal unterschiedlich weit verfolgbar, meist im Bereich ab dem Fingergrundgelenk von ihrer Umgebung nicht mehr sicher differenzierbar.

Gefäße

Am eindrucksvollsten durch die technische Weiterentwicklung der Prozessoren und Schallköpfe ist der Fortschritt der Darstellbarkeit der Gefäße. Arteria radialis, Arteria ulnaris, oberflächlicher Hohlhandbogen, Fingerarterien bis in den Bereich des distalen Interphalangealgelenkes sind im Farbdopplermodus eindeutig identifizierbar, im Bereich der Fingerendphalanx auch noch ohne weiteres mittels Dopplersonographie als arterielle Gefäße eindeutig identifizierbar (Abb. 2). Bei gleichzeitig ablaufenden, höchstauflösenden B-mode-Bildern ohne Farbmodus kann dagegen die Unterscheidung zu den umgebenden Weichteilen bereits knapp distal des Hohlhandbogens oft nicht mehr getroffen werden. Venöse Strukturen sind nur in Einzelfällen und bei Stauung diagnostizierbar, da der Auflagedruck der Ultraschallsonde bei ihnen, aber auch bei kleineren Arterien zu einer Kompression und damit zu einem Sistieren der dopplersonographisch nachzuweisenden Durchströmung führt.

Gelenkknorpel, Wachstumsknorpel, Wachstumsfugen

Vor allem im Fingergrund- und Fingergelenkbereich können durch die dynamische Untersuchung weite Teile der Gelenkoberfläche mit höchstauflösenden Schallköpfen in entsprechender Vergrößerung dargestellt und auch ihre Oberflächenbeschaffenheit untersucht werden. Besonders ein-

drucksvoll erscheint hier die Darstellung des wachsenden Knochens mit seinen angelegten Knochenkernen (echodichte Strukturen) und den umgebenden echoarmen und im Gegensatz zu knöchernen Strukturen schalldurchläs-
sigen Strukturen.

Haut

Die Beschaffenheit der Cutis und Subcutis ist allein bei der klinischen
Beurteilung von Mensch zu Mensch stark verschieden, um so mehr gilt dies
auch für die Ultraschall-Untersuchung, wo individuell unterschiedlich eine
Absorption und Reflexion an der Haut ganz besonders bei Narben festgestellt werden muß. Dadurch spielt die Haut als Fenster zu den darunterliegenden Strukturen eine ganz wesentliche Rolle in bezug auf die qualitative
Darstellung der darunterliegenden Weichteile und sie ist es, die eine indivi-
duelle Einstellung des Gerätes zur Optimierung des Bildes von Patient zu
Patient notwendig macht.

Gut darstellbare pathologische Veränderungen

Flüssigkeitsansammlungen

Domäne des Ultraschalles ist das Auffinden von Flüssigkeitsansammlungen in Weichteilen/Gelenken. Ganglien aller Lokalisationen können mit
ihrem meist echoleeren Inhalt sehr gut von umgebenden Strukturen unterschieden werden, eine definitive Dignitätsbeurteilung läßt diese Untersu-
chungsart nicht zu. Ebenso lassen sich Sehnenscheiden- und Gelenkergüsse
(z. B. bei rheumatischen Erkrankungen) sehr gut darstellen (Abb. 3), und
bei Bedarf lassen sich diese Flüssigkeitsansammlungen auch ultraschallge-
zielt entleeren.

Sehnenveränderungen

Mit einiger Übung sind diese sehr gut diagnostizierbar und lokalisierbar
(Abb. 4), vor allem nach chronischen Entzündungen (Verdickung, Verkle-
bung mit der Umgebung, Zunahme der Inhomogenität).

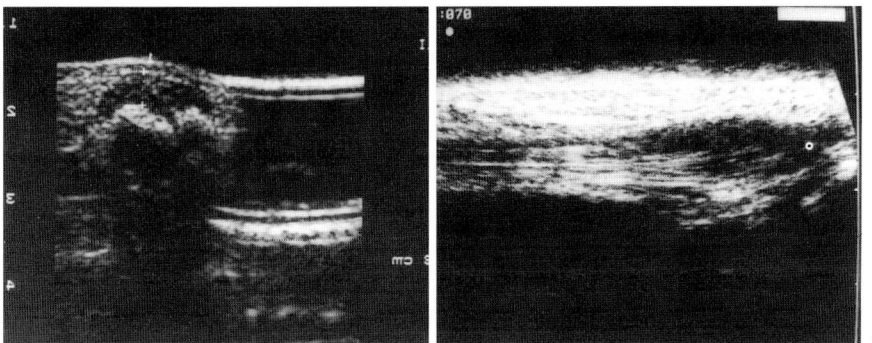

3   4

Abbildung 3. Fingergrundgelenk im Wasserbad. Seitliche Schnittführung im Längsschnitt: ausgeprägter Gelenkerguß, Weichteilschwellung bei Kapselbandverletzung.
   Abbildung 4. Proximaler Sehnenstumpf des Musculus externus pollicis longus. Längsschnitt: aufgefasertes Ende nach Ruptur.

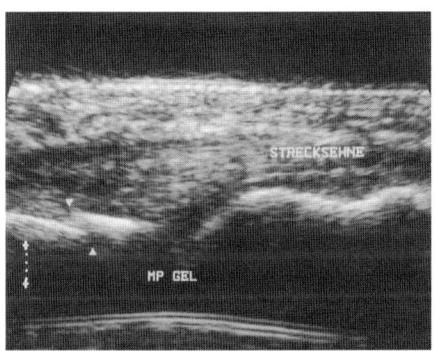

Abbildung 5. Basis der Grundphalanx und Metacarpophalangealgelenk. Längsschnitt mit Strecksehne und gelenknaher Fraktur an der Basis des Grundgelenkes.

Frakturen

Seltener stellt sich die Indikation zur Ultraschalluntersuchung bei Frakturverdacht (Abb. 5), außer bei Schwangeren und Kindern, bei denen in Hinblick auf Epiphysenlösungen ganz besonders auf die Ultraschalluntersuchung mit seiner dynamischen Möglichkeit als Alternative zum Röntgen hingewiesen werden soll.

Fremdkörper

Ganz wesentliche Hilfestellung bietet die Sonographie bei der Suche nach eingesprengten Fremdkörpern jeglicher Art bis zu einer Größe von

2 mm herab, vor allem wenn sich bereits eine entzündliche Flüssigkeitsver-
mehrung um ihn gebildet hat. Es kann seine Lagebeziehung zu anatomischen (heiklen) Strukturen beurteilt werden, gezielte Markierungen können
durchgeführt werden.

Schlußbemerkungen

Stellen wir nun den gewonnenen Erfahrungen und den neuen diagnostischen Möglichkeiten durch neueste Ultraschalltechnologie aussageähnliche
Untersuchungen wie Computertomographie und Kernspintomographie gegenüber, so zeigt sich bezüglich Übersichtlichkeit der dargestellten anatomischen Strukturen im groben die Computertomographie und Kernspintomographie der Ultraschalldiagnostik überlegen, bezüglich Feinauflösung und
Möglichkeit der dynamischen Untersuchung jedoch deutlich unterlegen.
Vorausgesetzt entsprechende Erfahrung des Untersuchers und geeignete
technische Ausrüstung, scheint die Ultraschalluntersuchung bei prompter
Einsetzbarkeit des Verfahrens als sogenannte erweiterte klinische Untersuchung einen festen Stellenwert im Bereich der Untersuchung der Hand zu
erlangen. Besonders hervorzuheben ist der Vorteil der dynamischen und
möglichen seitenvergleichenden Untersuchung, die es erlaubt, anatomische
Details an den Weichteilen und auch – eingeschränkt – am Handskelett zu
differenzieren. Als weitere Vorteile dürfen eine fehlende Strahlenbelastung
und der im Vergleich mit Computertomographie und Kernspintomographie
wesentlich günstigere Kostenfaktor angeführt werden.

Zur Vollständigkeit gehört auch die Auflistung der Nachteile der Ultraschalluntersuchung: Bei der Untersuchung in feinen und feinsten Strukturen
mit hochauflösenden Schallköpfen kann es bei geringgradigem Abweichen
von der orthograden Schallkopfposition bereits ab einem Winkel von 10–15°
zu ausgeprägter Artefaktbildung kommen. Mit der Entstehung dieser Artefakte besteht aber die Gefahr der Fehlinterpretation. Ein weiterer Nachteil
liegt in der limitierten Darstellung des Bildausschnittes, einerseits durch An-
dockprobleme, andererseits durch die Bauart des Schallkopfes und damit
die fehlende Übersichtlichkeit im Vergleich zu CT und MR. Wie bereits ein-
gangs erwähnt, sollte aus diesem Grund nach Möglichkeit, der Übersichtlichkeit wegen, immer mit einem niederfrequenten Linearschallkopf mit möglichst großem Schallfenster begonnen werden. Weiterhin muß angeführt werden, daß eine Dignitätsbeurteilung von pathologischen Veränderungen in
den Weichteilen aufgrund der Echogenität nicht getroffen werden kann. Bei
pathologischen Sehnenveränderungen, z. B. mit fehlendem typischem Sono-

Muster, kommen trotz erfahrungsgemäß sicherer orthograder Beschallung differentialdiagnostisch immerhin Ödem, Hämatom, degenerative Veränderungen, Ruptur und Artefakte in Frage. Bis zu einem gewissen Grad kann hier lediglich die seitenvergleichende dynamische Untersuchung zur weiteren Differenzierung verhelfen.

Unter Berücksichtigung der Vor- und Nachteile kann die Sonographie als bildgebende Diagnostik der Hand mit Ultraschallgeräten der neuen Generation in der Primärdiagnostik wesentliche Zusatzinformationen liefern.

Literatur beim Verfasser

Chirurgie. München, Sympomed, 1998, vol 3, pp 200–205.

Carpale Instabilität

Diagnostik

A. Pachucki

KH Amstetten, Unfallabteilung, Österreich

Einleitung

Die Ursache von akuten oder chronischen Handgelenkschmerzen zu finden ist eine diagnostische Herausforderung, insbesondere wenn eine Handwurzelinstabilität zu erwarten ist und die Nativröntgenbilder einen unauffälligen Befund ergeben. Bildgebende Verfahren zeigen intraarticuläre Bandläsionen degenerativer oder posttraumatischer Basis, geben aber nur geringe oder überhaupt keine Information über die extrinsischen Bänder. Deshalb kommt der klinischen Untersuchung die größte Bedeutung zu, und die bildgebenden Verfahren können dabei hilfreich sein, wenn sie in ihren Ergebnissen mit der klinischen Symptomatik korrelieren.

Voraussetzung für eine effektive klinische Untersuchung ist die exakte Kenntnis der Anatomie und Physiologie der gesunden Handwurzel. Die klinische Untersuchung inkludiert neben einer möglichst genauen Erfassung des Unfallmechanismus die Prüfung der Handgelenkbeweglichkeit und Kraftentfaltung, der Schmerzart und -lokalisation sowie eine Überprüfung in bezug auf ein Federn bzw. einer abnormen Beweglichkeit zwischen einzelnen Knochen der proximalen oder distalen Handwurzelreihe.

In weiterer Folge soll insbesondere auf die zuletzt erwähnten Phänomene eingegangen werden.

Klinische Untersuchung des instabilen Handgelenkes

Die Untersuchung eines instabilen Handgelenkes sollte systematisch durchgeführt werden.

1. Da die Richtung der Gewalteinwirkung und die Stellung des Handgelenkes beim Unfall typische Verletzungsmuster erwarten lassen [5], besteht der erste Schritt darin, den Unfallme-

chanismus zu erfassen. Leider sind viele Patienten nicht in der Lage, den genauen Unfallhergang zu beschreiben.

2. Der zweite Schritt besteht darin, die angegebenen Symptome genau herauszuarbeiten. Meist ist der Schmerz das Hauptsymptom. Seine genaue Lokalisierung, Faktoren, welche einen Schmerzrückgang bzw. eine Schmerzzunahme verursachen, müssen erfragt werden. Typisch für das Vorliegen einer Handwurzelinstabilität ist, daß der Schmerz normalerweise nie vollständig verschwindet und durch Belastung des Handgelenkes verstärkt wird. Durch die Belastung entsteht eine lokale Synovitis, welche nach Ruhestellung in etwa 1 bis 2 Tagen abklingt [6]. Von besonderer Bedeutung ist die exakte Lokalisation des Schmerzes.

3. Der dritte Schritt besteht aus der Palpation. Jedes Gelenk bzw. jeder Gelenkspalt muß in bezug auf ein Federn bzw. auf eine abnorme Beweglichkeit zwischen den Knochen und seltener auf ein Krepitieren untersucht werden. Die Untersuchung muß immer im Seitenvergleich durchgeführt werden. Spezielle klinische Untersuchungen werden weiter unten genauer beschrieben.

4. Der vierte Schritt bezieht sich auf die subjektiv empfundenen mechanischen Phänomene. Schnappphänomene oder «krachende» Geräusche, verbunden mit Schmerz können häufig reproduzierbar vom Patienten vorgeführt werden. Nach der aktiven Vorführung bzw. Reproduktion des mechanischen Phänomens durch den Patienten muß versucht werden, das Schnappphänomen passiv im Rahmen der Untersuchung zu reproduzieren. Dazu ruht der Unterarm des Patienten mit dem Ellbogen auf dem Knie aufgestützt oder auf einem Untersuchungstisch aufgestützt, und die Muskulatur muß vollständig entspannt sein. Leichte Krepitationen im Zuge des Durchbewegens im Bereich des Handgelenkes dürfen nicht überbewertet werden, sie resultieren oftmals aus dem Gleiten der Sehnen oder anderer Weichteile.

Eine meist beidseits vorhandene Hyperlaxizität stellt einen prädisponierenden Faktor für Handwurzelinstabilitäten dar [4]. Typisch für diese Handgelenke ist eine aktive und passive Beugung bis über den rechten Winkel als Zeichen einer Schwäche des dorsalen Ligamentum radiocarpeum. Beim Auslösen des palmaren Schubladenphänomens – d. h. bei Druck auf die Mittelhand bei fixiertem Unterarm – kommt es, vor allem wenn das Handgelenk in Ulnarduktion steht, zu einer Flexionsstellung der proximalen Handwurzelreihe mit Subluxation im midcarpalen Gelenk (siehe auch midcarpale Instabilität).

Die Reposition erfolgt spontan durch Nachlassen des Druckes und ist mit einem Schnappen verbunden.

Bevor man die Diagnose einer schmerzhaften Handwurzelinstabilität stellt, sollte man sich vergegenwärtigen, daß es viele Ursachen für Handgelenkschmerzen gibt und daß ligamentäre Läsionen eher selten sind. Obwohl die scapho-lunäre Bandverletzung die häufigste Läsion nach einem Handgelenktrauma darstellt, macht sie nur 5% aller Ursachen für Handgelenkschmerzen aus [7]. Häufigere Ursachen für unklare posttraumatische Handgelenkbeschwerden stellen okkulte dorsale Ganglien, extraarticuläre Kapsel-, Bandläsionen und Knorpelverletzungen ohne Instabilität dar.

Instabilitäten der proximalen Handwurzelreihe

Scapho-lunäre Instabilität

Ursache ist meist ein Sturz auf den pronierten Unterarm und das überstreckte und gleichzeitig ulnarduzierte Handgelenk [1,4]. Im weiteren Verlauf kommt es zu zunehmenden radialseitigen Handgelenkschmerzen, zu einem Kraftverlust und zur Bewegungseinschränkung. Manche Patienten geben ein Schnappphänomen an, wenn sie das leicht gebeugte Handgelenk von radial nach ulnar bewegen. Das Schnappphänomen kann reproduziert werden, wenn man einen axialen Druck auf das Handgelenk ausübt und es von radial nach ulnar bewegt [8].

Folgende spezielle Tests haben sich im klinischen Alltag bewährt:

Der scapho-lunäre Ballotementtest (Abb. 1). Dieser Test dient dazu, eine abnorme Beweglichkeit zwischen dem proximalen Kahnbeinpol und dem Lunatum festzustellen. Das Scaphoid und das Lunatum werden jeweils zwischen 2 Fingern fixiert und gegeneinander nach dorsal bzw. palmar verschoben. Da die Beweglichkeit zwischen den Knochen einer erheblichen individuellen Schwankungsbreite unterliegt, muß die Untersuchung immer im Seitenvergleich durchgeführt werden. Der Test ist als positiv zu bewerten, wenn er auf der verletzten Seite schmerzhaft ist und in bezug auf die Beweglichkeit zwischen den beiden Knochen eine Seitendifferenz festzustellen ist. Eine Einschränkung des Tests besteht in der Schwierigkeit, das Lunatum exakt zu fixieren.

Der Watson-Test (Abb. 2) bzw. *das Watson-Zeichen*. Als außerordentlich hilfreich in der Diagnostik einer scapho-lunären Bandverletzung hat sich das Watson-Zeichen bewährt. Es besteht dabei ein typischer Schmerzpunkt im Bereich der dorsalen Speichenlippe, wo es durch die Rotationssubluxation des Kahnbeines zu einem Impingement kommt. Dieses Zeichen kann durch einen speziellen Test provoziert werden (Abb. 2).

Luno-triquetrale Instabilitäten

Diese Instabilitäten sind meist die Folge eines Überstreckungstraumas mit hoher Energieeinwirkung auf die Ulnarseite des Handgelenkes. Zwei Drittel der Patienten geben ein Schnappphänomen im Rahmen von Handgelenkbewegungen an [2, 8].

Folgende Tests haben sich im klinischen Alltag bewährt:

Der luno-triquetrale Ballotementtest (Abb. 3) wird entsprechend dem scapho-lunären Ballotementtest ausgeführt. Der Test ist als positiv zu werten, wenn er schmerzhaft ist; eine Instabilität zu verifizieren ist außerordentlich schwierig. Die Sensitivität des Tests variiert in der Literatur von 33 bis 100 %, die Spezifität ist nicht genau bekannt.

Der Kleinmann's-Shear-Test (Abb. 4): Das Ellbogengelenk ist gebeugt, der Untersucher legt den Daumen auf die Streckseite des Mondbeines

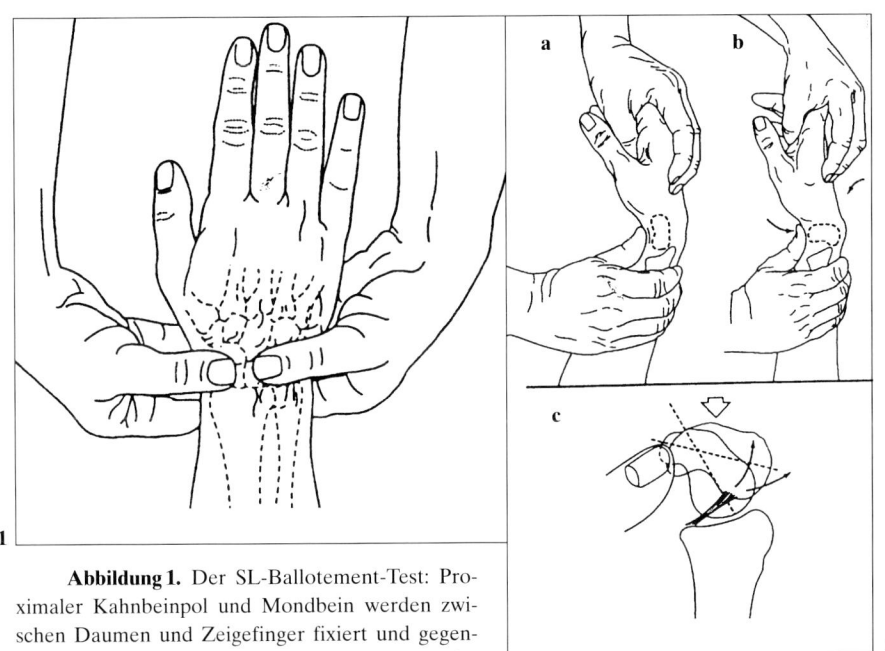

Abbildung 1. Der SL-Ballotement-Test: Proximaler Kahnbeinpol und Mondbein werden zwischen Daumen und Zeigefinger fixiert und gegeneinander verschoben. Der Test ist positiv, wenn dabei Schmerzen auftreten und/oder eine abnorme Beweglichkeit besteht.

Abbildung 2. Der Watson-Test: **a** Das Kahnbein wird in Streckstellung fixiert, das Handgelenk steht dabei in Ulnarduktion; **b** das Handgelenk wird in Radialabduktion geführt, wobei das Kahnbein in Beugestellung geht; **c** bei Instabilität kommt es zu einem schmerzhaften Impingement mit der dorsalen Speichenlippe.

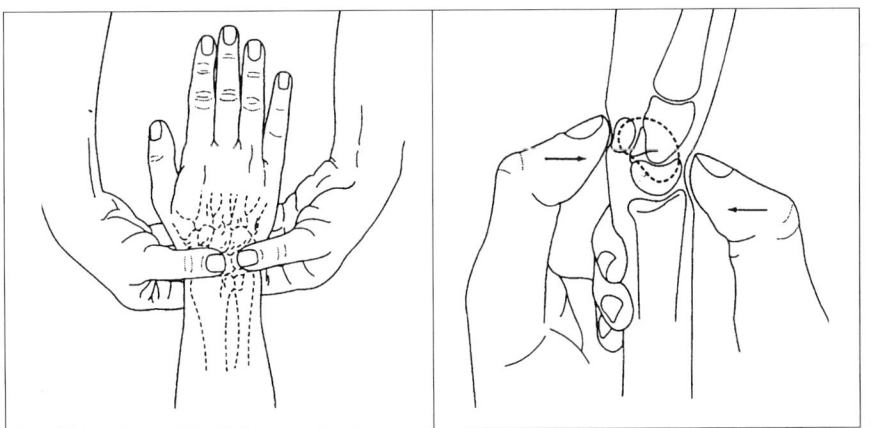

Abbildung 3. Der LT-Ballotement-Test: analog dem SL-Balottement-Test.

Abbildung 4. Der Kleinmann's-Shear-Test: Durch Druck auf das Erbsenbein und Gegendruck auf das Mondbein kann Schmerz oder abnorme Beweglichkeit festgestellt werden.

knapp distal der Radiuslippe während der zweite Daumen das Erbsenbein von palmar nach dorsal drückt. Der Test ist als positiv zu bewerten, wenn dabei Schmerzen ausgelöst werden.

Bei ulnar gelegenen Schnappphänomenen muß auch an eine Instabilität im distalen Radio-Ulnargelenk, an eine Läsion des TFCC-Komplexes, aber auch an eine Luxation der Extensor-carpi-ulnaris-Sehne gedacht werden.

Proximale Instabilitäten

Unter proximalen Instabilitäten versteht man das Ulnarshifting der gesamten proximalen Handwurzelreihe, welches meist im Rahmen chronisch entzündlicher Veränderungen wie PCP u. a. m. auftritt. Sie ist im Nativröntgen leicht zu diagnostizieren.

Instabilitäten der distalen Handwurzelreihe sowie carpo-metacarpale Instabilitäten sind nur als seltene Einzelfallberichte bekannt.

Midcarpale Instabilität

Darunter versteht man Instabilitäten zwischen der proximalen und distalen Handwurzelreihe. Sie sind meist angeboren, seltener posttraumatisch. In beiden Fällen imponieren sie klinisch durch belastungsabhängige Schmerzen zwischen der proximalen und distalen Handwurzelreihe. Bei ulnarduziertem Handgelenk läßt sich bei Druck auf die proximale Handwurzelreihe von dorsal nach palmar eine Subluxation zwischen den beiden Handwurzelreihen erzielen. Es muß darauf hingewiesen werden, daß nicht das Ausmaß der Instabilität, sondern die Instabilität in Kombination mit dem Schmerz als pathologisch zu werten ist.

Bildgebende Verfahren und weitere Abklärungsmöglichkeiten

An Routineaufnahmen sind Röntgenaufnahmen beider Handgelenke a.p. und seitlich in Neutralstellung durchzuführen. Auf diesen Röntgenaufnahmen ist die Stellung der einzelnen Handwurzelknochen zueinander, insbesondere in bezug auf den scapho-lunären, den radio-lunären und capito-lunären Winkel zu beurteilen. Weitere Hinweise ergeben Vergleichsaufnahmen a.p. in maximaler Ulnar- und Radialabduktion, bei denen es zu einer Erweiterung beispielsweise des SL- oder LT-Spaltes kommen kann. Bei ent-

Carpale Instabilität   205

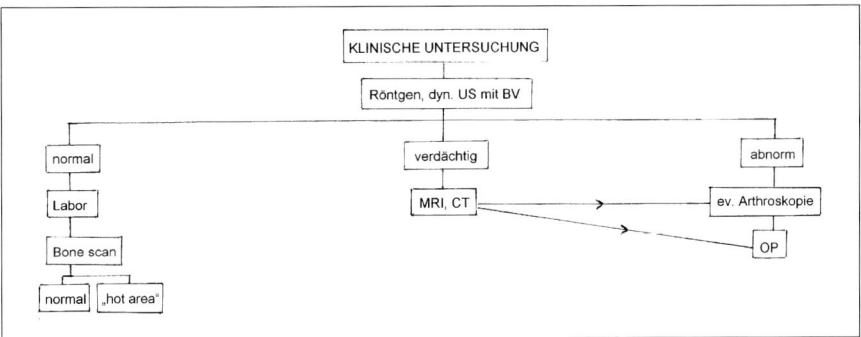

Abbildung 5. Algorithmus zur Diagnoseerstellung bei v. a. Handwurzelinstabilität.

sprechendem Verdacht sollte die Untersuchung unter dynamischen Verhältnissen mittels Röntgenbildwandler durchgeführt werden. Falls unter den genannten Untersuchungsschritten keine Klarheit in bezug auf die Diagnose
herrscht, besteht der nächste diagnostische Schritt in der Durchführung einer
MRI-Untersuchung.

Weitere Abklärungen bedürfen der Handgelenkarthroskopie. In einer
Serie von 87 Handgelenkarthroskopien wegen Verdacht auf Instabilität wur-
den bei 51 Patienten intercarpale Bandrisse und 18 Rupturen des TFCC-
Komplexes gefunden [3].

Abbildung 5 zeigt einen Algorithmus für die Diagnoseerstellung der
Handwurzelinstabilitäten.

Literatur

1   Beckenbaugh RD: Accurate evaluation and management of the painful wrist following in-
    jury. An approach to carpal instability. Orthop Clins North Am 1984;15:289–306.
2   Lichtman DM, Noble WH, Alexander CE: Dynamic triquetrolunate instability: case re-
    port. J Hand Surg 1984;9 A:185–188.
3   Ruch DS, Siegel D, Chabon SJ, Koman LA, Poehling GG: Arthroscopic categorization of
    intercarpal ligamentous injuries of the wrist. Orthopedics 1993;16:1051–1056.
4   Taleisnik J: The wrist. New York, Churchill Livingstone, 1985.
5   Taleisnik J: Current concepts review. Carpal instability. J Bone Joint Surg 1988;70 A:
    1262–1268.
6   Watson HK, Black DM: Instabilities of the wrist. Hand Clin 1987;3:103–111.
7   Jones WA: Beware the sprained wrist: the incidence and diagnosis of scapholunate insta-
    bility. J Bone Joint Surg 1988;70 B:293–297.
8   Linscheid RL, Dobnys JH, Beabout JW, Bryan RS: Traumatic instability of the wrist: dia-
    gnosis, classification and pathomechanics. J Bone Joint Surg 1992;54 A:1612–1632.

Chirurgie. München, Sympomed, 1998, vol 3, pp 206–211.

Carpale Instabilität

Therapie

A. Pachucki

Unfallabteilung, KH Amstetten, Österreich

Instabilitäten der proximalen Handwurzelreihe

85% aller Handwurzelinstabilitäten betreffen den scapho-lunären Bandapparat. Diese Häufigkeit ergibt sich einerseits aus der langen Hebelwirkung des Kahnbeins gegenüber dem Mondbein, andererseits durch den häufigsten Unfallmechanismus, nämlich den Sturz auf die dorsalflektierte, ulnarduzierte Hand bei proniertem Unterarm, wobei die Hauptenergie auf der Thenarseite einwirkt [7].

Frische scapho-lunäre Bandverletzungen werden arthroskopisch verifiziert und anschließend mittels gedeckter Bohrdrahtung behandelt. Dazu muß die Hand mittels Mädchenfängers extendiert werden, wodurch sich das Kahnbein meist ohne weiteres Repositionsmanöver in die gestreckte Position reponiert. Es sind mindestens 2 Kirschner-Drähte zur Stabilisierung des SL-Spaltes erforderlich, ein weiterer Kirschner-Draht sollte, um die Stabilität zu verbessern, durch die Tuberositas des Kahnbeines in das Trapezoid eingebracht werden. Anschließend wird ein Unterarmgips für 8 Wochen angelegt. Das geschilderte Operationsverfahren sollte nur innerhalb der ersten drei Tage angewendet werden.

Für verspätet entdeckte scapho-lunäre Dissoziationen mit bereits eingetretenem carpalem Kollaps, aber ohne Sekundärarthrose, empfiehlt sich die Durchführung einer scapho-lunären Bandplastik mit freiem Sehnentransplantat und Fixierung mit Mini-Mitek-Ankern. Zusätzlich muß immer eine Kirschner-Drahtfixation zum Lunatum und Trapezoid durchgeführt werden. *Lavernia* [6] empfiehlt die Transfixation zwischen Scaphoid und Capitatum sowie die Kombination mit einer dorsalen Capsulodese zwischen Radius und Scaphoid. *Dobyns* et al. [2] empfehlen als Transplantat einen Streifen

der Extensor-carpi-radialis-brevis-Sehne, *Taleisnik* [10] verwendet freie Sehnentransplantate. *Glickel* und *Millender* [4] publizierten 21 Fälle von Bandplastiken mit zufriedenstellenden klinischen Resultaten, aber in den Lang-
zeituntersuchungen kam es erneut zu einer Erweiterung des SL-Spaltes.

Die erste bei mehreren Fällen verwendete Bandplastik im deutschsprachigen Raum war die Technik nach Buck-Gramcko mit einem kombinierten
dorso-palmaren Zugang und breiten Bohrkanälen durch den Kahnbeinpol
bzw. das Lunatum, durch welche die frei entnommene Palmaris-longus-
Sehne geführt wurde, und zusätzlicher Kirschner-Drahttransfixation. Auch
bei diesen Fällen waren die Kurzzeitergebnisse zufriedenstellend; die Langzeitergebnisse brachten wohl eine dauerhafte Schmerzminderung, aber in
mehr als 50% der Fälle ein neuerliches Auseinanderweichen des SL-Spaltes.
Bei 8 Fällen, welche ich nach der beschriebenen Technik nach Buck-
Gramcko operiert habe, konnte ich diese Ergebnisse bestätigen.

Bei der derzeit von mir verwendeten Technik mit freiem Sehnentransplantat, Fixierung mit Mini-Mitek-Ankern, scapho-lunärer Kirschner-Drahtfixation sowie scapho-trapezoidaler Transfixation und Immobilisierung für 8
Wochen zeigt sich bei bisher 9 operierten Fällen mit einem mittleren Beobachtungszeitraum von 4 Jahren, daß die Stabilität und auch die subjektiven
Ergebnisse wesentlich verbessert erscheinen.

Bei der von Herbert angegebenen Technik der SL-Verschraubung mittels Herbertschraube und Belassen der Schraube etwa 2 Jahre, ohne zusätzliche Bandplastik, konnten wir bei 4 Fällen keine dauerhafte Stabilisierung
des SL-Spaltes erreichen und haben deshalb diese Methode wieder verlassen.

Watson und *Hempton* [11] bzw. *Watson* et al. [12] empfahlen, eine STT-
Arthrodese (Arthrodese zwischen Scaphoid-Trapezium und Trapezoid)
durchzuführen. Da das Scaphoid normalerweise beim Beugen und Strecken
des Handgelenkes seine Position verändert, wurde eine Zwischenstellung
empfohlen. Dabei wurde die Handgelenkbeweglichkeit bezüglich Extension,
Flexion durch die durchgeführte Arthrodese um etwa 20% und die Radial-,
Ulnarbewegung um 34% herabgesetzt. Abgesehen von der bei dieser Technik zu erwartenden Bewegungseinschränkung zeigten *Fortin* und *Louis* [3]
in Langzeitergebnissen, daß die Technik auch bezüglich der Schmerzreduktion keine guten Ergebnisse brachte.

Eine Operationstechnik mit ähnlichen biomechanischen Veränderungen
ist die Durchführung einer Arthrodese zwischen Scaphoid und Capitatum,
wobei *Pisano* et al. [8] zeigten, daß bei dieser Technik die Bewegungseinschränkung noch stärker ist als bei der STT-Arthrodese.

Eine weitere Behandlungsmöglichkeit stellt die scapho-lunäre Arthro-

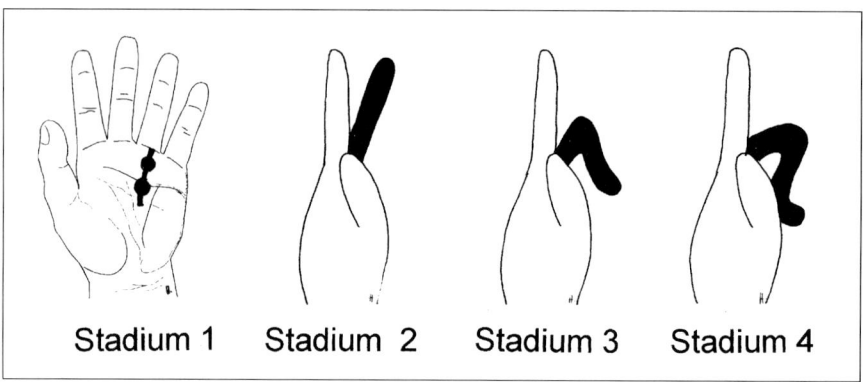

Abbildung 1. Stadieneinteilung nach Iselin.

dese dar. In den Anfängen zeigten sich sehr hohe Raten von ausbleibenden knöchernen Heilungen [1, 5], durch eine verbesserte Operationstechnik und Immobilisierungszeiten im Gipsverband bis zu 3 Monaten konnten die Heilungsraten bis auf eine Pseudarthroserate von etwa 25 % verbessert werden. Bei diesen Fällen zeigte sich aber trotz ausbleibender knöcherner Fusion durch die lange Ruhigstellung und die Entwicklung einer straffen Pseudarthrose eine weitgehende Schmerzfreiheit.

Für den fortgeschrittenen SLAC-Wrist (Scapho-Lunate Advanced Collapse) stehen die Arthrodesen zwischen Capitatum und Lunatum oder die Entfernung der proximalen Handwurzelreihe zur Diskussion.

Luno-triquetrale Dissoziation

Frische Bandverletzungen können, falls die Instabilität nur bei der dynamischen Untersuchung unter Bildwandlerkontrolle feststellbar ist, durch Unterarmgipsverband für 6 Wochen suffizient behandelt werden. Sicherheitshalber wird von den meisten Autoren zusätzlich eine perkutane Kirschner-Drahtfixation empfohlen. Falls mit der gedeckten Technik keine befriedigende Stellung erreicht werden kann, empfiehlt sich die offene Reposition, Kirschner-Drahttransfixation und Reinsertion des Bandapparates.

Für die Behandlung der chronischen LT-Instabilität werden folgende Behandlungsverfahren empfohlen:

– Bandplastik unter Verwendung eines distal gestielten, abgespaltenen Streifens der Extensor-carpi-ulnaris-Sehne, welche transossär durch das Lunatum und Triquetrum geführt wird und in sich selbst vernäht wird.

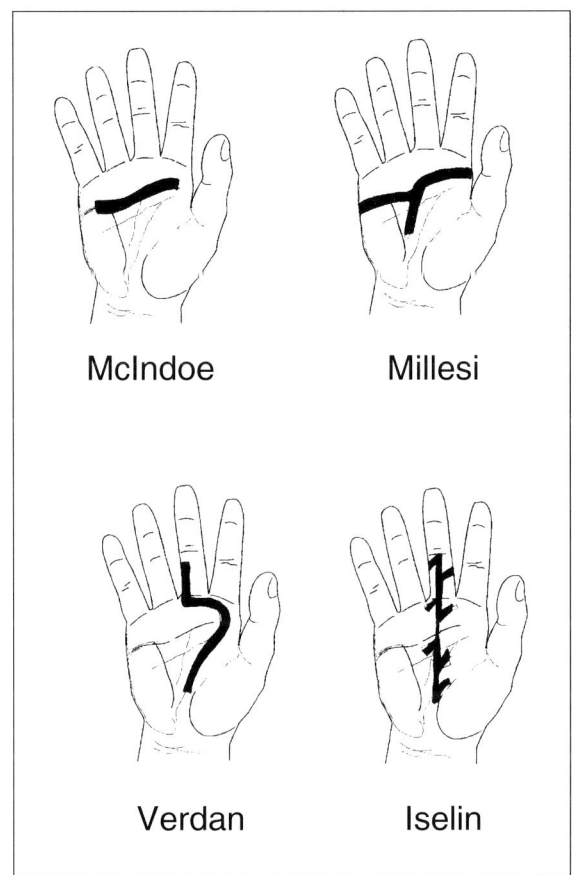

McIndoe   Millesi

Verdan   Iselin

Abbildung 2. Vier
Schnittführungen.

– Die luno-triquetrale Arthrodese mit oder ohne Interposition eines Knochenspanes, wobei letztgenannter Technik aufgrund der Tatsache, daß dadurch die Gesamtgröße der proximalen Handwurzelreihe und damit die funktionelle Integrität erhalten werden kann, der Vorzug gegeben werden sollte.

– Andere Methoden zur Behandlung chronischer LT-Instabilitäten sind Arthrodesen zwischen Lunatum, Triquetrum und Hamatum, die Resektion der proximalen Handwurzelreihe oder totale Handgelenkarthrodese.

Midcarpale Instabilitäten

Die Instabilität zwischen der proximalen und distalen Handwurzelreihe ist meist angeboren, selten posttraumatisch. Viele Autoren sind der Meinung, daß eine operative Behandlung dieser oft bei jungen Frauen mit Hyperlaxizität auftretenden Instabilität nicht erforderlich ist. Tatsache ist jedoch, daß viele Patienten mit einer derartigen Instabilität einen schweren manuellen Beruf nicht ausüben können. Ich führe seit 1987 eine dorsale Bandplastik zur Verstärkung des Ligamentum radiocarpeum-dorsale durch, welches von der dorsalen Speichenlippe zur Dorsalfläche des Triquetrums zieht. Von den bisher 52 nach dieser Methode operierten Patienten konnten 49 in ihrem Beruf weiterarbeiten und waren vollständig oder nahezu vollständig schmerzfrei.

Operationstechnik
Quere Hautinzision von der dorsalen Speichenlippe zur Streckseite des Dreiecksbeines. Präparation durch das 4. Strecksehnenfach auf das Ligamentum radio-carpeum-dorsale. Auspräparieren des mittleren Anteiles der dorsalen Speichenlippe bzw. der Dorsalfläche des Os triquetrums. Dort wird jeweils ein Mini-Mitek-Anker gesetzt, und die frei entnommene Palmaris-longus-Sehne wird mit einer gebogenen Durchflechtungsklemme in das Ligament eingeflochten und unter leichter Spannung am Triquetrum bzw. an der dorsalen Speichenlippe fixiert. Nach schichtweisem Wundverschluß erfolgt die Immobilisierung in einer Unterarmgipsschiene in Neutralstellung des Handgelenkes für 6 Wochen.
Nach einem Beobachtungszeitraum von nunmehr 11 Jahren kann ich diese Technik zur Behandlung midcarpaler Instabilitäten empfehlen.

Proximale Instabilitäten

Bei dynamischer ulnarer Translation der proximalen Handwurzelreihe nach frischen Traumen (außerordentlich selten!) wird eine Ruhigstellung des Handgelenkes für 6 Wochen empfohlen. Es besteht aber dabei das Risiko einer sekundären Dislokation [9]. Bei statisch fixierter ulnarer Translation wird ein operatives Vorgehen empfohlen [9]. Dabei wird der Radiocarpalraum von Pannus gereinigt und die Handwurzel korrekt eingestellt und anschließend mittels Kirschner-Drähten transfixiert. Anschließend werden die Bänder zwischen Radius, Scaphoid, Capitatum, Lunatum sowie das dorsale Ligamentum radio-carpeum rekonstruiert und das Handgelenk für 6 bis 8 Wochen immobilisiert.

Bei massiven Sekundärarthrosen sowie nach entzündlich verursachter Destruktion des Bandapparates wurde in den früheren Jahren eine radiolunäre Arthrodese empfohlen, wobei sich nunmehr zeigt, daß die Ergebnisse in bezug auf die Erlangung der Schmerzfreiheit sehr unsicher sind, weshalb die Durchführung einer Panarthrodese als günstigere Lösung anzusehen ist.

Literatur

1   Alnot JY, De Cheveigne C, Bleton R: Chronic posttraumatic scaphoid-lunate instability treated by scaphoid-lunate arthrodesis. Ann Chir Main 1992;11:107–118.

2   Dobyns JH: Current classification and treatment of carpal instabilities. Dallas/Texas, 1990, ASSH Comprehensive review course in hand surgery.

3   Fortin PT, Louis DS: Long-term follow-up of scaphoid-trapezium-trapezoid arthrodesis. J Hand Surg 1993;18 A:675–681.

4   Glickel SZ, Millender LH: Ligamentous reconstruction for chronic intercarpal instability. J Hand Surg 1984;9:514–527.

5   Horn S, Ruby LK: Attempted scapholunate arthrodesis for chronic scapholunate dissociation. J Hand Surg 1991;16 A:334–339.

6   Lavernia CJ, Cohen MS, Taleisnik J: Treatment of scapholunate dissociation by ligamentous repair and capsulodesis. J Hand Surg 1992;17 A:354–359.

7   Mayfield JK: Wrist ligamentous anatomy and pathogenesis of carpal instability. Orthop Clin Am 1984;15:209–216.

8   Pisano SM, Peimer CA, Wheeler DR, Sherwin F: Scaphocapitate intercarpal arthrodesis, J Hand Surg 1991;16 A:328–333.

9   Rayhack JM, Linscheid RL, Dobyns JH, Smith JH: Post-traumatic ulnar translation of the carpus. J Hand Surg 1987;12 A:180–189.

10   Taleisnik J: The wrist. New York, Churchill Livingstone, 1985, pp 13–38.

11   Watson HK, Hempton RG: Limited wrist arthrodeses: 1. The triscaphoid joint. J Hand Surg 1980;5 A:345–349.

12   Watson HK, Ryu J, Akelman E: Limited triscaphoid intercarpal arthrodesis for rotary subluxation of the scaphoid. J Bone Joint Surg 1986;68 A:345–349.

Chirurgie. München, Sympomed, 1998, vol 3, pp 212–216.

Arthrodesen an der Hand

M. Mähring

Abteilung für Unfallchirurgie, LKH Bruck/Mur, Österreich

Einleitung

Versteifungsoperationen an der Hand sind bei irreversiblen Gelenkdestruktionen oder bei ausgeprägten Kontrakturen angezeigt. Destruktionen, die letztlich zur Arthrodese zwingen, können traumatisch – posttraumatischer, entzündlicher, rheumatischer oder tumorbedingter – Genese sein. Kontrakturen, welche eine Versteifung im Handgelenkbereich erforderlich machen, finden sich bei Lähmungen oder auch nach schweren Traumen, im Fingerbereich als Endstadium der Dupuytrenschen Kontraktur, oder bei der veralteten Knopflochdeformität.

Ziel einer jeden Versteifung ist ein stabiles, schmerzfreies Gelenk in funktionsoptimaler Einstellung. Vor einer Arthrodese sind Resektionsarthroplastiken (Handgelenk, Daumensattelgelenk, Langfingergrundgelenke) und die selektive Handgelenkdenervierung in Erwägung zu ziehen. Bei schmerzhaften Destruktionen im Handgelenk kann durch eine Gipsimmobilisierung der Versteifungseffekt vorübergehend simuliert und damit die Entscheidung für die Patienten und Arzt erleichtert werden. Grundsätzlich sind Versteifungsoperationen auch an der Hand sehr dankbare Eingriffe, deren positive Auswirkung auf die Greiffunktion sich auch in der Begutachtung niederschlägt.

Handgelenkarthrodese

Bei der schmerzhaften Handgelenkarthrose nach Traumen ohne kontrakturbedingte Fehlstellung bevorzugen wir die selektive Handgelenkdenervierung nach *Wilhelm*: Durch einen relativ wenig belastenden Eingriff können – nach vorangegangener positiver Testblockade – die Arthrose-schmerzen drastisch reduziert werden. Eigene Nachuntersuchungen [2] haben gezeigt, daß bestehende posttraumatische Arthrosen sich nur sehr langsam weiterentwickeln und spätere Arthrodesen selten notwendig sind. Bei der Rheumahand führt die Synovektomie zu einer Denervierung; die nicht selten progressive Arthrose macht in fortgeschrittenen Stadien spätere Versteifungen erforderlich.

Bei der Planung von Handgelenkarthrodesen ist eine allfällige Kontraktur zu berücksichtigen, in dem entweder nur die proximale Handwurzelreihe reseziert oder eine Keilresektion des Handgelenkes inklusive der proximalen Handwurzelreihe erfolgen muß. Letzterer Technik ist bei ausgeprägten Kontrakturen der Vorzug zu geben: Die keilförmigen Resektionen erfolgen einerseits parallel zur distalen Radiusgelenkfläche, andererseits im proximalen Abschnitt der distalen Handwurzelreihe.

Operationstechnik

Streckseitig bogenförmiger Hautschnitt über dem Handgelenk. Bei der Präparation der Hautlappen ist auf den sensiblen Radialisast zu achten. Eröffnen des Retinaculum extensorum im Bereich der Langfingerstrecker, Eingehen auf das Handgelenk und Entfernen der proximalen Handwurzelreihe. Nach Entknorpelung der einander zugekehrten Gelenkflächen wird für den vorstehenden proximalen Capitatumpol eine Mulde in den Radius präpariert, in welche der proximale Capitatumpol einrastet. Die Stabilisierung der Arthrodese erfolgt idealerweise mit einer Plattenosteosynthese: Hierzu eignen sich Kleinfragmentplatten, welche vom distalen Radius unter entsprechender Vorbiegung auf den zweiten oder dritten Mittelhandknochen laufen und beidseits der Arthrodese mit mindestens 3 Schrauben fixiert werden. Es gibt bereits fertig vorgebogene Platten für Handgelenkarthrodesen mit verschiedenen Lochdimensionen zur Aufnahme entsprechender Schrauben für die Fixierung am Radius bzw. Mittelhandknochen. In allen Fällen ist durch das Setzen von Arthrodeseklemmen und exzentrisches Bohren der Plattenschrauben eine Kompression der Arthrodese zum raschen Durchbau von Bedeutung. Aus dem entnommenen proximalen Handwurzelknochen können spongiöse Späne gewonnen und in verbleibende Defekte eingebracht werden. Das Handgelenk wird in einer Dorsalflexion von 20° und leichter Ulnardeviation versteift.

Instabilitäten im Handgelenk

Instabilitäten des Handgelenkes können durch Traumen, degenerative Erkrankungen oder durch den Morbus Kienböck hervorgerufen werden. Meist nach einer scapholunären Dissoziation kommt es zur charakteristischen Rotationssubluxation des Kahnbeines mit scapholunärer Diastase.

Unbehandelt führt diese Fehlstellung zum karpalen Kollaps und zur späteren Handgelenkarthrose. Scapholunäre Dissoziationen resultieren in einem schmerzhaften Handgelenk mit Bewegungseinschränkung.

Da bei veralteten Rotationssubluxationen scapholunäre Bandrekonstruktionen sehr aufwendig hinsichtlich der Operationstechnik und Nachbehandlungsphase sind, ziehen wir die Arthrodese zwischen Scaphoid – Trapezium – Trapezoideum (STT-Arthrodese) vor.

Operationstechnik

Durch einen geraden streckseitigen Zugang werden das Kahnbein sowie die angrenzenden karpalen Knochen dargestellt. Um das verkippte Kahnbein in seine normale Position zu reponieren, wird ein 2-mm-Kirschner-Draht von der Streckseite in das Kahnbein eingebohrt und über diesen das Scaphoid manipuliert (Joy-stick-Technik). Nach Lösung von Narben läßt sich das Kahnbein in seine normale Position rotieren und durch einen queren Kirschner-Draht gegen das Lunatum fixieren. Der distale Pol des Kahnbeines sowie die angrenzenden Gelenkflächen des Os trapezium und trapezoideum werden entknorpelt und in den entstandenen kastenförmigen Defekt ein entsprechend zugerichteter kortikospongiöser Beckenkammspan eingepreßt. Durch einen weiteren Kirschner-Draht zwischen Trapezium und Scaphoid wird die Arthrodese gesichert. Bei massiven Fehlstellungen und erschwerter Reposition ist der angrenzende Teil des Capitatums in die Arthrodese einzubeziehen. Postoperativ erfolgt eine Immobilisierung im Unterarmgips mit Daumeneinschluß für 6 Wochen, die Entfernung der Spickdrähte wird üblicherweise nach 2 bis 3 Monaten durchgeführt.

Daumensattelgelenk

Fortgeschrittene Arthrosen des Daumensattelgelenkes mit Subluxationsstellung bilden eine gute Indikation zur Arthrodese, wobei allerdings das Daumengrundgelenk frei von degenerativen Veränderungen sein sollte. Die Arthrodese kann mittels Zuggurtung oder einer kleinen T-Platte vorgenommen werden: nach streckseitigem Zugang zum Sattelgelenk und Abtragung der Exophyten Resektion der Gelenkflächen, die insbesondere auf der Seite des Os trapezium sehr sparsam vorgenommen werden muß! Unter Beachtung einer korrekten Rotation wird eine Arthrodesenklemme angesetzt: Um die Arthrodesenklemme gut ansetzen zu können, empfiehlt es sich, mit einem 2-mm-Bohrer ein Verankerungsloch in die streckseitige Kortikalis des Metacarpale I zu bohren. Zu vermeiden sind Adduktionsfehlstellungen sowie Fehlrotationen, insgesamt muß ein guter Spitzgriff möglich sein. Für eine Zuggurtung werden durch das Trapezium von proximal nach distal in das Metacarpale I zwei parallele Kirschner-Drähte eingebracht, deren Spitzen die beugeseitige Kortikalis des Metacarpale I perforieren sollen (Bildwandlerkontrolle!). Zusätzlich wird die Arthrodese durch eine Drahtschlinge unter Druck gesetzt. Alternativ wird die Arthrodese mit einer Kleinfragment-T-Platte stabilisiert, wobei zwei Schrauben in das Trapezium eingebracht werden. Durch exzentrisches Bohren der Schrauben läßt sich ein weiterer Kompressionseffekt erzielen.

Daumen-, Langfingergrund- und Mittelgelenke

Abgesehen von arthrotischen Veränderungen (veraltete ulnare Bandinstabilitäten des Daumengrundgelenkes!) stellen häufig traumatische Destruktionen dieser Gelenke Verstei-

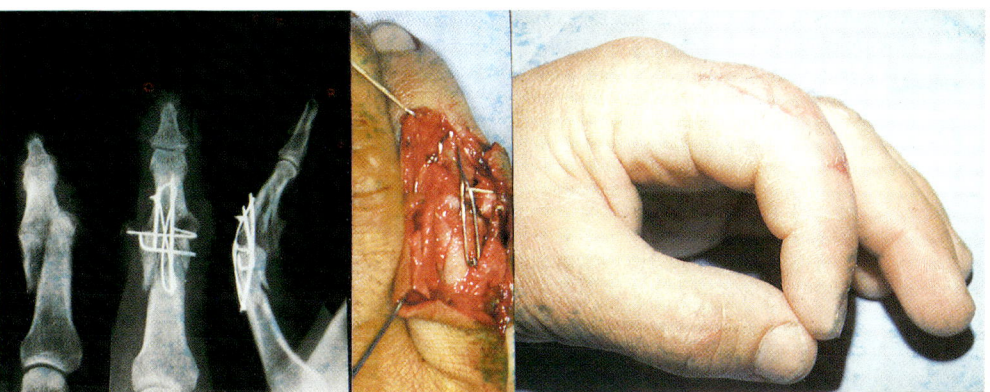

Abbildung 1. 45jähriger Patient, Kreissägenverletzung linker Zeigefinger: Defektbruch im Mittelgelenk mit Strecksehnendefekt. Nach Adaptation des Mittelgliedköpfchens und primärer Zuggurtungsarthrodese guter Spitzgriff 6 Wochen nach Unfall.

fungsindikationen dar: Insbesondere Defekte durch Kreissägen oder traumatische Gelenkdestruktionen mit begleitenden Sehnenverletzungen sind dankbare Indikationen [3,4] für primäre Arthrodesen dieser Gelenke (Abb. 1). Zur Stabilisierung haben sich Zuggurtungen sehr bewährt. Das jeweilige Gelenk wird von einem streckseitigen Zugang dargestellt. Die Gelenkflächen werden sparsam reseziert, und die Arthrodesenflächen mittels Arthrodesenklemme in der zuvor beschriebenen Technik unter Druck gesetzt. Erfahrungsgemäß werden Arthrodesen meist in zu starker Flexionsstellung vorgenommen: Besonders am Daumengrundgelenk sind maximal 20° Beugestellung anzustreben. Für die Zuggurtung werden wiederum zwei parallele Spickdrähte von proximal nach distal so eingebracht, daß die Spitzen der Kirschner-Drähte die beugeseitige Kortikalis der Grundphalanx gerade durchsetzen (Bildwandlerkontrolle!). Die komprimierende Drahtschlinge wird durch einen streckseitigen Bohrkanal der Grundphalanx geführt und um die proximal vorstehenden Kirschner-Drähte geschlungen. Der Streckapparat wird über den umgebogenen und dem Knochen anliegenden Kirschner-Drahtenden adaptiert. In gleicher Technik werden auch die Mittelgelenke der Finger arthrodetisiert.

Die Verwendung von Kleinfragmentplatten für Fingerarthrodesen ist wegen der problematischen Weichteildeckung nicht empfehlenswert. Die Arthrodese mittels Zugschrauben ist technisch schwierig und von einer relativ hohen Komplikationsrate begleitet.

Bei extremen Formen der Dupuytrenschen Kontraktur bzw. Dupuytrenrezidiven [5], aber auch bei fortgeschrittenen Knopflochdeformitäten kann durch eine Resektionsarthrodese des kontrakten Mittelgelenkes in Funktionsstellung eine wesentliche Besserung der Funktion und des kosmetischen Aspektes erzielt werden.

In der Replantationschirurgie haben sich Arthrodesen mit Kirschner-Drähten in Kombination mit zirkulären Drahtnähten bewährt.

Fingerendgelenke
Die Indikation zur Endgelenkarthrodese sollte sehr zurückhaltend gestellt werden, da es sich aufgrund der Kleinheit der Gelenkflächen um einen diffizilen Eingriff handelt. Am Daumenendgelenk kann die Arthrodese mit einer von distal her eingebrachten Zugschraube stabili-

siert werden. Bei den restlichen Endgelenken ist eine Stabilisierung mittels zweier gekreuzter Kirschner-Drähte empfehlenswert. Dabei ist zu beachten, daß der Kreuzungspunkt der Kirschner-Drähte nicht in Höhe der Arthrodese zu liegen kommt, um einen stabilen Kompressionseffekt aufrechtzuerhalten.

Literatur

1   Wilhelm A: Die Gelenksdenervation und ihre anatomischen Grundlagen, ein neues Behandlungsprinzip in der Chirurgie der Hand. Hefte Unfallheilk 1966;86.

2   Grechenig W, Mähring M, Clement HG: Denervation of the radiocarpal joint. J Bone Jt Surg 1998;80-B:504–07.

3   Pieper W: Fingererhaltung durch operative Gelenksversteifung in Funktionsstellung. Langenbecks Arch Klin Chir 1961;299:126.

4   Carroll E: Small joint arthrodesis in hand reconstruction. J Bone Jt Surg 1969;51-A:1219.

5   Moberg E: Möglichkeiten zur Vermeidung von Amputationen bei schwerer Dupuytrenscher Kontraktur. Handchir 1970;2:56.

Chirurgie. München, Sympomed, 1998, vol 3, pp 217–224.

Die Denervierung des Handgelenkes

Anatomie, operative Technik, Indikation

W. Grechenig, B. Schatz

Universitätsklinik für Unfallchirurgie, LKH Graz, Österreich

Einleitung

Die Denervierung des Handgelenkes ist definiert als Unterbrechung der Schmerzleitung vom Gelenk zum Gehirn durch Durchtrennung der zum Gelenk führenden Nervenfasern. Dieser operative Eingriff wurde 1966 von *Wilhelm* [5] zur Behandlung der posttraumatischen Arthrose publiziert. In der Folge erreichte *Geldmacher* [3] bei 85 % seiner Patienten zufriedenstellende Ergebnisse; *Buck-Gramcko* [1] berichtete mit seiner Kollektivstudie (195 Patienten) von 9 Mitgliedern der Gesellschaft für Handchirurgie über eine völlige Schmerzfreiheit oder nur leichte Schmerzen bei schwerer Arbeit in 69 % und bei weiteren 26 % über eine Besserung ihrer Beschwerden. In den meisten Fällen gelingt es somit, den Schmerz zu beseitigen oder zu mindern. Die Beweglichkeit und die Sensibilität bleiben erhalten.

Operative Voraussetzung

Als präoperative Voraussetzung gelten ein erhaltener Bewegungsumfang des Gelenkes, eine gute Weichteilsituation und eine positive Testausschaltung. Die Schmerzsymptomatik des Patienten muß auf das Gelenk beschränkt sein.

Präoperative Testausschaltung

Die Indikation zu einer Denervation des Handgelenkes sollte grundsätzlich erst nach Durchführung einer gezielten positiven Leitungsblockade der schmerzleitenden Nervenbahnen gestellt werden. Für derartige Testausschaltungen sind entsprechend der topographisch-anato-mischen Anordnung die in Frage kommenden Nervenbahnen durch Injektion eines Lokalanäs-thetikums zu blockieren.

1. *Nervus interosseus dorsalis:* Dorsomediane Injektion senkrecht, etwa 3 cm proximal der Handwurzel bis zum Radius.

2. *Ramus articularis spatii interossei I:* Subcutanes Depot dorsal zwischen der Basis des er-sten und zweiten Mittelhandknochens am ulnaren Rand der meist deutlich sichtbaren Vena in-termetacarpalis I. Dieser Gelenknerv muß stets vor dem Ramus superficialis nervi radialis aus-geschaltet werden, da er sonst der Prüfung entgeht.

3. *Rami articulares nervi cutanei antebrachii radialis:* Paravasales Depot von 1 ccm Lokal-anästhetikum im Bereich der Vasa radialia etwa 3 cm proximal der Handwurzel.

4. *Ramus superficialis nervi darialis:* Hierzu ist eine querangelegte subkutane Infiltration, ausgehend vom letztgenannten Injektionsort, erforderlich.

5. *Nervus interosseus anterior:* Einstich ventromedian, senkrecht, etwa 3 cm proximal der distalen Handgelenkbeugefalte, am ulnaren Rand des Musculus palmaris longus; Lokalanästhe-siedepot direkt über dem Radius und der Membrana interossea.

6. *Ramus dorsalis manus nervi ulnaris* einschließlich des *Ramus articularis nervi cutanei antebrachii ulnaris* (Variation): Einstich an der Ulnarseite des Processus styloideus ulnae und ausgiebige Infiltration bis zum Knochen sowie nach volar.

7. *Ramus palmaris nervi mediani:* Subkutane Infiltration zwischen der Arteria radialis und den Sehnen des Musculus palmarius longus.

8. *Rami perforantes II u. III:* Kleines Lokalanästhesiedepot dorsal direkt über den ent-sprechenden Intermetacarpalgelenken.

Die Blockade des Ramus palmaris des Nervus medianus und der Rami perforantes II und III erfolgen nur bei gezielter Fragestellung. Besonders die Unterbrechung des sensiblen End-astes des Nervus medianus kann zu Narbenschmerzen und Parästhesien im Ausbreitungsgebiet am Thenar führen [4].

Operation

Für die Denervation der Handwurzel ist nur bei zwei Nervenbahnen eine anatomisch ex-akte Präparation erforderlich. Ansonsten erfolgt die sensible Neurotomie blind in Form der Weichteildurchtrennung oder aber durch epifasziales Ablösen des Hautsubcutanismantels an be-stimmten Orten. Der Eingriff sollte außer dem Ergebnis der Testausschaltung stets auch die Aus-dehnung des Schmerzfeldes und der röntgenologisch faßbaren Veränderung mitberücksichtigen.

1. *Nervus interosseus dorsalis:* Längsinzision 3 cm proximal der Handwurzel und Spalten der Fascie am radialen Rand des Extensor pollicis longus. Präparation und Darstellung des Ner-vus interosseus dorsalis in der Tiefe (Abb. 1). Der Nerv sollte möglichst weit proximal durch-trennt und entfernt werden, um auch den relativ weit proximal abtretenden isolierten Ge-lenknerv für das distale Radioulnargelenk zu erreichen (Abb. 2). Vom gleichen Schnitt aus epi-fasziales Unterminieren des Ramus superficialis nervi radialis.

2. *Ramus articularis spatii interossei I:* Inzision streckseitig über dem I. Carpometacarpal-gelenk. Ulnar der ersten intermetacarpalen Vene liegt der Nerv (Abb. 3). Etwa an seiner Teilungsstelle oder kurz vorher zweigt sich dann der genannte Gelenkast ab, der meist mit einer kleinen Vene zu der hier subfaszial verlaufenden und noch volar perforierenden Arteria radialis zieht, wo er sich mit Endfasern des tiefen Ulnarisastes verbindet.

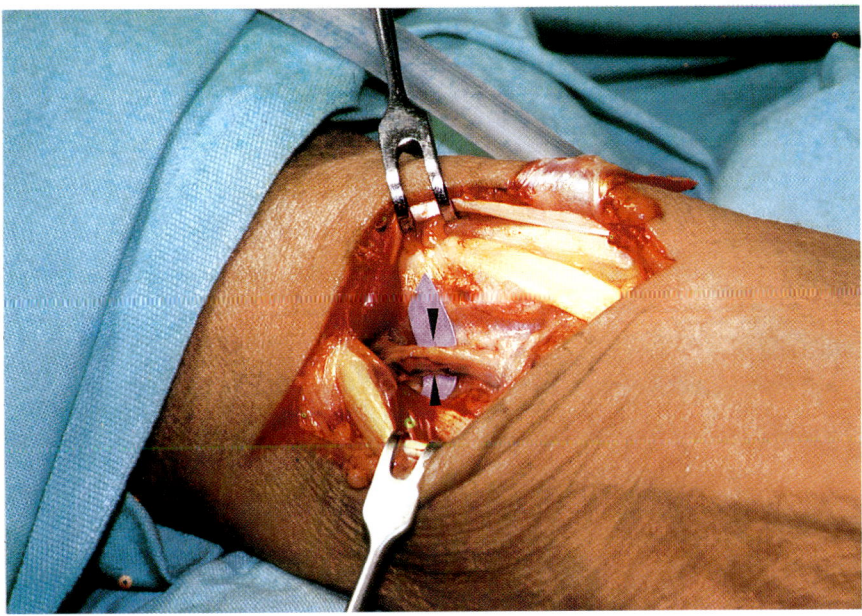

Abbildung 1. Der Nervus interosseus dorsalis mit den begleitenden Gefäßen ist unterlegt und mit Pfeilen markiert. Intraoperatives Bild einer rechten Hand von dorsal bei Synovektomie wegen Polyarthrose. Das Retinaculum ist ulnarseitig durchtrennt und nach radial präpariert.

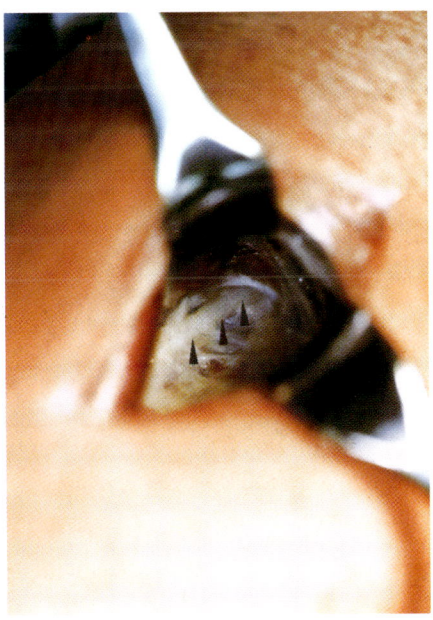

Abbildung 2. Der Nervus interosseus dorsalis ist in der Tiefe nach Präparation im Bindegewebe dargestellt.

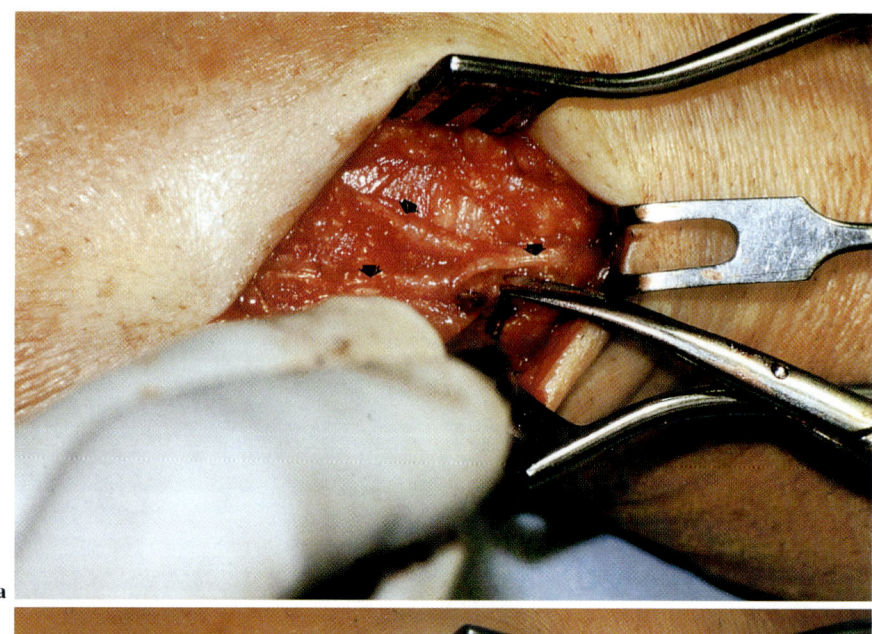

a

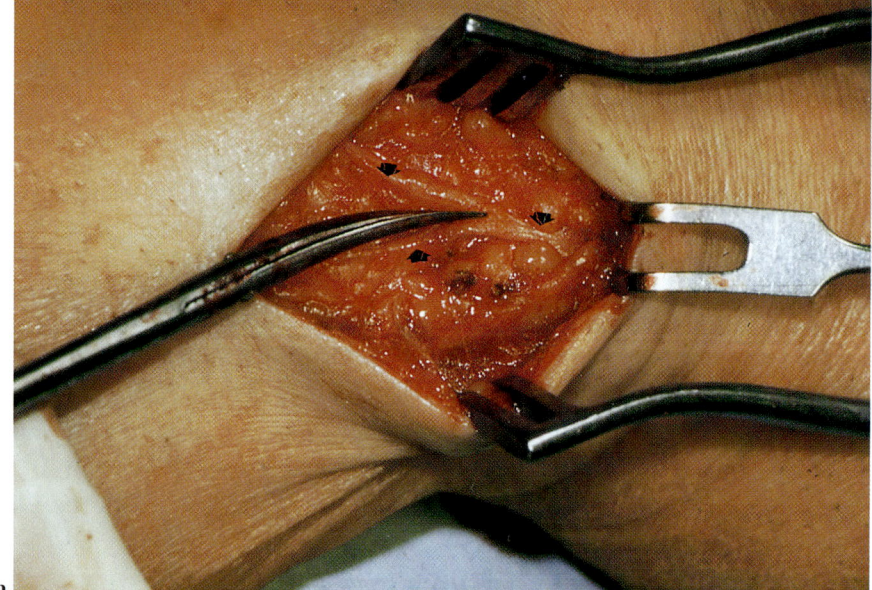

b

Abbildung 3. Präparation des Ramus superficialis des Nervus radialis an seiner Auftei-
lungsstelle. Die einzelnen Nervenäste sind mit Pfeilen markiert. **a** Die Präparation der Nerven
sollte immer proximal nach distal erfolgen, um an der Außenseite der Nervengabel zu präparieren; **b** bei umgekehrter Präparation von distal nach proximal besteht die Gefahr einer iatroge-
nen Nervenläsion.

3. *Nervus cutaneus antebrachii lateralis* und *Nervus interosseus anterior:* Über eine bogenförmige Inzision volar über dem distalen Radiusende wird die Arteria radialis dargestellt. Die mit der Arteria radialis verlaufenden Gelenkäste des Nervus cutaneus antebrachii radialis werden durch Ligatur und Durchtrennung des paravasalen Gewebes einschließlich der Begleitvenen unterbrochen. Durch sorgfältige Präparation lassen sich die mit der Arterie verlaufenden Gelenknerven auch isoliert darstellen. Von der gleichen Inzision aus wird auch der Nervus interosseus volaris unterbrochen. Man geht hierzu zwischen Arteria radialis und Flexor carpi radialis auf den Musculus pronator quadratus ein. Anschließend hält man den Flexor carpi radialis sowie die Fingerbeugesehnen und den Nervus medianus unter dem Schutz eines langen Hakens und durchtrennt mit dem Elektrokauter das am distalen Rand des Muskels befindliche Füllgewebe (Abb. 4). Schließlich kann durch den Schnitt im Bereich der Handwurzelbeugefalte bis in Höhe des Musculus palmaris longus auch noch der subkutan verlaufende Gelenkast des Ramus palmaris nervi mediani erreicht werden. Auf eine Verletzung dieser Nerven ist unbedingt zu achten, da es sonst postoperativ zu unangenehmen Sensibilitätsstörungen im Ausbreitungsgebiet am Thenar kommen kann.

4. *Ulnares Handgelenk:* Die Ausschaltung der *Gelenkäste des Ramus dorsalis manus nervi ulnaris* und des *Nervus cutaneus antebrachii dorsalis* erfolgt über eine bogenförmige Schnittführung am Processus styloideus ulnae und weitere epifasziale Ablösung des Weichteilmantels von beiden Seiten der Inzision.

5. Bei besonders ausgedehnten Schmerzfeldern kann außerdem die Unterbrechung der *Rami perforantes nervi ulnaris* über dem zweiten und dritten Intermetacarpalgelenk erforderlich werden. Der Zugang erfolgt mit einer queren Inzision, die von der Basis des zweiten bis vierten Mittelhandknochens reicht. Zur Denervation durchtrennt man nach Beiseiteziehen der Langfingerstrecksehnen mit einem Elektrokauter halbmondförmig die dünne, über den Basen der Mittelhandknochen liegende Weichteilschicht.

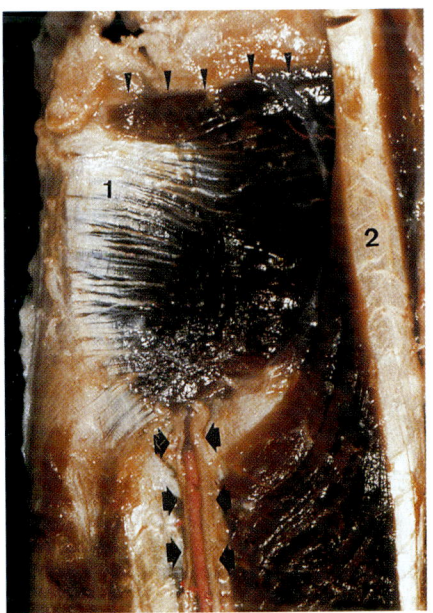

Abbildung 4. Anatomisches Präparat eines linken Unterarmes von volar. Nach anatomischer Präparation kommen der Musculus pronator quadratus (1) und die Sehne des Musculus flexor poll.long. (2) zur Darstellung. Der Verlauf des Nervus und der Arteria interossea anterior sind mit großen Pfeilen markiert. Der distale Rand des Musculus pronator quadratus ist mit kleinen Pfeilen markiert. Hier erfolgt mit dem Elektrokauter die Denervierung.

Eigene Ergebnisse

23 Patienten konnten nach einer Denervierungsoperation wegen chronischer Handgelenkbeschwerden in einem Nachuntersuchungszeitraum von durchschnittlich 32 Monaten nachkontrolliert werden. In jedem Fall erfolgte eine selektive Denervierungsoperation als Haupteingriff, in 15 Fällen als alleinige Operation, in 6 Fällen kombiniert mit Zusatzeingriffen. Bei 16 Patienten konnte eine durchschnittliche Schmerzreduktion von 65 % erreicht werden. In jedem Fall wurde durch zumindest 2 präoperative Testblockaden eine völlige Schmerzfreiheit oder Schmerzreduktion erreicht. Die Operation erfolgte in Vollnarkose oder subaxillärer Leitungsanästhesie. Wegen der notwendigen Nervenpräparation führten wie die Operation in Oberarmblutsperre durch. Die Verwendung einer Lupenbrille ist nur bei schwierigen anatomischen Verhältnissen erforderlich.

Wichtig ist eine frühzeitige postoperative Bewegungsübung der Finger zur Sicherung der Sehnenfunktion. Postoperativ Armhochlagerung und die Gabe nichtsteroidaler Antirheumatika sind obligat.

Unbedingt sollte eine zu frühe Belastung des Handgelenkes in den ersten postoperativen Wochen vermieden werden. Aus diesem Grund empfiehlt sich ein Orthese in den ersten 2–4 Wochen, welche zur Physiotherapie abgenommen werden kann.

Diskussion

Seit der Erstbeschreibung der Methode durch *Wilhelm* im Jahre 1966 [5], basierend auf seinen anatomischen Studien zur Innervation des Handgelenkes, berichten zahlreiche Autoren [*Buck-Gramcko, Eckerot, Geldmacher*] über gute Ergebnisse der Denervierungsoperation.

Ishida [4] stellte in einer Nachuntersuchung von 17 isolierten Denervierungsoperationen (13 totale, 4 partielle), in einem Nachuntersuchungszeitraum von durchschnittlich 51 Monaten, postoperativ bei nur 12 % Schmerzfreiheit fest. 71 % der Patienten hatten Schmerzen bei Beanspruchung oder weitere Operationen. Nur 24 % waren mit dem Eingriff zufrieden. Er kam zum Schluß, daß eine alleinige Denervierungsoperation ohne zusätzlichen Eingriff bei chronischen Handgelenkbeschwerden nicht indiziert erscheint.

Eckerot [2] berichtet bei seinen 46 Patienten über eine Besserung in 70 %, während 30 % unverändert Beschwerden hatten.

Buck-Gramcko [1] konnte an 195 Patienten in einem durchschnittlichen Nachuntersuchungszeitraum von 4,5 Jahren bei 69 % sehr gute Ergebnisse

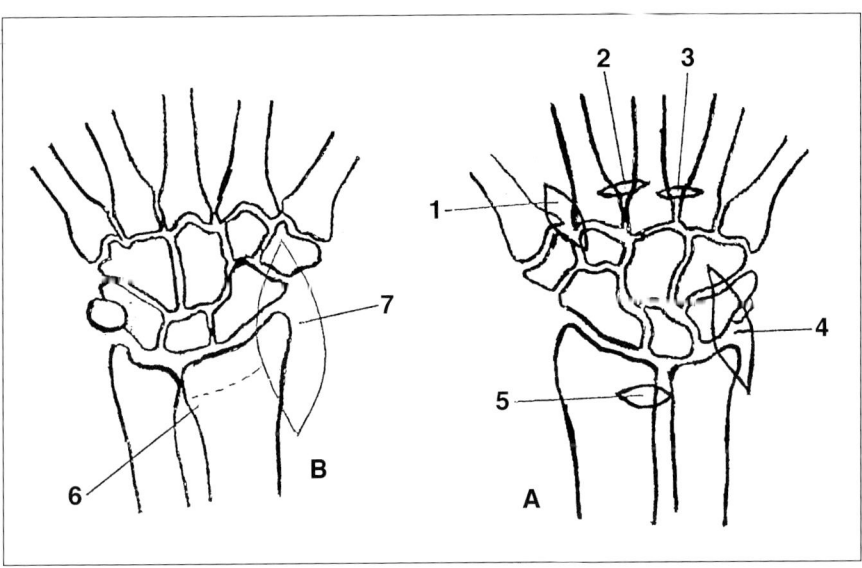

Abbildung 5. In der schematischen Zeichnung sind die Hautinzisionen von dorsal (A) und von volar (B) dargestellt. 1: Ramus articularis spatii interossei I; 2, 3: Rami perforantes nervi ulnaris; 4: Gelenkäste des Ramus dorsalis manus nervi ulnaris und des Nervus cutaneus antebrachii dorsalis; 5: Nervus interosseus dorsalis; 6: Nervus interosseus anterior; 7: Nervus cutaneus antebrachii lateralis.

aufweisen. 24 % hatten Schmerzen, aber weniger als vor der Operation, und nur in 5 % konnte keine Besserung erreicht werden. Die schlechten Ergebnisse fanden sich besonders nach intraartikulären Radiusfrakturen, bei Instabilitäten, Knorpeldefekten und schwer manuell tätigen Personen [1].

Die Denervierung des Handgelenkes erfolgt entweder als alleiniger isolierter Eingriff, in Kombination mit weiteren Maßnahmen (wie Styloidektomie, Arthroskopie, Carpaltunnelrelease) oder in Form einer gezielten isolierten Neurotomie einzelner Gelenkabschnitte. Zusätzlich kann die Denervierung in Kombination mit geplanten Korrektureingriffen am Handgelenk oder prophylaktisch als isolierte Neurotomie bei bestimmten Korrektureingriffen am Radius und der Ulna durchgeführt werden. Durch die häufige Kombination mit verschiedensten zusätzlichen Eingriffen und durch die unterschiedliche Zahl der Nerven, welche bei der Denervierungsoperation durchtrennt werden können, erscheint ein Vergleich der einzelnen Nachuntersuchungsergebnisse und eine entsprechende Auswertung sehr schwierig. *Eckerot* [2] berichtet, daß bei 48 Handgelenken nur der Nervus interosseus posterior bei allen aufgefunden werden konnte.

Die wesentlichen Nachteile dieses Eingriffes liegen in der fehlenden Möglichkeit der objektiven Überprüfung des Operationserfolges. Die postoperativen Ergebnisse sind lediglich aufgrund der subjektiven Angaben der Patienten gegeben, wobei die Ehrlichkeit des Patienten und ein eventueller Rentenwunsch mitberücksichtigt werden müssen. Weithin kann auch nach anfänglicher Schmerzfreiheit nach Jahren die Symptomatik teilweise oder zur Gänze wiederkehren. Dies dürfte unter anderem darin begründet sein, daß alle Nervenstämme, welche nachbarliche Beziehung zum Handgelenk haben, sich an ihrer Innervation beteiligen. Zwischen den einzelnen Gelenkästen aller beteiligten Stämme bestehen Verkettungen. Die Gelenke sind also mehrwegig innerviert. Eine fortschreitende Arthrose oder eine Instabilität mit zu erwartender Arthrose müssen in den meisten Fällen für eine spätere Verschlechterung des Denervationsergebnisses angesehen werden [2]. Bei instabilen Handwurzelverhältnissen scheint die Denervation aber nur dann sinnvoll, wenn das Handgelenk nicht stark belastet werden muß, wie dies vor allem bei älteren Patienten häufig der Fall ist [2].

Literatur

1   Buck-Gramcko D: Denervation of the wrist joint. Hand Surgery 1977;2(1):54–61.
2   Ekerot L; Holmberg J, Eiken O: Denervation of the wrist. Scand J Plastic Reconstr Surg 1983;17:155–157.
3   Geldmacher J, Legal HR, Brug E: Results of denervation of the wrist and wrist joint by Wilhelm's method. The hand 1972;4:1:57–59.
4   Ishida O, Tsai T-M, Atasoy E: Long-term results of denervation of the wrist joint for chronic wrist pain. J Hand Surgery 1993;18 B:76–80.
5   Wilhelm A: Die Gelenkdenervation und ihre anatomischen Grundlagen: Ein neues Behandlungsprinzip in der Handchirurgie. Hft Unfallheilk 1996;86:1–109.

Chirurgie. München, Sympomed, 1998, vol 3, pp 225–230.

Operative Möglichkeiten bei chronischer Polyarthrose der Hand

M. Mähring

Abteilung für Unfallchirurgie, LKH Bruck/Mur, Österreich

Einleitung

Da sich Polyarthrosen dem Handchirurgen vorwiegend in Form der primär chronischen Polyarthritis (PCP) präsentieren, wird im weiteren deren chirurgische Therapie abgehandelt; diese Behandlungsprinzipien sind auch auf andere Polyarthritiden übertragbar.

Erstes Prinzip der chirurgischen Therapie beim Polyarthritisgelenk sowie bei Erkrankung der Sehnenscheiden (Tenosynovitis) ist die möglichst *radikale Synovektomie*. Das krankhaft veränderte Stratum synoviale der Gelenkkapsel, welches auch durch die Produktion pathologischer Synovia das Gelenk bedroht, wird zu mindestens 80 % entfernt. Anzustreben ist eine *Frühsynovektomie*, d. h. daß zum Zeitpunkt der Operation das Gelenk noch weitgehend frei von Destruktionen ist. Zur Indikationsstellung ist eine enge Zusammenarbeit mit dem Rheumatologen erforderlich: Die Indikation zur Frühsynovektomie sollte dann gestellt werden, wenn 4 bis 6 Monate nach Beginn einer adäquaten medikamentösen Therapie synovitische Schwellungen der Gelenke oder Sehnenscheiden nicht abgeklungen sind.

Besonders wenn die Synovektomie mit Fortdauer der Krankheit als *Spätsynovektomie* bei schon vorliegenden degenerativen Veränderungen ausgeführt wird, ist sie in vielen Fällen mit rekonstruktiven Maßnahmen an Gelenken und Sehnen zu kombinieren.

Pathophysiologie der PCP an Gelenken

Das bei der PCP äußerst aggressive Synovialgewebe führt besonders an den kleinen Gelenken zuerst zu Osteolysen in jenen Nischen, in denen die

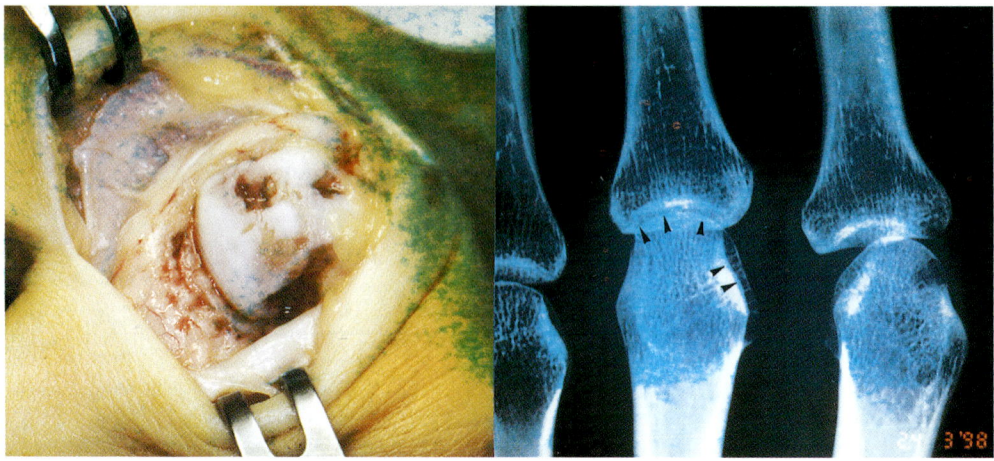

Abbildung 1. 16jährige Patientin mit PCP: deutliche, scharf ausgestanzte Knorpel-Knochenusuren am Mittelfingergrundgelenk, im Röntgen nur diskrete Veränderungen.

Seitenbänder entspringen und inserieren. Dies bedingt auch die ersten radiologisch faßbaren Veränderungen, im Sinne von anfangs sehr diskreten Usuren im Bereich der Anheftungsstellen der Kollateralbänder. An den Knorpel-Knochengrenzen im Bereich der Kapselumschlagstelle finden sich in der Folge ebenfalls umschriebene Knorpel-Knochenusuren (Abb. 1), welche radiologisch schwer faßbar sind. Die pathologische Synovialflüssigkeit ihrerseits verursacht im Knorpel gelegene, sehr scharf begrenzte, zum Teil tief in den Knochen reichende Substanzdefekte. Der Streckapparat wird durch die aufgetriebene Synovialis im Bereich der zarten Extensorenkappe bzw. im Mittelgelenkbereich ebenfalls destruiert. Durch Insuffizienz der Seitenbänder bzw. Imbalance des zerstörten Streckapparates kann die physiologische Ulnardeviation der Langfinger nicht mehr gehalten werden. Es kommt im Verein mit zunehmender Sekundärarthrose zum Vollbild der Rheumahand. Die Gelenkkapsel tritt in ein Stadium der Vernarbung über, man spricht von einem ausgebrannten Gelenk.

Pathophysiologie der rheumatischen Tenosynovitis

Genau wie in Gelenken kann es zu einem rheumatischen Befall von Sehnenscheiden kommen: Sitz der Erkrankung ist die synoviale Auskleidung von Sehnenscheiden, welche sowohl Strecker als auch Beuger in allen jenen

Bereichen der Hand erfassen kann, wo es Sehnenscheiden gibt. Tastbare, teigige Schwellungen über dem Handgelenk mit der typischen sanduhrförmigen Einschnürung durch das Retinaculum extensorum, entlang des Flexor carpi ulnaris sowie der Beugesehnen der Finger (Abb. 2) mit eventuellem Carpaltunnelsyndrom weisen auf die rheumatische Tenosynovitis hin.

Neben der zunehmenden Bewegungseinschränkung besteht die Gefahr vor allem in einer Spontanruptur der Sehnen (Abb. 3), da das pathologische Synovialgewebe die Sehnen infiltriert und zunehmend destruiert; dies macht die Bedeutung einer Frühsynovektomie auch im Sehnenscheidenbereich deutlich.

In die Operationsindikation dieser polyartikulären Erkrankung ist abgesehen vom Lokalbefund auch die Gesamtpersönlichkeit des Patienten hinsichtlich dessen psychischer und sozialer Situation einzubeziehen. Der Funktionsbedarf ist zu erheben, und die Kooperationsfähigkeit ist abzuschätzen. Wegen Miterkrankung benachbarter Gelenke ist gelenkerhaltenden Eingriffen gegenüber Versteifungsoperationen der Vorzug zu geben. *Stellbrink* [1] empfiehlt, einfache Techniken komplizierten Operationen vorzuziehen, weil deren Resultat durch anderweitige Funktionsstörungen der gleichen Extremität in der Nachbehandlung oft nicht in gewünschter Weise erreicht werden kann.

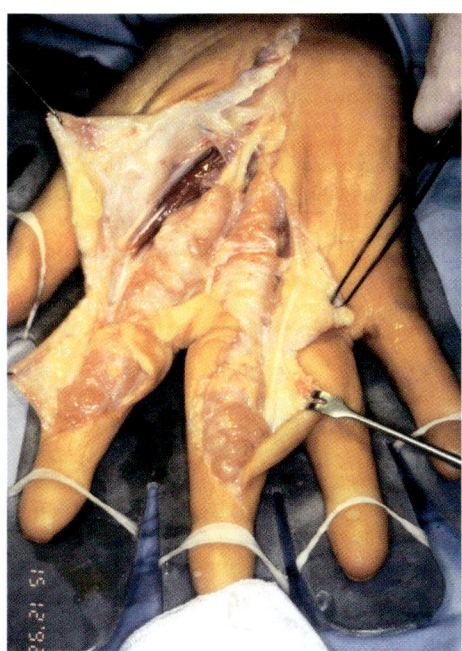

2

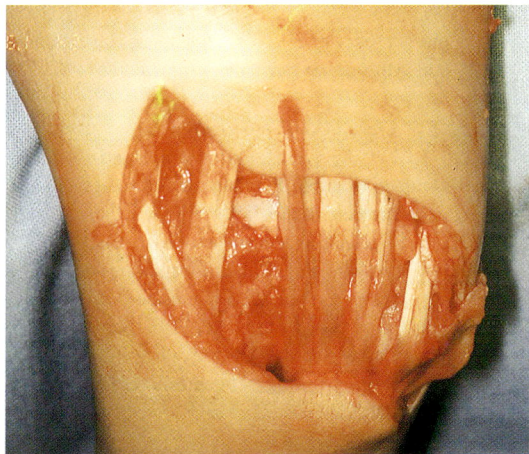

3

Abbildung 2. 45jährige Patientin: rheumatische Tenosynovitis entlang der Beugesehnen des II. und III. Fingers rechts.

Abbildung 3. 32jährige Patientin: rheumatische Tenosynovitis der Extensoren rechts mit Strecksehnenspontanruptur.

Operative Eingriffe an der Rheumahand werden in Plexus- oder Allgemeinnarkose, Blutleere unter Beachtung allgemeiner handchirurgischer Richtlinien ausgeführt.

Eingriffe am Handgelenk

In die Synovektomie des Handgelenkes sind nicht nur durch Destruktion des Diskus, der Bänder und der Knochen meist kommunizierende Gelenkabschnitte, sondern auch die Sehnenscheiden der Handgelenkextensoren mit einzubeziehen. Durch den zwangsläufigen Denervierungseffekt der Synovektomie ist diese Indikation besonders dankbar, stellt aber an die operative Technik erhöhte Anforderungen. Bei arthrotischen Veränderungen des Ulnaköpfchens mit Schmerzen und Bewegungseinschränkung der Unterarmdrehbewegungen ist die Ulnaköpfchenresektion zu erwägen.

Der Zugang erfolgt S-förmig von der Streckseite unter Darstellung der Nerven und großen Venen, von ulnar her wird das Retinaculum extensorum unter Eröffnung der Strecksehnenfächer fahnenförmig radial gestielt abpräpariert; es folgt eine radikale Synovektomie, wobei infiltrierendes Synovialgewebe häufig scharf von den Sehnen gelöst werden muß. Nun erfolgt das Eingehen auf das Ellenköpfchen, ein zertörter Discus triangularis und bei Bedarf auch das Ellenköpfchen werden reseziert (auf einer Strecke von etwa 10 bis 15 mm). Von dorsal läßt sich nun unter Zug das Radiocarpalgelenk gut einsehen und synovitisches Gewebe unter Verwendung eines kleinen Luer oder Rangeur weitgehend entfernen. Es wird die Abtragung des Listerschen Tuberkulums empfohlen, um eine Spontanruptur der langen Daumenstrecksehne zu vermeiden. Nach Spülung und exakter Blutstillung wird das Retinaculum extensorum unter die Strecksehnen als neue Gleitschicht verlagert und nach Einlegen einer Saugdrainage und Hautverschluß ein leichter Druckverband sowie eine volare Gipsschiene angelegt.

Als seltene Eingriffe am Handgelenk sind Umstellungsosteotomien im Bereiche des Carpus bei fixierter Flexionskontraktur, Resektionsarthroplastiken des Handgelenkes oder Handgelenkarthrodesen in Erwägung zu ziehen.

Eingriffe am Daumen

Für die Greiffunktion der Hand ist ein im Sattelgelenk beweglicher, ansonsten stabiler Daumen in guten Kontakt zu den Langfingern von besonderer Bedeutung. Dies bedeutet, daß das Sattelgelenk möglichst in seiner Funktion erhalten wird, was durch eine Synovektomie oder eine Sattelgelenkarthroplastik nach *Buck-Gramcko* [2] (Resektion des Os trapezium und Interposition eines eingerollten Flexor-carpi-radialis-Anteiles) erreicht werden kann.

Im Bereich des Daumengrund- und Endgelenkes hingegen ist versteifenden Operationen (siehe dort) der Vorzug zu geben. Bei Vorliegen einer Flexionsadduktionskontraktur des Daumens ist zu bedenken, ob dies nicht bei gleichzeitiger Ulnardeviation der Langfinger eine bessere Funktion bedingt als bei normaler Stellung des Daumens.

Fingergelenke

Wegen der Häufigkeit der Synovektomie an den Fingergrund- und Mittelgelenken sei auf die Operationstechnik genauer eingegangen:

Bei Synovektomie von ein oder zwei Gelenken empfehlen sich jeweils Längsschnitte über den betroffenen Gelenken; falls mehr Gelenke zu synovektomieren sind, ist bei den Grundgelenken ein querer Schnitt vorzuziehen. Im Bereiche der Mittelgelenke erfolgt der Zugang über S-förmige Inzisionen. Nach Darstellen des Streckapparates wird über den Grundgelenken die Extensorenkappe radial der Strecksehne längsinzidiert und mit Einzinkerhaken angehoben.

Meist läßt sich nun die synovitisch aufgetriebene, graue, weiche Gelenkkapsel größtenteils stumpf vom Streckapparat lösen, wonach das Gelenk eröffnet und die zottig verdickte Gelenkkapsel zunächst im dorsalen Bereich entfernt werden kann. Besonders wichtig ist es, das radiale Seitenband exakt zu präparieren und insbesondere im Ursprungsbereich am Metakarpalköpfchen mit zarten Curetten oder einem kleinen Fingerluer synovitisches Gewebe auszuräumen. Durch Beugung des Gelenkes läßt sich auch der volare Rezessus erreichen. Es erfolgt eine ausgiebige Spülung, anschließend Naht der Extensorenkappe unter leichter Überlappung sowie Wunddrainage und Hautverschluß.

Zeigt sich beim Zugang zu den Grundgelenken, daß die Strecksehnen nicht mehr zentral, sondern ulnar abgewichen verlaufen, sind diese zu rezentrieren, was in Anfangsstadien durch radiale Raffung möglich ist, in fortgeschrittenen Stadien einen ulnaren Release mit nachfolgender radialer Raffung erforderlich macht.

Lockere radiale Seitenbänder mit ulnarem Fingerdrift können durch knöcherne Versetzung des radialen Seitenbandursprungs stabilisiert werden.

Bei fixierten Beugekontrakturen sind subkapitale Keilosteotomien mit anschließender Bohrdrahtfixation sinnvoll.

Bei massiver Destruktion der Grund- und Mittelgelenke stehen Resektionsarthroplastiken oder Gelenkprothesen zur Auswahl. Bei allen Arthroplastiken sind 3 Faktoren von Bedeutung: die ausreichende Resektion des Metakarpalköpfchens, eine Straffung der radialen Seitenbänder und die Rezentrierung der langen Strecksehnen.

Bei volarer Luxationstendenz des Grundgliedes hat sich die Operation nach *Tupper* bewährt: Dazu wird die volare Platte proximal und seitlich abgelöst und nach ausreichender Resektion des Metakarpalköpfchens an dessen dorsalem Periost fixiert. Weitere Resektionsarthroplastiken wurden von *Fowler* und *Vainio* angegeben [3,4].

Gelenkprothesen

Der Einsatz künstlicher Grund- und Mittelgelenke erfolgt immer in Kombination mit einer Synovektomie sowie ausreichendem Weichteilrelease und Rezentrierung der Strecksehnen. Metallscharnierprothesen bieten Probleme hinsichtlich der Verankerung im meist porösen Knochen sowie in der Irritation des Streckapparates, weswegen Kunststoffprothesen der Vorzug zu geben ist. Derartige Prothesen wirken im wesentlichen als Platzhalter, wobei sich im Laufe der Zeit um die Prothese eine narbige Pseudokapsel etabliert.

Eingriffe bei rheumatischer Tenosynovitis

Handgelenkextensoren: Meist wird die Synovektomie der Handgelenkextensoren mit einer Revision des Handgelenkes kombiniert. Lediglich in frühen Stadien ist sie als isolierter Eingriff vorzunehmen. Auf die Technik der Synovektomie wurde bereits oben eingegangen. Nicht selten stößt man auf spontan rupturierte Strecksehnen, welche Verlagerungsoperationen (Extensor-indicis-proprius-Transfer auf lange Daumenstrecksehne) oder Seit-zu-Seit-Anastomosen erforderlich machen.

Beugesehnen: Beugesehnen werden am besten von einem volaren Zugang nach *Bruner* dargestellt. Unter besonderer Beachtung einer atraumatischen Operationstechnik sind fibröse Sehnenscheiden unter weitgehender Erhaltung der Ringbänder zu resezieren, wobei auch hier pathologisches Sehnenscheidengewebe häufig scharf von den Beugesehnen gelöst werden muß.

In der Nachbehandlung nach Eingriffen ist beim Polyarthritiker eine besonders frühzeitige Bewegungstherapie angezeigt: Längere Immobilisierungen sind zu vermeiden, da die meist atrophe Muskulatur Sehnenrekonstruktionen wenig belasten und es rasch zu narbenbedingten Bewegungseinschränkungen der Gelenke oder Sehnen kommt. In der Verbandsanordnung ist die bekannte Hyperhidrose der Rheumatiker mit der Gefahr von Mazerationen zu beachten.

Literatur

1   Stellbrink G: Die rheumatische Hand und ihre operative Behandlung. Handchir 1969;1(4):182–190.
2   Buck-Gramcko D: Sattelgelenkarthroplastik. Symposium der Deutschsprachigen Arbeitsgemeinschaft für Handchirurgie. Wien, 30. 5. 67.
3   Fowler SB, Riordan DC: Surgical treatment of rheumatic deformities of the hand. J Bone Jt Surg 1958;A40:1431–1432.
4   Vainio K: Die Behandlung rheumatischer Kontrakturen unter besonderer Berücksichtigung von Hand und Fingern. Vortrag Kongreß Nordwestdeutsche Orthopädische Gesellschaft; Marburg/Lahn, 1965.

Chirurgie. München, Sympomed, 1998, vol 3, pp 231–235.

Dupuytrensche Kontraktur

Behandlungskonzept

B. Hellbom, St. Spendel

Klinische Abteilung für Plastische Chirurgie, Universitätsklinik für Chirurgie, Graz, Österreich

Einleitung

Die Dupuytrensche Kontraktur (DK) ist eine Erkrankung des gesamten straffen Bindegewebes der Hohlhandfaszie. Dabei entwickeln sich kontrahierende Bindegewebsstränge, die zu einer Störung der differenzierten Zusammenarbeit der Finger untereinander führen. Grundsätzlich handelt es sich um ein biologisch gutartiges Leiden ohne dramatische Aspekte im Verlauf, das jedoch in fortgeschrittenen Stadien zur Invalidität führen kann.

Ähnliche Veränderungen können auch an der Planta pedis (Morbus Ledderhosen) und – abgewandelt – am Penis (Induratio penis plastica) vorkommen.

Geschichtliches

Das Krankheitsbild wurde erstmals vom Basler Anatomen *Plater* im medizinischen Schrifttum erwähnt. Bis Anfang des vorigen Jahrhundert hielt man diese Kontraktur für die Folge einer Beugesehnenschrumpfung. *Boyer* bezeichnete sie 1826 noch als «crispatura tendinum». Die für die chirurgische Therapie relevante Beschreibung geht auf den Schüler Boyers, den Pariser Chirurgen *Baron de Guillaume Dupuytren* (1778–1835) zurück; er bezeichnete 1832 die Krankheit als «rétraction permanente des doigts, par suite d'une affection de l'aponevrose palmaire».

Vorkommen

Die DK tritt bei Männern wesentlich häufiger auf als bei Frauen.

In zahlreichen Arbeiten wurde beobachtet, daß die Krankheit im höheren Alter häufiger vorkommt. Obwohl die DK schon bei Säuglingen diagnostiziert wurde, tritt sie in der Regel erst vom 20. Lebensjahr an mit zunehmender Häufigkeit bis ins hohe Alter auf. Bei der männlichen Bevölkerung über 60 Jahren liegt die Häufigkeit bei fast 30%, bei Männern unter 40 Jahren bei etwa 4%.

Diagnostik

Ätiologie

Bis heute ist unser Verständnis für das pathologische Geschehen noch unzureichend. Obwohl die DK mit einer Vielzahl von Krankheitsbildern in Zusammenhang gebracht wird, ist die Kenntnis über die Ätiopathogenese und daher auch die Klassifikation nicht endgültig. Die hereditäre Komponente spielt sicher eine Rolle bei der Entstehung der DK. Die familiäre Disposition wirkt sich meist ungünstig auf die Prognose aus. Auffallend ist ein gehäuftes Auftreten der Dupuytrenschen Kontraktur bei Begleiterkrankungen wie: Trauma – Alkoholismus – Diabetes mellitus – Leberparenchymschaden – Epilepsie – Immundefekte.

Stadieneinteilung

Die Klassifikation wird durch die Vielfalt der Veränderungen erschwert. Eine Einteilung nach Schweregraden von *Iselin* unterscheidet 4 Stadien, bei der die Schweregrade der Gelenkbeteiligung berücksichtigt werden.

Stadium 1:	Knoten in der Hohlhand
Stadium 2:	Beugekontraktur im Grundgelenk
Stadium 3:	Beugekontraktur im Grundgelenk und im proximalen Interphalangealgelenk
Stadium 4:	zusätzlich zu 3 eine Hyperextension im distalen Interphalangealgelenk

Die DK kann ihren Anfang an jedem beliebigen Finger nehmen, jedoch ist es auffällig, daß am häufigsten der vierte Finger zuerst betroffen ist.

Operationsindikationen – Operationen

Therapie

Die chirurgische Behandlung unter Berücksichtigung der Stadien, mit genauen Kenntnissen der Anatomie und der subtilen atraumatischen Technik ist derzeit die Therapie der Wahl. Durch diese chirurgische Therapie wird die Erkrankung zwar auch nicht ursächlich behandelt oder vollständig beseitigt, aber in ein Stadium zurückversetzt, in dem die Funktionsstörung weitgehend gebessert oder vollständig behoben ist.

Erst die Erkenntnis, daß die Fingerkontraktur durch eine Schrumpfung der Palmaraponeurose bedingt ist, bildete die Grundlage für ein operatives Vorgehen.

Eine absolute Operationsindikation bei der DK gibt es nicht. Da von einem operativen Eingriff eine Funktionsverbesserung erwartet werden muß, stellt das Stadium 1 nach *Iselin* in den meisten Fällen keine Operationsindikation dar, außer wenn die Knoten in der Hohlhand schmerzhaft sind.

Bei der Indikationsstellung sollten in erster Linie Beruf und Freizeitbeschäftigung des Patienten und das Stadium des Leidens berücksichtigt werden. Zusätzlich spielen der allgemeine Gesundheitszustand, Nebenerkrankungen sowie die Intelligenz und das kooperative Verhalten des Patienten und das Lebensalter (!) eine wesentliche Rolle für die Indikationsstellung.

Operationstechnik

– Fasziotomie (offen oder subkutan)
– lokale Exzision
– partielle Fasziektomie
– komplette Fasziektomie
– Fasziektomie mit Hauttransplantat
– Amputation

Die Fasziotomie sollte nur als vorbereitende Operation bei starker Kontraktur und als pallliative Maßnahme bei Patienten, denen ein größerer Eingriff nicht zugemutet werden kann, durchgeführt werden.

Die Fasziektomie als adäquates Verfahren strebt eine möglichst vollständige Entfernung des Bindegewebesystems an. Bei jüngeren Patienten sollte nach Möglichkeit eine komplette Fasziektomie durchgeführt werden.

In fortgeschrittenen Stadien sind Hauttransplantationen oder Eingriffe an den Bändern, Knochen oder Sehnen oft nicht zu umgehen.

Bei beidseitigem Vorliegen der DK soll die zweite Seite frühestens nach einem halben Jahr operiert werden.

Schnittführungen

Je nach Ausdehnung der Veränderung soll die Schnittführung gewählt bzw. variiert und kombiniert werden. Aus der Vielzahl der Schnittführungen soll denen der Vorzug gegeben werden, die die bestmögliche Übersicht mit optimalen Heilungsbedingungen verbinden und spätere Narbenkontrakturen ausschließen. Dabei muß bedacht werden, daß die Blutversorgung in der Hohlhandmitte am schlechtesten ist und daher bei ausgedehnter Unterminierung der Haut Wundrandnekrosen entstehen können.

– *McIndoe*	bei vorwiegendem Befall der Hohlhand
– *Millesi*	Y-förmiger Schnitt
– *Verdan*	bogenförmiger Schnitt
– *Iselin*	Längsschnitt mit anschließenden Z-Plastiken

Zur Beurteilung der Operationsergebnisse müssen die Ausgangssituation, die objektiv gemessene Beweglichkeit, die subjektive Wertschätzung durch den Patienten sowie seine Arbeitsfähigkeit herangezogen werden.

Komplikationen

– Rezidiv
– Hämatom
– Nahtdehiszenz
– p.s. Heilung
– Nervenläsion

Die Rezidivquote liegt zwischen 8–30 % und ist durch keine operative Methode zu vermeiden. *Moberg* geht sogar so weit zu sagen, daß jeder Operierte sein Rezidiv bekommt, wenn er es nur erlebt. Es ist aber bei den Rezidiven wiederum nur in etwa 25 % eine Zweitoperation überhaupt notwendig. In den anderen Fällen ist die Funktionseinbuße zu gering oder fehlt völlig.

Zur Vermeidung von postoperativen Komplikationen tragen eine sorgfältige Blutstillung, Drainage, spannungsloser Wundverschluß und ein nicht schnürender Kompressionsverband als wichtige Maßnahmen bei.

Nachbehandlung

Die Nachbehandlung erstreckt sich von einfachen Bewegungsübungen bis zu konsequenter Bewegungstherapie unter Aufsicht, wobei das kooperative Verhalten der Patienten ausschlaggebend ist.

Mit zuverlässigen Dauerergebnissen wird erst dann zu rechnen sein, wenn die Ursache des Leidens bekannt ist und damit ein ursächliches Eingreifen möglich ist.

Literatur beim Verfasser

Chirurgie. München, Sympomed, 1998, vol 3, pp 236–240.

Die Ulnaverkürzungsosteotomie

Indikation und Technik

G. Peicha, G. Bratschnitsch

Universitätsklinik für Unfallchirurgie, Graz, Österreich

Einleitung

Posttraumatische Fehlstellungen nach Radiusfrakturen an typischer Stelle stellen mit in der Literatur angegebenen 20 % sehr häufige Komplikationen dar. Die Ursachen für diese unbefriedigenden Behandlungsergebnisse sind primär ungenügende Reposition und Retention, versäumte oder falsch gedeutete Röntgenkontrollen sowie fehleingeschätzte «schleichende» Redislokationen. Die Radialverschiebung und Dorsalverkippung des distalen Radiusfragmentes führen zu einer Verkürzung der Speiche mit konsekutivem relativem Ulnavorschub. Dadurch entsteht ein Beschwerdekomplex mit schmerzhaft eingeschränkter Handgelenkbeweglichkeit sowie einer durch den Ellenvorschub bedingten Einschränkung der Umwendbewegungen. Die Inkongruenz im distalen Radioulnargelenk mit Verletzung des Discus articularis führt im weiteren Verlauf zum sogenannten ulnokarpalen Impingement und zur schmerzhaften Handgelenkarthrose.

Indikation zur Ulnaverkürzungsosteotomie

– ulnokarpales Impingementsyndrom bei fehlverheilter Radiusfraktur loco typico (Abb. 1)
– Zustand nach Radiusköpfchenresektion mit Proximalmigration des Radius
– Madelung-Deformität
– Zustand nach Unterarmfraktur mit deutlicher Längendifferenz

– Zustand nach kindlichem Trauma mit vorzeitigem Epiphysenschluß
– angeborene Ulnaplusvariante
– vermehrte axiale Kraftüberlastung (Turnersyndrom)
– Dynamische Ulnaplusvariante (Pronation, Faustschluß)
– Zustand nach Handgelenkarthrodese
– Zustand nach Radiusverkürzungsosteotomie bei Lunatummalazie

Bei nicht korrekturbedürftiger Achsenabweichung des Radius, jedoch
bestehendem Ellenvorschub und fehlenden Zeichen einer Arthrose des distalen Radioulnargelenkes wird die Ellenverkürzung durchgeführt. Sie gehört neben der additiven oder subtraktiven Achsenkorrektur des Radius
und der kombinierten Formrekonstruktion von Radius und Ulna zu den ach-
senkorrigierenden Eingriffen, welche sich von den symptomatisch orientierten Verfahren, wie der distalen Ellenresektion nach *Darrach*, der Hemiresektionsarthroplastik der Elle nach *Bouwers* und der radioulnaren Arthrodese mit Ulnasegmentresektion (Operation nach *Sauvée* und *Kapandji*) unterscheiden.

Präoperatives Management

Das Ausmaß der Ulnaverkürzung orientiert sich am präoperativen
Röntgen der erkrankten und am Vergleichsröntgen der gesunden Seite. Die
Röntgenaufnahmen des Handgelenkes erfolgen sowohl im ap- als auch im
seitlichen Strahlengang in der sogenannten Standardposition. Das bedeutet,
daß der Arm im Schultergelenk in 90° abduziert ist, das Ellbogengelenk ist
in 90° gebeugt, das Handgelenk steht in Neutralstellung, das Os metacarpale
III in Verlängerung der Unterarmachse. Der Zentralstrahl ist auf das Os capitatum gerichtet (Abb. 2). In Ausnahmefällen und zur Beurteilung des distalen Radioulnargelenkes hat sich die konventionelle Tomographie und
auch die Computertomographie bewährt.

Es ist allerdings zu beachten, daß röntgenologisch quantifizierbare Fehlstellungen nicht immer allein zur Indikationsstellung für eine Ulnaverkürzungsosteotomie herangezogen werden dürfen. So kann bei jüngeren Patienten trotz geringer Funktionseinbußen eine eher mäßig ausgeprägte Fehlstellung bereits eine Indikation zur Korrekturosteotomie sein, während von älteren Patienten auch höhergradige Fehlstellungen ohne wesentliche klinische Beschwerden einhergehen können.

Die Korrekturosteotomie kann entweder frühzeitig nach Konsolidierung der Radiusfraktur und der Weichteilsituation oder sekundär bei Auftreten entsprechender Beschwerden durchgeführt werden, sollte jedoch späte-

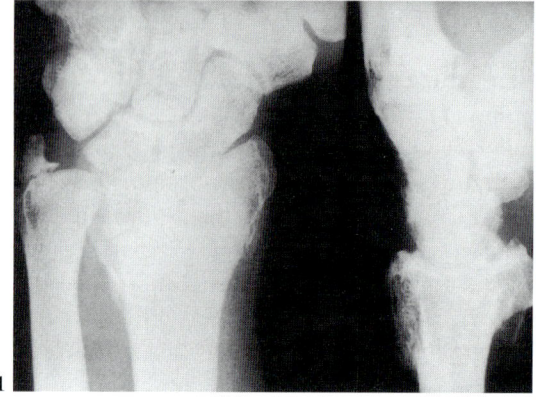

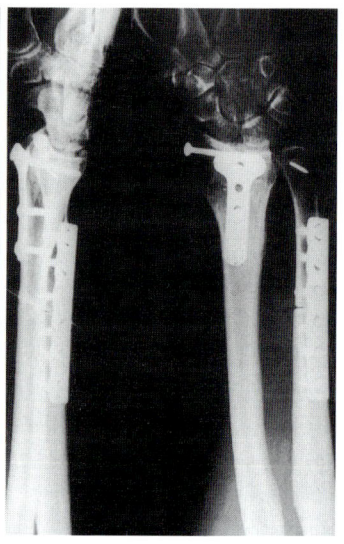

Abbildung 1. Ulnokarpales Impingement bei fehlverheilter Radiusfraktur loco typico und Fraktur des Processus styloideus ulnae. Die Ulna zeigt eine relative Plusvariante, das distale Radioulnargelenk zeigt noch keine Arthrosezeichen.

4

Abbildung 4. Zustand nach kombinierter Anwendung einer volaren Radiuskorrektur – mit einer Ulnaverkürzungsosteotomie.

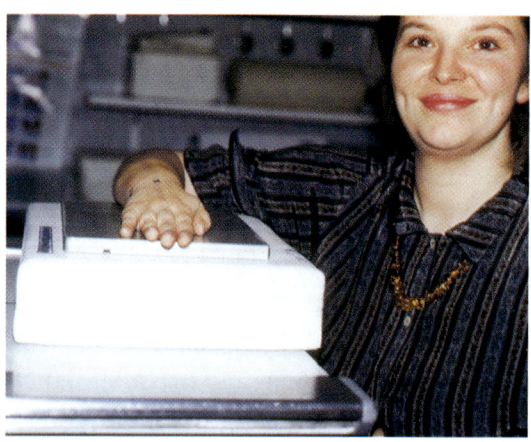

Abbildung 2. Einstelltechnik für Handgelenkröntgenaufnahme in der sogenannten Standardposition: 90°-Abduktion des Schulter-, 90°-Flexion des Ellbogengelenkes, Os metacarpale in Verlängerung der Unterarmachse, Zentralstrahl auf das Os capitatum.

stens 9–12 Monate nach dem Unfall vorgenommen werden. Prinzipiell sollte die Operation jedoch möglichst frühzeitig erfolgen, um adaptative Fehlstellungen im Karpalgefüge (CIA = «carpal instability adaptive») hintanzuhalten.

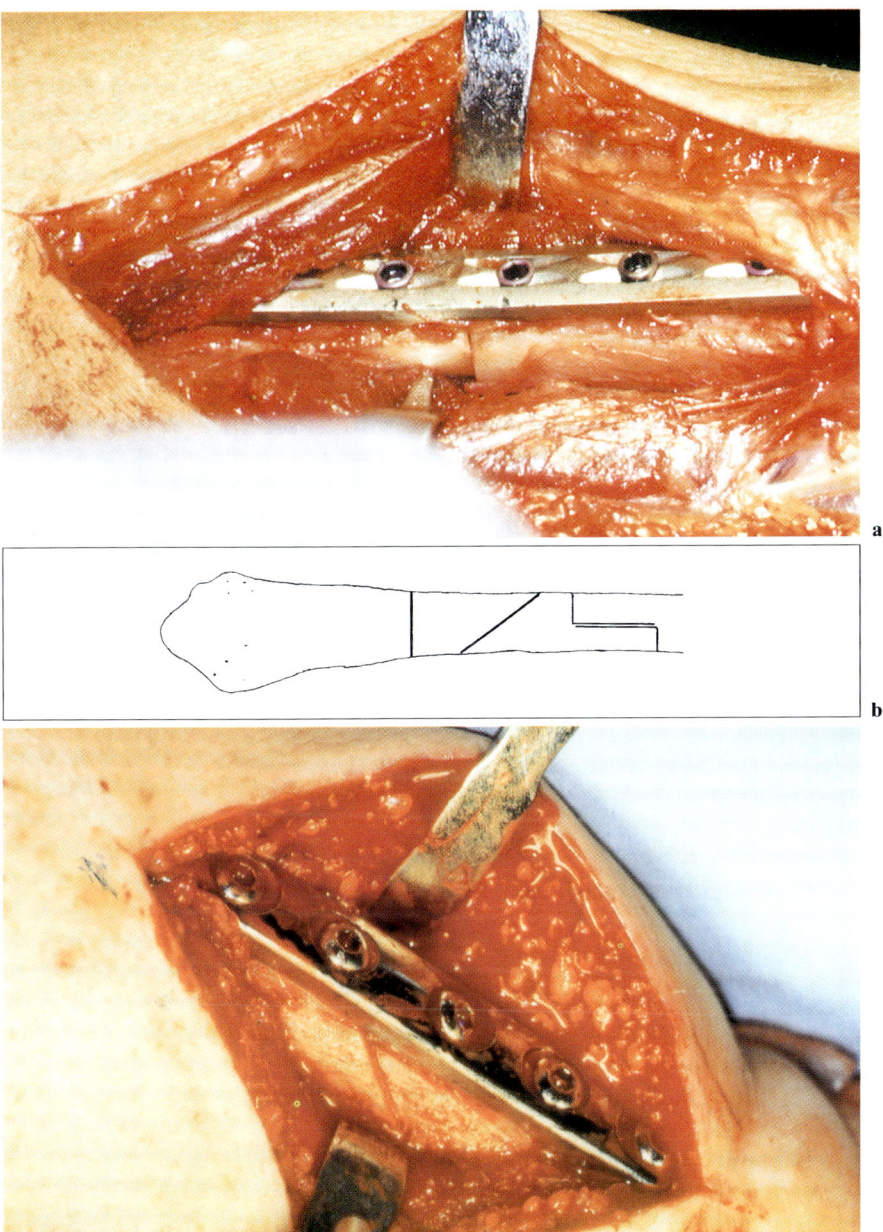

Abbildung 3. a Quere Osteotomie der Ulna, Stabilisierung mit PC-Fix; **b** schematische Darstellung der Osteotomieformen: quer – schräg – treppenförmig; **c** schräge Osteotomie der Ulna, Stabilisierung mit 3,5-DCP.

Operationstechnik

Die Operation wird in Allgemein- oder Regionalanästhesie durchgeführt, der Patient ist am Rücken und der Arm auf einem Armbänkchen gelagert. Nach Schließen der Esmarchschen Blutleere erfolgt eine gerade Hautinzision über der distalen, tastbaren Ulnakante. Die Präparation erfolgt zwischen den Sehnen des Musculus extensor und flexor carpi ulnaris an den Ulnaschaft, wobei es wichtig ist, das gefäßführende Ulnaperiost nur auf Höhe der Osteotomie zu inzidieren. Zur sicheren späteren Einstellung der korrekten Rotation der Elle wird eine Längsmarkierung mit dem Elektrokauter in das Periost gesetzt, die später als Anhaltspunkt dient.

Die Osteotomie wird entweder quer (Abb. 3a), treppenförmig oder schräg mit der oszillierenden Säge oder der Giglisäge durchgeführt (Abb. 3b). Die schräge Osteotomie ermöglicht eine interfragmentäre Kompression mittels einer Zugschraube (Abb. 3c), die treppenförmige Osteotomie garantiert hingegen eine erhöhte Rotationsstabilität und eine größere ossäre Kontaktfläche. Die endgültige Stabilisierung erfolgt in allen Fällen durch eine Plattenosteosynthese, wobei entweder eine 3,5 mm schmale DCP (Abb. 3c) oder ein sogenannter PC-Fix («Point-contact-Fixateur») (Abb. 3a) implantiert wird. Zur Reposition kann ein kleiner AO-Distraktor verwendet werden, die 2,7-mm-DC-Platte wird üblicherweise nicht eingesetzt, da sie laut Literatur zu einer vermehrten Rate an Heilungsstörungen führt.

Als Ergebnis der Korrektur wird eine Ulna-Null- oder Ulna-Minusvariante von 1 mm angestrebt. Intraoperativ kann dies durch eine Röntgenkontrolle überprüft werden, die Dicke des bei der Osteotomie verwendeten Sägeblattes von 0,6–1 mm ist in die präoperative Planung mit einzubeziehen. Bei entsprechender, präoperativ bestehender Beschwerdesymptomatik kann die Ulnaverkürzungsosteotomie mit folgenden Eingriffen kombiniert werden:

– partielle ulnokarpale Denervierung
– Refixation des Processus styloideus ulnae bei Vorliegen einer Instabilität
– resektive oder refixierende Verfahren am Diskuskomplex
– Korrektureingriffe an der distalen Ulna (*Wafer, Darrach* u. a.)
– Debridement des distalen Radioulnargelenkes

Postoperatives Management

Eine Ruhigstellung ist nicht erforderlich; die Osteotomie ist übungsstabil und kann funktionell nachbehandelt werden. Intensive aktive und passive Bewegungsübungen unter physiotherapeutischer Anleitung und Kontrolle führen frühzeitig zu guten funktionellen Ergebnissen.

Literatur beim Verfasser

Chirurgie. München, Sympomed, 1998, vol 3, pp 241–249.

Die Behandlung der Lunatumnekrose

Ein Therapiekonzept

M. Plecko, G. Fritz

Unfallkrankenhaus Graz, Österreich

Einleitung

Die nach Kienböck benannte Nekrose des Mondbeines ist die häufigste aseptische Nekrose im Bereich der Hand. Obwohl Kienböck seine Beobachtungen bereits 1910 publiziert hat, und sich seither viele Autoren mit dieser Erkrankung beschäftigt haben, sind die Fragen der Ätiopathogenese bis heute noch nicht restlos geklärt. Grundsätzlich besteht heute Einigkeit darüber, daß eine Störung der arteriellen Blutversorgung des Mondbeines vorliegt. Als Ursachen der Erkrankung werden unter anderem Gefäßanomalien, Formvarianten der Unterarmknochen, rezidivierende Mikrotraumen sowie ein Kompartmentsyndrom mit venöser Stase diskutiert. Die posttraumatische Entstehung einer Mondbeinnekrose ist selten.

Nach *Schmidt* und *Lanz* [1] treten normalerweise die Ernährungsgefäße sowohl von palmar wie auch von dorsal an das Mondbein heran. Intraossär anastomosieren diese Gefäße, wobei man bezüglich des intraossären Verzweigungsmusters verschiedene Typen unterscheiden kann. Die häufigste Variante (59 %) ist eine Y-förmige Verzweigung mit zwei palmaren Zuflüssen aus der Arteria ulnaris bzw. der Arteria interossea anterior und einem streckseitigen Ast aus der Arteria radialis. Nach *Gelberman* und *Botte* [2] erhält das Lunatum in 20 % seine Gefäßversorgung ausschließlich von der Palmarseite.

Überblickt man die Literatur zum Thema Lunatumnekrose, so herrscht auch über das zu empfehlende therapeutische Vorgehen keine einheitliche Meinung. Neben der konservativen Therapie mit Ruhigstellung von mindestens 2 Monaten, sind eine Vielzahl von Operationsverfahren beschrieben (Tab. 1). Sie alle haben sich in ihrem therapeutischen Nutzen an dem von

Tabelle 1. Konservative Therapie

Niveauoperationen – a) Radiusverkürzungsosteotomie
                   b) Ulnaverlängerung
Radiale Keilosteotomie an der Speiche
Anbohren des Mondbeines von dorsal
Spongiosaauffüllung
Transfer des Os pisiforme (nach Beck)
Transfer des Os pisiforme (nach Saffar)
Revaskularisation
Gefäßgestielte Knochentransplantate – a) lokal
                                      b) frei mikrovaskulär gestielt
Exstirpation des Os lunatum
Exstirpation mit Sehnen- oder Weichteilinterposition
Steinhäuser-Operation/transnavikulo-lunäre Resektionsarthroplastik
Prothetischer Mondbeinersatz
Graner-Osteotomie I + II
Kallusdistraktion des Os capitatum (Wilhelm/Hirner)
Interkarpale Teilarthrodesen (STT, SC)
Proximale Karpektomie
Denervierung nach Wilhelm
Handgelenkarthrodese

Schiltenwolf und *Martini* [3] beschriebenen Spontanverlauf der Erkrankung zu messen.

Spontanverlauf der Lunatumnekrose

In den Anfangsstadien der Erkrankung bestehen nur uncharakteristische leichte Beschwerden. Häufig werden diese als Sehnenscheidenentzündung fehlgedeutet und bagatellisiert. Im Nativröntgen finden sich noch keine Veränderungen, was die Diagnosestellung zusätzlich deutlich erschwert. Es besteht in diesem Stadium durch Störung der venösen Drainage ein Knochenmarksödem. Dieses stellt sich in der MR-Tomographie in den T2-gewichteten Aufnahmen als lokale Signalverstärkung dar, während in den T1-gewichteten Aufnahmen als Folge der Fettmarknekrose ein Signalausfall charakteristisch ist. Durch Gabe von Gadolinium-DTPA kann die Perfusion des Mondbeines gut beurteilt werden. Areale völliger Nekrose ohne Restperfusion zeichnen sich in der MRT durch ein fehlendes Kontrastmittelenhancement aus.

Durch Verkalkung der Fettmarknekrosen wird in der Folge die Erkrankung auch im Nativröntgen erkennbar. Es kommt zu einer Dichtezunahme der Knochcnstruktur des Mondbeines im Vergleich zu den umgebenden Handwurzelknochen. Durch Knochenneubildung in der Nekrosezone als Ausdruck eines Reparationsversuches entsteht eine im Nativröntgen erkennbare Mosaikstruktur. Klinisch sind auch in diesem Stadium der Erkrankung die Beschwerden meist sehr diskret, so daß nach den Angaben von *Schiltenwolf* und *Martini* [3] bis zu diesem Zeitpunkt nur etwa 11% aller Mondbeinnekrosen diagnostiziert werden.

In der Folge nimmt durch die fortschreitenden Umbauvorgänge im Mondbein dessen Belastbarkeit zusehends ab. Dadurch kann es im Bereich der größten Kraftübertragung, nämlich am radialen First des Mondbeines zu einer Dellenbildung kommen, ohne daß dadurch dessen gesamte Höhe vermindert wäre. Beim Fortschreiten der Erkrankung entstehen Frakturen im Bereich des Mondbeines, die häufig in der dorsopalmaren Ebene gelegen sind und daher am besten im seitlichen Röntgenbild bzw. auf einer konventionellen Tomographie zu erkennen sind. Diese Frakturen werden in der Praxis oft als unmittelbare Traumafolge fehlinterpretiert und nicht als direkte Folge der erkrankungsbedingten Verminderung der Belastbarkeit des Knochens erkannt. Klinisch ist dieses Stadium der Mondbeinnekrose meist von wechselnder Beschwerdesymptomatik gekennzeichnet, wobei die Patienten häufig sogar eine vorübergehende Schmerzlinderung angeben. Dies mag mit ein Grund dafür sein, daß sich zum Zeitpunkt der korrekten Diagnosestellung lediglich etwa 20% in diesem Stadium der Erkrankung befinden.

In der Folge kann der Knochen der Belastung nicht mehr standhalten. Es kommt zum Zusammenbruch des Mondbeines mit deutlicher Verminderung der Lunatumhöhe. Klinisch ist dies meist begleitet von einer starken Zunahme der Schmerzen im Handgelenkbereich, mit lokaler Schwellung, Bewegungseinschränkung und Kraftverlust, was auch der Grund dafür ist, daß über 30% der Mondbeinnekrosen in diesem Stadium diagnostiziert werden. Anfänglich können die intakten karpalen Bandstrukturen die korrekte Form des Karpus noch aufrechterhalten. Erst mit der Zeit werden sie unter der anhaltenden Belastung insuffizient, und es kommt zum karpalen Kollaps. Das Capitatum wird proximalisiert, und das Skaphoid kippt in eine vermehrte Flexion. Die vermehrte Kippung des Kahnbeines ist im Nativröntgen auf der ap-Aufnahme als sogenanntes «Ringzeichen» zu erkennen. Die Höhe des Karpus ist vermindert. Klinisch nimmt in diesem Stadium die Beweglichkeit im Handgelenk deutlich ab. Manchmal kommt es dabei zu einer subjektiven Schmerzreduktion. Nach *Schiltenwolf* und *Martini* werden etwa 22% der Lunatumnekrosen erst in diesem Stadium diagnostiziert.

Die Phase relativer Schmerzarmut kann über längere Zeit anhalten. In der Folge entwickeln sich an den umgebenden Gelenken, besonders am Radiokarpalgelenk zunehmende degenerative Veränderungen mit kontinuierlicher Zunahme der Schmerzen.

Mit Ausbildung einer massiven Arthrose ist das Endstadium der Erkrankung erreicht.

Stadieneinteilung

Die im angloamerikanischen Sprachraum gebräuchlichste Einteilung der Lunatumnekrose ist die nach *Decoulx* et al. [4]. Sie wurde 1977 von *Lichtman* ergänzt bzw. modifiziert. Da diese Einteilung jedoch lediglich von den im Nativröntgen erkennbaren Veränderungen ausgeht, hat *Martini* 1990, ausgehend vom Spontanverlauf der Erkrankung, eine neue Einteilung vorgeschlagen, die besonders in den Anfangsstadien der Erkrankung weiter differenziert ist und die auch den inzwischen zur Verfügung stehenden Untersuchungsmethoden wie der MRT mit der Möglichkeit der Früherfassung Rechnung trägt [5]. Er unterteilt das Stadium I in ein *Stadium I a* mit nur geringer klinischer Symptomatik und fehlender pathologischer Veränderung im Nativröntgen, jedoch charakteristischerweise mit einem Signalausfall in der T1-gewichteten Sequenz in der MRT und ein *Stadium I b*, in dem sich die Erkrankung im Nativröntgen in einer allgemeinen Dichtezunahme des Mondbeines im Vergleich zu den umgebenden Handwurzelknochen bzw. mit einer Mosaikstruktur darstellt. Während es im *Stadium II a* durch die verminderte Belastbarkeit zur Dellenbildung am radialen First mit sonst erhaltener Form des Mondbeines kommt, liegt beim *Stadium II b* eine Fraktur bzw. Pseudarthrose des Mondbeines vor. Im *Stadium III a* ist das Mondbein in sich zusammengebrochen, wobei die karpalen Bänder die normale Architektur des Karpus noch aufrechterhalten, während es im *Stadium III b* zum karpalen Kollaps gekommen ist. Das *Stadium IV* ist, wie in der Einteilung von Lichtman, das Stadium der Arthrose.

Therapiekonzept

Ausgehend von der Stadieneinteilung nach *Martini* und entsprechend seinen Empfehlungen haben wir in den letzten Jahren versucht, aus der Vielzahl möglicher Behandlungsverfahren ein für uns praktikables differenziertes Therapiekonzept für die Behandlung unserer Patienten mit Lunatumnekrose zu erarbeiten. Da auch heute noch allgemein die Frühstadien der Erkrankung wie das Stadium I a und I b oft nicht rechtzeitig erkannt werden, steht für uns in diesen Stadien die möglichst frühzeitige Diagnosestellung im Vordergrund.

Vom Therapieansatz soll eine Entlastung des Mondbeines ein Fortschreiten der Erkrankung verhindern und die Regeneration unterstützen. In diesen Stadien ist die Therapie von den im Einzelfall vorliegenden anatomischen Verhältnissen abhängig. Bei Vorliegen einer Plusvariante der Elle oder einer Null-Variante wird durch konservative Therapie mit konsequenter Ruhigstellung und Entlastung für mindestens 8 Wochen die Regeneration des Mondbeines unterstützt. Grundsätzlich kann auch bei einer Ellenminusvariante initial im Stadium I a ein konservativer Therapieversuch in gleicher Art gerechtfertigt werden, muß jedoch von regelmäßigen Kontrollen begleitet sein, um ein Fortschreiten der Veränderungen sofort zu erkennen. Da nach *Hulten* [6] eine Ellenminusvariante in 60% mit einer Lunatumnekrose zusammentrifft, sollte im Stadium I b, aber auch bei erfolgloser konservativer Therapie eines Stadiums I a an eine Niveauoperation gedacht werden. Wir führen die Speichenverkürzungsosteotomie von einem dorsalen Zugang aus durch, wobei wir eine quere Osteotomie bevorzugen. Zuvor wird nach Resektion des Nervus interosseus dorsalis die Osteotomiestelle markiert und nach einer Markierung der richtigen Rotation eine 3,5-LC-DC-Platte anmodelliert. Nach Durchführen der Verkürzungsosteotomie, welche nach Angaben von *Alexander* und *Lichtman* [7] um 1 mm mehr als die ausgemessene Ulnaminusvariante betragen soll, wird die Osteotomie durch das Fixieren der Platte stabilisiert und unter Kompression gebracht. Hilfreich ist es, die erste Osteotomie vorerst nicht ganz durch die Gegenkortikalis zu führen, um für die zweite Osteotomie noch stabile Verhältnisse zu haben. Auch ist bei der Berechnung der durch das Sägeblatt entstehende Knochenverlust zu berücksichtigen. *Axelson* [8] weist darauf hin, daß bei der Radiusverkürzungsosteotomie das distale Radioulnargelenk maximal einen Ellenvorschub von 3 mm tolerieren würde.

Alternativ käme im *Stadium I a und I b*, ausgehend von den Überlegungen der ursächlichen Druckerhöhung im Mondbein im Sinne eines intraossären Kompartmentsyndromes, die dorsale Anbohrung als therapeutische Maßnahme in Frage.

In den *Stadien II a und II b* liegt eine Nekrose mit noch größtenteils erhaltener äußerer Form und Höhe des Mondbeines vor. Therapieziel muß der Erhalt und die Regeneration des Mondbeines sein. Auch in diesen Stadien kann eine Radiusverkürzungsosteotomie bei entsprechender Ellenminusvariante zu einer Druckentlastung des Mondbeines führen. Ansonsten stehen revaskularisierende Eingriffe im Zentrum der Überlegungen.

Der Pisiforme-Transfer nach *Beck* [9] bietet in diesen Stadien eine gute Aussicht auf Erfolg. Hierbei wird über einen palmaren Zugang nach Darstellung der Arteria und des Nervus ulnaris das nekrotische Mondbein aufgesucht und ausgehöhlt. Danach wird das Os pisiforme gehoben, wobei die versorgenden dorsalen Arterienäste aus der Arteria ulnaris geschont werden. Es wird nun an seiner proximalen, distalen, ulnaren und an seiner Unterseite von Kortikalis be-

freit und so zugerichtet, daß es in den Defekt im Mondbein paßt. Danach wird es an seinem Gefäßstiel in seine endgültige Position gebracht, ohne die Gefäße zu torquieren. Ist das Pisiforme
in seiner Position stabil, ist außer einiger Nähte keine spezielle Fixation notwendig. Im Zweifels-
fall kann es aber mit zarten Bohrdrähten stabilisiert werden. Die postoperative Ruhigstellung erfolgt im Unterarmspaltgips mit Daumeneinschluß. Alternativ zum Pisiformetransfer ist natürlich
auch die freie, mikrovaskulär gefäßgestielte Knochentransplantation zum Beispiel in Form eines
freien vaskularisierten Beckenkammspanes nach Pechlaner-Hussl möglich.

Im *Stadium III a* ist meist ein Erhalt des zusammengesinterten Mondbeines nicht möglich.
Hier haben wir bis vor einigen Jahren den prothetischen Ersatz des Mondbeines mit einer Sila-
stikprothese vorgenommen. Wegen gelegentlicher Probleme, wie Fremdkörperreaktionen aufgrund des Silikonabriebes, aber auch Luxationen der Prothese, haben wir dieses Verfahren jedoch derzeit verlassen, wenngleich wir damit in vielen Fällen über längere Zeit durchaus befriedigende Ergebnisse erzielen konnten. Seit einigen Jahren führen wir in diesem Stadium die von
Wilhlem und *Hirner* [10] angegebene Kallusdistraktion des Os Capitatum durch (Abb. 1). Über
einen dorsalen Zugang wird das destruierte Mondbein entfernt und die Gelenkfläche des proximalen Capitatumpoles sowie der distalen Speichengelenkfläche inspiziert. Ist der Gelenkknorpel intakt, so wird im mittleren Drittel des Capitatums osteotomiert und ein Fixateur externe
aufgebaut. Das Skaphoid wird in aufgerichteter Stellung mit Bohrdrähten zum Os trapezium
und trapezoideum hin stabilisiert. Nach einer Prädistraktionsphase von ca. 7 Tagen wird mit der
schrittweisen kontrollierten Distraktion begonnen. Die Verlängerung erfolgt mit einer Ge-
schwindigkeit von 1 mm/Tag, bis der proximale Capitatumpol schlüssig in der proximalen Handwurzelreihe steht.

Nach Ende der Distraktionsphase wird der proximale Capitatumpol in seiner Position mit
2 zarten Bohrdrähten am Kahnbein und Triquetrum fixiert und der Fixateur abgenommen. In
der folgenden Konsolidierungsphase kommt es zur Kalzifizierung des elastischen Bindegewebs-
kallus. Nach sicherem knöchernem Durchbau werden die Bohrdrähte entfernt.

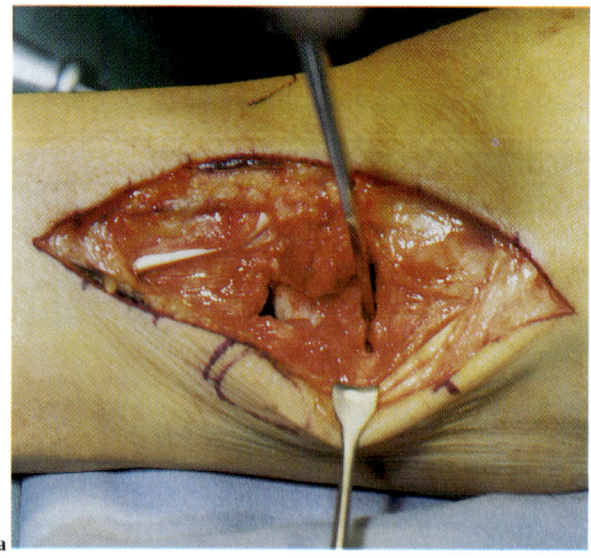

Abbildung 1 a–d. Die
Kallusdistraktion des Os
capitatum zur Behandlung
der Mondbeinnekrose im
Stadium IIIa. **a** Osteotomie des Os capitatum im
mittleren Drittel (weiter s.
nächste Seite).

a

Im *Stadium III b* und auch im Stadium III a, bei bereits eingetretener Schädigung des Gelenkknorpels am Capitatumpol oder an der Fossa lunati des Radius, favorisieren wir die interkarpale Teilarthrodese, entweder als STT- oder SC-Arthrodese. Über einen dorsalen Zugang wird das Kahnbein aufgerichtet und die Gelenkflächen zwischen Skaphoid und Trapezium sowie

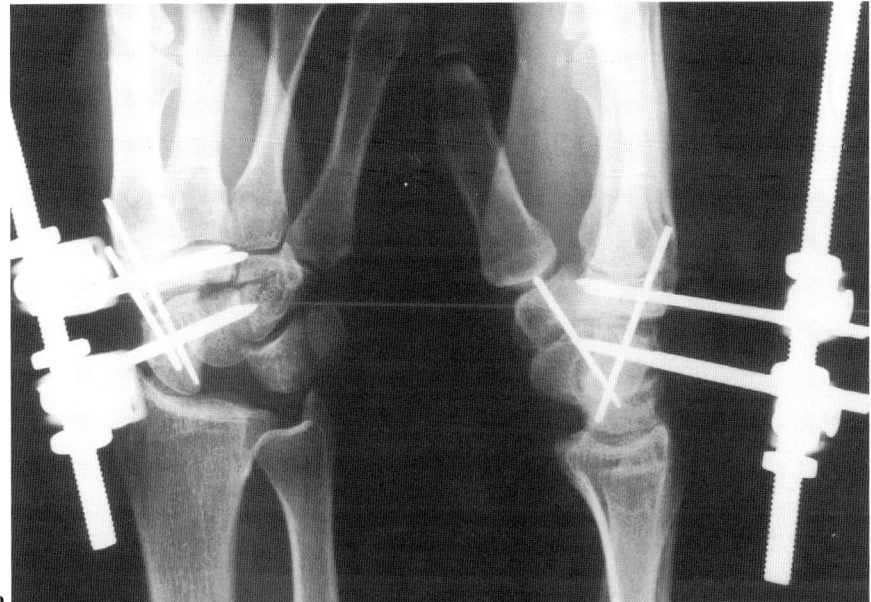

b   c

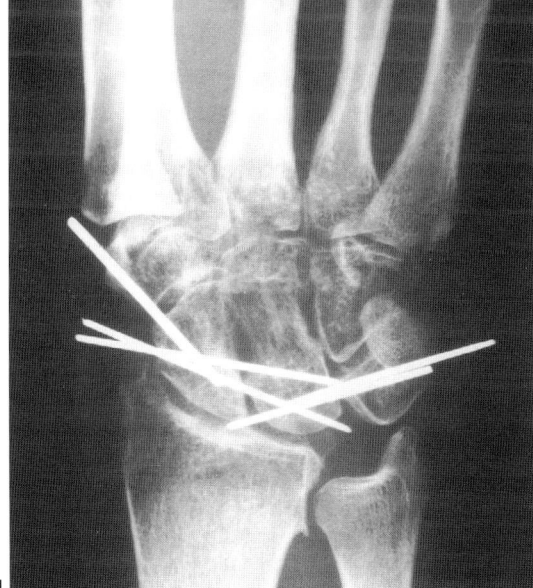

d

b + c Röntgenaufnahmen in 2 Ebenen am Beginn der Distraktionsphase; **d** Zustand nach Kallusdistraktion des Os capitatum (Konsolidierungsphase).

Trapezoideum reseziert. Das Kahnbein wird in einem Winkel von 45° eingestellt, da nach *Alexander* und *Lichtmann* [11] eine stärkere Aufrichtung vermehrt zu einer radioskaphoidalen Arthrose führen würde. Die Stabilisierung führen wir mit einfachen Kirschner-Drähten vom Skaphoid sowohl in das Trapezium als auch in das Trapezoideum durch. Mit Spongiosa aus dem Beckenkamm werden die entstandenen Defekte im Bereich der Gelenkspalten aufgefüllt. Da es in der Folge unter Belastung nach einer STT-Arthrodese nicht selten zu einem schmerzhaften radialen Impingement im Bereich des Speichengriffels kommt, wird von manchen Autoren die begleitende Styloidektomie empfohlen.

Man muß sich jedoch bei der Indikationsstellung bewußt sein, daß die STT-Arthrodese zu einer deutlichen Einschränkung der Handgelenkbeweglichkeit führt. Nach *Martini* kann diese auf bis zu 50% reduziert werden [12].

Im *Stadium IV* der Lunatumnekrose mit ausgeprägter Arthrose kommen nur mehr palliative Therapieverfahren zur Anwendung. Bei noch verwertbarer Handgelenkbeweglichkeit kann zur Schmerzausschaltung eine Denervierung nach *Wilhelm* durchgeführt werden. Zuvor ist ihr zu erwartender Nutzen jedoch durch eine Testblockade mit Lokalanästhetikum zu überprüfen.

Auch die Entfernung der proximalen Handwurzelreihe kommt als Therapieverfahren in Frage.

Bei stark ausgeprägter Arthrose, mit starken Schmerzen und nur mehr geringfügiger Beweglichkeit im Handgelenk stellt die Handgelenkarthrodese die Methode der Wahl dar. Wichtig ist es, in einem ausführlichen Gespräch präoperativ die Bedürfnisse des Patienten genau zu erfragen und danach die Position, in der das Handgelenk versteift wird, auszurichten. Über einen geraden, streckseitigen Zugang wird das Retinaculum extensorum im Bereich des 3. Strecksehnenfaches eröffnet und die Sehne des Musculus extensor pollicis longus nach radial verlagert. Anschließend werden subperiostal, ohne das Sehnengleitgewebe zu verletzen, die Strecksehnen für die Langfinger nach ulnar und die Sehnen des Extensor carpi radialis longus und brevis nach radial abgeschoben. Das Tuberculum Lister wird reseziert. Anschließend wird mit dem Meißel das spätere Plattenbett vorbereitet, wobei meist das Tuberculum an der Basis des III. Mittelhandknochens reseziert werden muß. Das Radiokarpalgelenk, die Gelenke zwischen Skaphoid und Os capitatum sowie zwischen Mondbein und Os capitatum, aber auch das Carpometacarpalgelenk III werden entknorpelt. Wenngleich von manchen Autoren wie auch von *Hastings* [13] beschrieben, die erforderliche Spongiosa aus dem distalen Anteil der Speiche entnommen wird, führen wir immer eine ausreichende Spongiosaplastik aus dem Beckenkamm durch, um die Gelenkspalten zu überbrücken. Zur Stabilisierung verwenden wir die spezielle Arthrodesenplatte der AO. Wir stabilisieren in der Mehrzahl der Fälle auf den 3. Mittelhandknochen und nur in Ausnahmefällen auf den 2. MHK. Nach Fixierung der Platte wird das Retinaculum extensorum über der Platte sorgfältig vernäht; die Extensor-pollicis-longus-Sehne wird subkutan verlagert und die Wunde verschlossen. Eine zusätzliche Thermoplast-Schiene wird für 6 Wochen getragen. Eine uneingeschränkte Belastung der Hand ist in der Regel nach 10–12 Wochen erlaubt.

Literatur

1   Schmidt HM, Lanz U: Chirurgische Anatomie der Hand. Stuttgart, Hippokrates, 1992, pp 47–51.
2   Gelberman RH, Botte MJ: Vascularity of the carpus; in Lichtman DM, Alexander AH: The wrist and its disorders. Philadelphia, WB Saunders Company, 1997, 2nd ed, pp 34–47.
3   Schiltenwolf M, Martini AK: Der Spontanverlauf der Lunatumnekrose. Orthopäde 1994;23:243–248.

4   Feldmeier Ch, Pöschl M, Seesko H: Aseptische Mondbeinnekrose – Kienböck-Erkran-
     kung. Hft Unfallheilk Nr. 184. Berlin, Springer, 1987.
5   Martini AK: Der Spontanverlauf der Lunatummalazie. Handchir 1990;22:14–19.
6   Hulten O: Über anatomische Variationen der Handgelenksknochen. Ein Beitrag zur
     Kenntnis der Genese zweier verschiedener Mondbeinveränderungen. Acta radiol
     1928;9:155.
7   Alexander ChE, Alexander AH, Lichtman DM: Radial shortening in Kienböck's disease;
     in Gelberman RH: The wrist – master techniques in orthopaedic surgery. New York, Ra-
     ven Press, 1994, pp 373–382.
8   Axelson R: Niveauoperationen bei Mondbeinnekrose. Handchir 1973;5:187–196.
9   Beck E: Die Verpflanzung des Os pisiforme am Gefäßstiel zur Behandlung der Lunatum-
     malazie. Handchir 1971;3:64–67.
10   Wilhelm K, Hirner R, Brehl B: Kallusdistraktion zur progressiven Verlängerung des Os ca-
     pitatum nach Resektion des Os lunatum bei Lunatummalazie im Stadium III. Handchir
     1997;29:10–19.
11   Alexander ChE, Alexander AH, Lichtman DM: Kienböck's disease and idiopathic necro-
     sis of carpal bones; in Lichtman DM, Alexander AH: The wrist and its disorders. Philadel-
     phia, WB Saunders, 1997, 2nd ed, pp 329–346.
12   Martini AK: Zur Indikation und Durchführung der partiellen Arthrodese des Karpus.
     Z Orthop 1992;130:175–180.
13   Hastings H II: Arthrodesis of the osteoarthrotic wrist; in Gelberman RH: The wrist – ma-
     ster techniques in orthopaedic surgery. New York, Raven Press, 1994, pp 345–360.

V. Plastische Chirurgie

Chirurgie. München, Sympomed, 1998, vol 3, pp 250–260.

Therapiekonzept bei septischen Komplikationen an der Hand

M. Plecko, G. Fritz

Unfallkrankenhaus Graz, Österreich

Einleitung

Obwohl die theoretischen Grundlagen und die sich daraus ableitenden Richtlinien für eine suffiziente Behandlung von pyogenen Infektionen im Bereich der Hand bereits seit längerem bekannt und publiziert sind, scheint bei Durchsicht der Krankengeschichten deren Umsetzung in der Praxis teilweise doch nach wie vor große Probleme zu bereiten. Nicht selten führt noch immer eine mangelhafte Einschätzung der Situation sowie eine unzureichende Primärbehandlung zum Fortschreiten der Infektion und in der Folge durch protrahierten Gewebsuntergang zu beträchtlichen Funktionseinbußen.

Obwohl schon vielfach darauf hingewiesen wurde, daß es sich bei der operativen Therapie von pyogenen Infektionen an der Hand um keine «Operation des Anfängers» handelt, ist es nach wie vor an vielen Abteilungen im Routinebetrieb üblich, daß damit unerfahrene Kollegen mit unzureichender handchirurgischer Ausbildung betraut werden.

Der Verlauf von pyogenen Infektionen an der Hand ist einerseits abhängig von den speziellen Erregereigenschaften (Pathogenität) und wird andererseits ganz wesentlich durch den speziellen anatomischen Aufbau der Hand beeinflußt. Zusätzlich können noch disponierende Faktoren wie stark kontaminierte Wunden, Wunden mit starkem Weichteilschaden beziehungsweise Nekrosen, instabile Osteosynthesen, Durchblutungsstörungen, Diabetes mellitus, Schwächung der körpereigenen Abwehr sowie hohes Alter eine Rolle spielen. Vom Erregerspektrum überwiegen die Staphylokokken (meist Staphylococcus aureus), wenngleich in den letzten Jahren eine leichte Zunahme von Streptokokkeninfektionen zu beobachten ist. Sehr häufig liegen jedoch Mischinfektionen vor (bis zu 84 %) [1].

Anatomische Besonderheiten der Hand

Die anatomischen Besonderheiten der einzelnen Regionen der Hand tragen ganz wesentlich zur unterschiedlichen Ausbreitung von Infektionen bei, weshalb es unbedingt notwendig ist, sich vor der Behandlung eines solchen Patienten über diese im klaren zu sein.

Die Haut im Bereich der Palmarseite der Finger und der Hohlhand ist gekennzeichnet durch eine starke Hornschicht. Durch ihre vermehrte Exposition kommt es hier häufiger zu kleinen Verletzungen oder zu Rißbildungen, die als Eintrittspforte für Keime dienen können. Die Haut ist in diesem Bereich durch Bindegewebssepten, welche senkrecht in die Tiefe ziehen, fest mit der Unterlage (Palmaraponeurose, Periost, fibröse Sehnenscheide) verbunden. Da bei einer Infektion die starke Hornschicht eine Spontanperforation nach außen verhindert, breitet sich diese entlang dieser Septen rasch in die Tiefe aus.

Weil der Lymphabfluß der Hand ausschließlich über die Dorsalseite erfolgt, bildet sich auch bei palmar gelegenen Infektionen ein begleitendes Ödem vorwiegend dorsal aus, was oft Schwierigkeiten bei der Zuordnung des Infektionsherdes bereiten kann. Auf der Dorsalseite der Hand ist unter einer dünnen Hautschicht das lockere Bindegewebe parallel zur Oberfläche angeordnet, weshalb sich Infektionen hier auch seltener in die Tiefe, sondern vielmehr phlegmonös parallel zur Oberfläche ausbreiten.

Eine ganz wesentliche Rolle bei der Ausbreitung von Infektionen spielen die palmaren Sehnenscheiden. Während sie an den Langfingern II bis IV von den Endgelenken bis zur Verbindungslinie der Endpunkte der distalen und proximalen Hohlhandbeugefalte reichen, verlaufen sie am Daumen und Kleinfinger in den meisten Fällen (71,4 %) vom Endgelenk bis ca. 3 cm proximal der Rascetta (distale Handgelenkbeugefalte) und stehen über die radiale bzw. ulnare karpale Sehnenscheide miteinander in Verbindung [2]. Nach proximal setzen sie sich durch den Paronaraum bis auf den Unterarm fort. Durch diese Verbindungen können Infektionen vom Daumen über die Sehnenscheiden auf den Kleinfinger übergreifen und so zum Bild der V-Phlegmone führen. Auch ist bei der Beurteilung von Infektion im Bereich der Hand immer an mögliche anatomische Variationen im Bereich der Sehnenscheiden zu denken.

Bezüglich der einzelnen Faszienräume im Bereich der Hohlhand sind in der Literatur teilweise unterschiedliche Begriffe gebräuchlich (Abb. 1). Zwischen Haut und Palmaraponeurose liegt der subkutane Raum, während sich darunter der subaponeurotische Raum ausbreitet. Zwischen Thenar- und Hypothenarmuskelloge liegen in der Tiefe der Hohlhand unter den Finger-

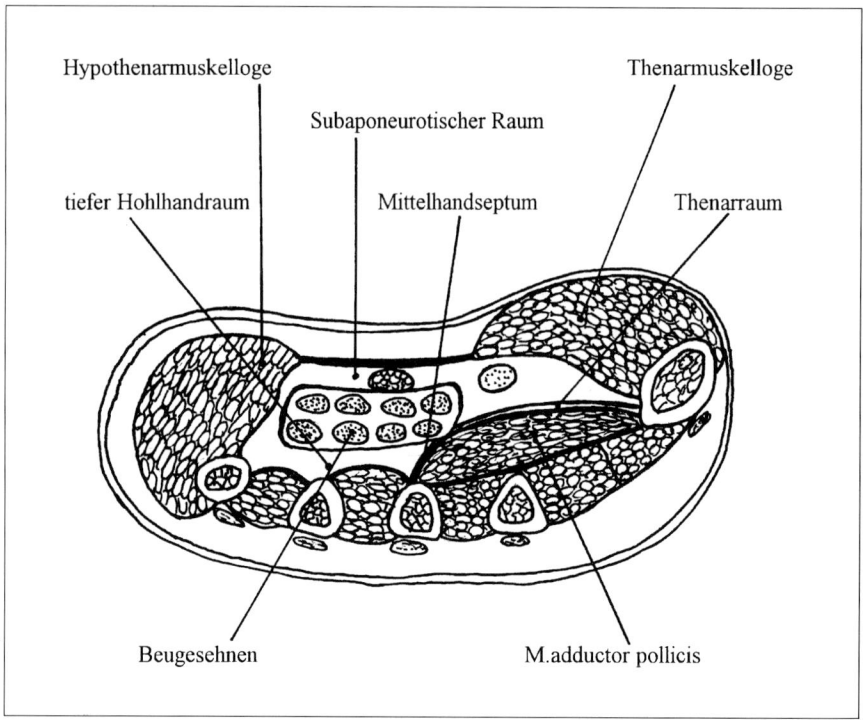

Abbildung 1. Schematische Darstellung eines Querschnittes durch die Hohlhand.

beugesehnen die von Kanaval beschriebenen palmaren Faszienräume, der Thenarraum (= Adduktorraum) sowie der tiefe Hohlhandraum. Es handelt sich um potentielle Faszienräume, die normalerweise obliteriert sind und sich nur beim Auftreten einer Infektion entfalten. Die beiden Räume sind durch das vertikale Mittelhandseptum getrennt, welches zwischen der Profundussehne des 3. Fingers und dem 3. Mittelhandknochen ausgespannt ist. Nach proximal sind die beiden Räume durch ein Faszienseptum am distalen Rand des Retinaculum flexorum begrenzt. Im proximalen Bereich des tiefen Hohlhandraumes ist eine Verbindung zum Thenarraum möglich. Distal besteht eine Verbindung des Thenarraumes mit der Beugesehnenscheide des Zeigefingers und der Muskelscheide des Musculus lumbricalis I. Desgleichen besteht eine Verbindung des tiefen Hohlhandraumes zu den Sehnenscheiden der Finger III.–V. und der Musculi lumbricales. Infektionen der Langfingerbeugesehnen können somit zu Infektionen der Mittelhohlhandräume führen. Ebenso können Infektionen der Mittelhohlhandräume entlang der Musculi lumbricales in die Interdigitalräume und weiter nach dorsal durchbrechen.

Allgemeine Therapierichtlinien

Um eine exakte Diagnose stellen zu können und damit eine adäquate Therapie einleiten zu können, ist neben einer genauen Anamnese eine gründliche klinische Untersuchung unumgänglich. Neben der Ermittlung des Punctum maximum von Rötung und Schmerz (Knopfsonde) und damit des Zentrums der Infektion, sind bei der klinischen Untersuchung noch einige wesentliche Fragen zu klären:

1 Handelt es sich um eine lokal begrenzte oder eine fortgeleitete Infektion?

2. Handelt es sich um eine oberflächliche Infektion, oder liegt vielleicht über eine Fistel eine Verbindung in die Tiefe zu einem subcutanen Abszeß vor (Kragenknopfpanaritium)?

3. Ist ein allfälliges Handrückenödem Ausdruck eines dorsalseitigen Prozesses oder ist es von palmar fortgeleitet?

4. Bei Schwellung und Schmerzen im Bereich eines Fingergelenkes ist zu klären, ob eine Gelenkinfektion vorliegt.

5. Ebenso ist zu klären, ob eine Mitbeteiligung der Beugesehnenscheiden vorliegt.

6. Bei Verdacht auf eine Mitbeteiligung des Knochens bzw. eines Gelenkes sind wiederholte Röntgenaufnahmen notwendig.

In der überwiegenden Mehrzahl der Fälle ist es erforderlich, pyogene Infektionen an der Hand operativ zu behandeln. Das Ziel ist die frühzeitige Inzision zur Exzision, das heißt das Eingehen direkt über dem Infektionsherd mit anschließendem Entfernen sämtlicher Nekrosen und der dunkelrot verfärbten Randzone (Zone der Stase).

Ein konservatives Vorgehen mit feuchten Verbänden, Ruhigstellung, Hochlagerung und eventuell einer unterstützenden Antibiotikatherapie ist nur in Ausnahmefällen indiziert. Sie ist nur zulässig im Anfangsstadium bei noch nicht eingeschmolzener Entzündung der Nagelregion, im Anfangsstadium nicht sicher pyogener Infektionen, im Anfangsstadium eines Furunkels (Haarbalginfektion) sowie bei Lymphangitis ohne eingeschmolzenem Primärherd und muß unbedingt von engmaschigen klinischen Kontrollen begleitet sein. Die Ruhigstellung erfolgt in der allgemein üblichen «Intrinsic plus»-Stellung mit 70 Grad gebeugtem Grundgelenk und gestrecktem Mittel- und Endgelenk (0–10 Grad).

Bei der operativen Behandlung ist es unumgänglich, daß der Operateur den Patienten noch vor der Einleitung einer Narkose oder Setzen einer Leitungsanästhesie persönlich klinisch untersucht. Darauf aufbauend hat die Operationsplanung zu erfolgen, woran sich die Aufklärung des Patienten anschließt. Die operative Behandlung einer pyogenen Infektion im Bereich der Hand hat so früh wie möglich zu erfolgen, spätestens aber nach der ersten, wegen Schmerzen schlaflosen Nacht. Der Eingriff sollte immer in ausreichender Analgesie durchgeführt werden, bevorzugt in Allgemeinnarkose oder subaxillärer Leitungsanästhesie. Eine Oberstsche Leitungsanästhesie ist nur bei streng auf das Endglied beschränkten oberflächlichen Prozessen zulässig.

Der Eingriff sollte immer von einem entsprechenden erfahrenen Operateur mit speziellem handchirurgischem Wissen in einer entsprechend ausgerüsteten Operationseinheit durchgeführt werden. Eine Blutsperre ist obligat. Zur Desinfektion sollten farblose Desinfektionsmittel Verwendung finden, um die Beurteilbarkeit nicht einzuschränken. Neben der Möglichkeit einer spezialisierten Nachbehandlung (Physiotherapie, Schienenbehandlung) sollten auch die Optionen für spezialisierte, sekundär rekonstruktive Eingriffe gegeben sein.

Operationstechnik

Ziel des operativen Vorgehens ist es, durch Verwendung gut geplanter Hautschnitte, neben einer ausreichenden Eröffnung des Eiterherdes, eine vollständige Entfernung der Nekrosen zu ermöglichen sowie einen ungehinderten Sekretabfluß zu gewährleisten. Die Wahl der Hautschnitte muß nach handchirurgischen Richtlinien erfolgen, um einerseits bei der notwendigen Übersicht zu verhindern, daß wichtige Strukturen wie Fingernerven geschädigt werden und andererseits, daß es durch die Entstehung von Narbenkontrakturen zu relevanten Bewegungseinschränkungen kommt.

Die Inzision erfolgt primär über dem Punctum maximum des Druckschmerzes. Das Abnehmen eines Keimabstriches zur Erstellung eines Antibiogramms ist obligatorisch. Nach einer vollständigen Entfernung der Nekrosen und des bereits geschädigten umgebenden Gewebes, bevorzugt mit dem Skalpell oder einer spitzen zarten Schere (ein scharfer Löffel ist ungeeignet), wird nach ausreichender Spülung ein feuchter Kochsalzverband angelegt. Eine Drainage der Wunde mit weichen Laschendrains ist nur bei sehr tiefen Wundhöhlen erforderlich. Vor der Verwendung von Streifen ist wegen der Gefahr der Tamponade zu warnen. Ebenso sollten Salbenverbände vermieden werden.

Sind in Ausnahmefällen Gegeninzisionen erforderlich, so muß auf eine ausreichend breite Weichteilbrücke (Gewebsbrücke breiter als die Schnittlänge) geachtet werden.

Gelegentlich, besonders bei Mitbeteiligung des Knochens, ist die Verwendung von antibiotikahaltigen Mini-Ketten angezeigt. Eine systemische Antibiotikatherapie ist als adjuvante Therapiemaßnahme zu sehen und ist nach dem Ergebnis des Antibiogramms auszurichten.

Eine wichtige Maßnahme stellt auch die konsequente Ruhigstellung bei Vorliegen von akuten Entzündungserscheinungen dar. Sie erfolgt in «Intrinsic plus»-Stellung unter Verwendung entsprechender Schienen. Sobald jedoch die akuten Entzündungszeichen abgeklungen sind, muß mit einer frühzeitigen Physiotherapie begonnen werden, um hartnäckige Einsteifungen zu vermeiden. Bei Gelenk- bzw. Knocheninfektionen bevorzugen wir die Ruhigstellung mit dem Mini-Fixateur externe.

Spezielle Behandlungsrichtlinien

Die wohl häufigste Infektion im Bereich der Hand stellt die Infektion des Nagelwalles, die *Paronychie* dar. Sie ist gekennzeichnet durch eine Schwellung und Rötung im Bereich des Nagelwalles. Es bestehen lokale Schmerzen, während Allgemeinsymptome fehlen. Auf Druck entleert sich meist Eiter aus der Nageltasche. Eine Ausbreitung kann entlang des Nagelwalles bis zum freien Nagelende erfolgen. Man spricht dann von einem Panaritium periunguale. Auch eine Ausbreitung unter den Fingernagel (Panaritium subunguale) sowie in die Fingerbeere (Panaritium parunguale) ist möglich.

Die Therapie der Paronychie ist lediglich im Anfangsstadium konservativ. Bei Fortschreiten ist die operative Sanierung unbedingt erforderlich. Die Inzision erfolgt je nach Lokalisation, meist vom Winkel des Nagelwalles aus, wobei die Nagelmatrix unbedingt geschont werden muß. Der Fingernagel braucht bei der Paronychie nur in Ausnahmefällen entfernt zu werden. Bei proximalem Sitz der Eiterung wird die Nagelmatrix durch Resektion des proximalen Nageldrittels entlastet. Bei subungualer Ausbreitung der Eiterung wird der Fingernagel teilweise, gegebenenfalls auch vollständig entfernt. Gelegentlich ist besonders bei distalen Infektionen eine Keilexzision des Nagels ausreichend. Es ist jedoch bei subungualer Eiterung unbedingt erforderlich, das freigelegte Nagelbett auf allfällige, in die Tiefe reichende Fistelöffnungen zu inspizieren. Im Anschluß an die Entlastung und Entfernung sämtlicher Nekrosen, wird ein feuchter Verband angelegt und der Finger auf einer Schiene ruhiggestellt. Unter regelmäßigen Verbandwechseln und täglichen Handbädern kommt die Infektion meist rasch zur Abheilung.

Die oberflächliche, subepitheliale eitrige Infektion stellt die an sich einfachste eitrige Infektion an der Hand dar. Bei der *Bulla infecta* befindet sich die Eiteransammlung innerhalb der Kutis. Die mit Eiter gefüllte Blase ist meist von einem schmalen, geröteten Randsaum umgeben und bereitet in der Regel nur geringe Schmerzen. Allgemeinsymptome fehlen. Bestehen jedoch stark pochende Schmerzen, Rötung und Schwellung des gesamten Bereiches, so ist immer an eine zusätzlich subkutane Eiterung mit Fistel in die oberflächliche Eiterblase zu denken (= Kragenknopfpanaritium). Die Therapie der unkomplizierten Bulla infecta besteht in einer tangenitalen Entfernung der Eiterblase sowie Reinigung und Inspektion des Wundgrundes. Anschließend wird ein Feuchtverband angelegt.

Liegt jedoch ein *Kragenknopfpanaritium* vor, muß nach Abtragen der Eiterblase in Plexusanästhesie und Blutsperre der Fistelgang wetzsteinförmig mit dem Skalpell exzidiert werden (Abb. 2a). Über diesen Zugang muß anschließend die subkutan gelegene Nekrosezone vollständig mit dem Messer oder mit einer geraden spitzen Schere entfernt werden (Abb. 2b). Ein feuchter Verband wird angelegt, und eine Ruhigstellung ist erforderlich. Bei Vorliegen eines Kragenknopfpanaritiums im Bereich der Hohlhand muß daran gedacht werden, daß die zweite Eiterhöhle hier unter der Palmaraponeurose liegt. Eine vollständige Eröffnung und Ausräumung mit Resektion der Palmaraponeurose ist notwendig.

Die subkutane eitrige Infektion im Bereich der Beugeseite der Hand, das *Panaritium subcutaneum*, läßt sich in Anlehnung an den klinischen Verlauf in 3 Stadien einteilen [3]. Das *Stadium I*, in dem es subkutan zu einer umschriebenen Nekrose kommt, ist klinisch gekennzeichnet durch das Auftreten von klopfenden Schmerzen. Im *Stadium II* kommt es zur eitrigen Einschmelzung, während es im *Stadium III*, dem Stadium der Komplikationen, zur Ausbreitung des infektiösen Prozesses in die Tiefe und Mitbeteiligung der Sehnenscheide des Knochens oder der Gelenke kommt. Neben starken klopfenden Spontanschmerzen, starken Berührungsschmerzen, Rötung und Schwellung kann es im fortgeschrittenen Stadium auch zu Allgemeinsymptomen kommen. Die Operation sollte so früh wie möglich erfolgen. Über dem Punctum maximum des Druckschmerzes wird inzidiert und die Haut spindelförmig exzidiert. Sämtliche subkutan gelegene Nekrosen sowie auch die minderperfundierte, dunkelrot gefärbte Randzone muß entfernt

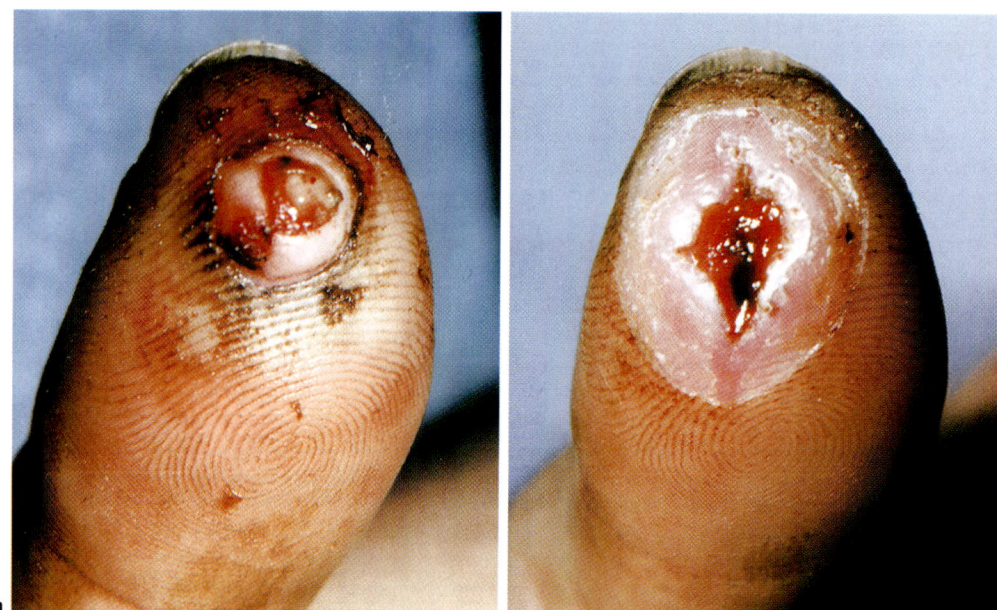

Abbildung 2. a Kragenknopfpanaritium am Daumenendglied – nach Abtragen der Eiterblase erkennt man eine Fistelöffnung in die Tiefe; **b** Kragenknopfpanaritium am Daumenendglied – der Fistelgang ist wetzsteinartig umschnitten, und sämtlich subkutane Nekrosen sind exzidiert.

werden. An der Fingerkuppe ist auch der Hockeyschlägerschnitt gebräuchlich, wobei darauf zu achten ist, daß alle radiär gerichteten Kammern bis unter die Haut der Gegenseite durchtrennt werden. Der Fischmaulschnitt führt häufig zu einer Atrophie der Fingerkuppe und zu kosmetisch sowie funktionell schlechten Resultaten und sollte daher nicht mehr verwendet werden.

An den Fingergliedern kommt neben der mediolateralen Inzision der zickzackförmige Bruner-Schnitt bevorzugt zur Anwendung. Obligatorisch muß eine Inspektion der Beugesehnenscheide erfolgen. Auch klinisch läßt sich eine Mitbeteiligung der Beugesehnenscheide bereits vermuten. Während bei auf die Subkutis beschränkten Eiterungen der Finger nahezu gestreckt gehalten wird und das Punctum maximum des Druckschmerzes an umschriebener Stelle liegt, wird der betroffene Finger bei Mitbeteiligung der Beugesehnenscheide gebeugt gehalten, und es bestehen palpatorisch Schmerzen bis in die Hohlhand. Zusätzlich ist die passive Strekkung oder Beugung des Fingers stark schmerzhaft.

Bei Infektionen im Bereich der Fingergrundglieder muß auch immer an eine mögliche Ausdehnung der Infektion über die Lumbricalissehnen auf den Interdigitalraum gedacht werden.

Eine *Interdigitalphlegmone* entsteht meist durch kleine Hautläsionen im Bereich einer Zwischenfingerfalte oder seltener fortgeleitet bei subkutanen oder tiefen Hohlhandinfektionen. Sie äußert sich in starken Spontan- und Druckschmerzen und einer stärker dorsal ausgeprägten Schwellung mit oft beträchtlichem Handrückenödem. Typisch ist eine Spreizstellung der angrenzenden Finger sowie eine Bewegungseinschränkung. Eine Ausbreitung ist entlang der Lumbri-calis-Muskelscheiden in die tiefe Hohlhand, sowie nach dorsal mit Entwicklung einer Handrük-kenphlegmone möglich.

Die Therapie besteht in einer möglichst frühzeitigen operativen Sanierung. Als Haut-schnitte kommen schräge, bogenförmige, längsverlaufende gerade oder zickzackförmige Inzisio-nen in Frage. Es muß jedoch unbedingt ein Abstand vom freien Rand der Schwimmfalte von mindestens 5 mm eingehalten werden, um Kontrakturen zu vermeiden. Gelegentlich ist auch eine Gegeninzision erforderlich.

Die häufigste tiefe Infektion im Bereich der Hand ist die *Infektion der Beugesehnenschei-de*. Durch die Eiteransammlung in der Sehnenscheide kommt es zu einer Zerstörung des Gleit-mechanismus und zur raschen Ausbildung von Adhäsionen mit einem deutlichen Verlust an Be-weglichkeit. Im weiteren Verlauf kommt es zur Zerstörung der Durchblutung der Beugesehnen und damit zur Sehnennekrose. Auch bei Früherkennung und unmittelbarem Beginn einer ad-äquaten Therapie ist oft eine bleibende Bewegungseinschränkung nicht zu verhindern.

Klinisch ist die Sehnenscheidenphlegmone gekennzeichnet durch starke Schmerzen im Be-reich der Fingerbeugeseite bis etwa zur distalen Hohlhandbeugefalte. Der Finger ist geschwollen und wird in mittlerer Beugestellung gehalten. Beim passiven Strecken des Fingers kommt es zu einer deutlichen Schmerzzunahme. Oft bestehen begleitende Allgemeinsymptome. Nach Durch-bruch der Infektion in den oberflächlichen oder tiefen Hohlhandraum sind die Finger in den Grundgelenken gestreckt, im proximalen und distalen Interphalangealgelenk stärker gebeugt.

Die Therapie der Sehnenscheidenphlegmone erfordert eine möglichst frühzeitige operati-ve Intervention. Als Zugang bevorzugen wir einen zickzackförmigen Hautschnitt, der gegebe-nenfalls die Primärläsion miteinbezieht. Dieser kann, falls erforderlich, jederzeit zu einem Bru-nerschen Hautschnitt erweitert werden und bietet eine sehr gute Übersicht. Nach Entfernung subkutaner Nekrosen wird die Sehnenscheide dargestellt und inspiziert. Sieht man den Verdacht einer Sehnenscheidenphlegmone bestätigt, so wird zusätzlich im Bereich der distalen Hohlhand-beugefalte bzw. am proximalen Ende der Beugesehnenscheide ein querer oder leicht schräger Hautschnitt angelegt und die Sehnenscheide auch hier inspiziert. Bei trüb-serösem oder eitrigem Exsudat wird ein Abstrich abgenommen und ein kleiner Kunststoffkatheter von proximal in die Sehnenscheide eingeführt. Bei gegebenem peripherem Abfluß wird nun die Sehnenscheide mit Ringerlösung mehrfach von proximal nach distal gespült. Im Anschluß daran werden noch die Beugesehnen selbst inspiziert. Sind sie bereits nekrotisch, so müssen sie, wie auch schon von *Buck-Gramcko* gefordert [4], mitsamt der Sehnenscheide reseziert werden. Lediglich die Ring-bänder sollten, wenn möglich erhalten bleiben. Beim Resezieren der nekrotischen infizierten Beugesehnen sollten diese nicht aus der Hohlhand nach distal hervorgezogen werden, um die Keime nicht zu verschleppen. In das gesäuberte Sehnenbett wird entweder eine Drainage oder eine Gentamycin-Minikette eingelegt. Die Eckpunkte des Hautschnittes können gegebenenfalls locker adaptiert werden. Danach wird ein Feuchtverband angelegt und die Hand auf einer Gips-schiene ruhiggestellt. Zusätzlich wird eine parenterale Antibiotikatherapie eingeleitet. Alterna-tiv zum Brunerschen Hautschnitt wird von einigen Autoren auch eine mediolaterale Inzision empfohlen. Auch kann, wie von *Neviaser* [5] empfohlen, alternativ zur einmaligen Spülung durch je einen Katheter proximal des Ringbandes A1 und einem zweiten Drain distal des Ring-bandes A4 eine wiederholte Spülung mit steriler Kochsalzlösung alle zwei Stunden für vorerst 48 h erfolgen. Sind die Infektionszeichen nach dieser Zeit abgeklungen, werden die Drains ent-fernt, ansonsten wird die Spülung für weitere 24 h fortgesetzt.

Nach Abklingen der akuten Entzündung sollte umgehend mit einer Übungsbehandlung begonnen werden. Erst nach einigen Monaten können funktionsverbessernde Eingriffe wie eine Tenolyse oder eine zweizeitige Beugesehnentransplantation durchgeführt werden. Nach *Buck-*

Gramcko et al. sollte das infektfreie Intervall vor Beginn der Beugesehnenrekonstruktion mindestens 4–6 Wochen betragen. Im Einzelfall ist der Zeitpunkt jedoch in Abhängigkeit von der Schwere der vorangegangenen Infektion individuell zu wählen, wobei zuvor durch intensive Physiotherapie eine weitgehend freie passive Beweglichkeit der Fingergelenke erreicht werden sollte.

Infektionen der *radialen und ulnaren karpalen Sehnenscheide* entstehen meist fortgeleitet von Infektionen der randständigen Finger. Eine weitere Ausbreitung nach proximal führt zur *Infektion des Paronaraumes*, der zwischen Musculus pronator quadratus und den Beugern liegt. Nach beiden Ausbreitungsmöglichkeiten ist bei der klinischen Untersuchung gezielt zu fahnden, da in beiden Fällen unbedingt ein umgehender operativer Eingriff zur Eröffnung dieser Räume erforderlich ist. Bei einer Infektion des Paronaraumes sollte eine breite Eröffnung der Hohlhand, eine Durchtrennung des Retinaculum flexorum sowie eine ausgedehnte Spaltung der Unterarmfaszie in ganzer Länge vorgenommen werden.

Die *Infektionen des subaponeurotischen Hohlhandraumes* sind zwischen Palmaraponeurose und Beugesehnen lokalisiert. Sie entstehen meist im Rahmen einer direkten Verletzung oder fortgeleitet. Das Punctum maximum des Druckschmerzes liegt im Bereich der Hohlhand. Meist besteht ein starkes kollaterales Handrückenödem. Die Patienten leiden unter starken Spontanschmerzen und zeigen meist Allgemeinsymptome. Die Finger können in den Grundgelenken gestreckt bzw. überstreckt sein, während sie in den Mittel- und Endgelenken gebeugt gehalten werden (Lumbricalissyndrom).

Die Therapie besteht in einer umgehenden Eröffnung im Bereich der Hohlhand mit ausreichender Spaltung der Palmaraoneurose, welche im Bereich der Eiterung großzügig reseziert werden sollte. An allfällige Ausbreitungsmöglichkeiten der Infektion ist zu denken.

Eine *Infektion des tiefen Hohlhandraumes* entwickelt sich in den meisten Fällen fortgeleitet bei Infektionen der Fingerbeugesehnen, bei Infektionen der ulnaren karpalen Sehnenscheide, bei Infektionen des Thenarraumes oder bei Infektionen des subaponeurotischen Hohlhandraumes. Die Klinik entspricht im wesentlichen der Infektion des subaponeurotischen Hohlhandraumes. Auch hier muß umgehend eine operative Freilegung der Hohlhand mit Resektion der Palmaraponeurose erfolgen. Unter Schonung der neurovaskulären Strukturen der Hohlhand werden die Beugesehnen auseinandergedrängt und eine ausreichende Entlastung sowie ein Debridement des tiefen Hohlhandraumes durchgeführt. Nach ausgiebiger Spülung ist für eine ausreichende Drainage zu sorgen.

Die *Infektionen des Thenarraumes* sind nicht mit den Infektionen der Thenarmuskelloge zu verwechseln. Sie können sowohl durch direkte Verletzungen oder fortgeleitet entstehen. Neben starken Spontanschmerzen und schmerzhafter Bewegungseinschränkung von Daumen und Zeigefinger fällt eine starke Schwellung und Rötung im radialen Anteil der Hohlhand, des Thenars sowie der ersten Zwischenfingerfalte auf. Der Daumen wird abduziert mit mäßiger Beugung im Endgelenk gehalten. Die Therpaie besteht in einer sofortigen operativen Entlastung mit ausreichender Resektion der Palmaraponeurose und gegebenenfalls einer dorsalen Gegeninzision.

Die eitrige *Infektion der Fingergelenke (Panaritium articulare)* entsteht meist in Folge von penetrierenden Verletzungen der betroffenen Gelenke, seltener auch fortgeleitet von subkutanen Infektionen oder einer Infektion des Knochens. Das betroffene Gelenk ist spindelförmig geschwollen, gerötet, überwärmt, und der Finger wird in leichter Beugestellung fixiert gehalten. Die Schwellung ist wegen des lockeren Baus des Unterhautbindegewebes dorsal stärker ausgeprägt als palmar. Neben einer zirkulären Druckdolenz im Bereich der Gelenkkapsel findet sich ein Stauchungs- und Zugschmerz. Die aktive und passive Beweglichkeit des Gelenkes sind stark schmerzhaft eingeschränkt. Häufig liegen auch Allgemeinsymptome wie Fieber und Schüttelfrost vor. Veränderungen im Röntgenbild lassen sich bei Gelenkinfektionen erst spät nachweisen.

Da es in der Folge zu einer Destruktion des Gelenkknorpels mit Sequestrierung des sub-chondralen Knochens kommt, ist die umgehende Entlastung und Drainage des Gelenkes erforderlich. Der Zugang erfolgt über einen geraden oder leicht bogenförmigen Hautschnitt dorsolateral. Sofern nicht ohnehin durch die Verletzung der Zugang zum Gelenk vorgegeben ist, wird dorsal des Seitenbandes bzw. wie von *Geldmacher* und *Flügel* [6] empfohlen, zwischen dem medialen und lateralen Zügel der Streckaponeurose eingegangen und ein Debridement der Synovialis mit anschließender intensiver Gelenkspülung durchgeführt. Auch die kontinuierliche Spülung für 48 h über zwei temporär in das Gelenk eingelegte zarte Kanülen wird von manchen Autoren empfohlen. Begleitet werden die lokalen Maßnahmen durch eine systemische Antibiotikatherapie. Wichtig ist, nach Abklingen der Akutsymptomatik sofort mit einer Physiotherapie zu beginnen.

Bei fortgeschrittenen Infektionen müssen die destruierten Knorpel- und Knochenanteile entfernt werden. Hier hat sich das Einlegen von Gentamycin-Miniketten sehr bewährt. In solchen Fällen bevorzugen wir zur Ruhigstellung den Minifixateur externe. Je nachdem, ob die Antibiotikaketten auch eine Platzhalterfunktion für spätere rekonstruktive Eingriffe haben, werden sie entweder nach 10 Tagen entfernt oder bis zum Zweiteingriff belassen. Dieser wird bei Infektfreiheit nach frühestens 3–4 Wochen durchgeführt.

Eine *Osteomyelitis im Bereich der Hand* kann sowohl exogen posttraumatisch wie auch endogen hämatogen entstehen. Die Entstehung einer posttraumatischen Osteomyelitis wird begünstigt durch offene Frakturen mit stark verschmutzten Wunden, durch avitale oder durchblutungsgeschädigte Knochenfragmente oder Weichteile sowie durch instabile Osteosynthesen. Als häufigster Keim findet sich Staphylococcus aureus. Erst 2–3 Wochen nach Krankheitsbeginn lassen sich Veränderungen wie Osteolysen, eine verwaschene Knochenstruktur oder periostale Reaktionen im Röntgen erkennen. Der gesamte infizierte Knochen sowie alle Sequster und auch sämtliche Weichteilnekrosen müssen operativ entfernt werden. Etwaiges Osteosynthesematerial ist ebenfalls zu entfernen. Die entstandenen Defekthöhlen werden im Anschluß daran mit Gentamycin-Miniketten aufgefüllt und die Wunde verschlossen. Zusätzlich zu einer konsequenten Ruhigstellung, bevorzugt mit einem Minifixateur externe, wird eine systemische Antibiotikatherapie über mehrere Wochen durchgeführt. Sekundäreingriffe, wie eine Spongiosaplastik oder eine Arthrodese, werden wie auch von *Brüser* empfohlen, frühestens nach Infektsanierung nach etwa 3–4 Wochen durchgeführt [7].

Bei fortgeschrittenen Stadien mit Zerstörung eines Gelenkes, sowie Ausdehnung der Infektion auf den Knochen und ausgedehnten Nekrosen im Bereich der Weichteile, sollte an den Langfingern immer kritisch hinterfragt werden, inwieweit ein Erhalt des Fingers mit aufwendigen, oft mehrfachen rekonstruktiven Eingriffen zielführend erscheint und ob nicht die Amputation oder Teilamputation des betroffenen Langfingers sinnvoller wäre. Der funktionelle Wert des Daumens hingegen ist so groß, daß an diesem auf jeden Fall ein Erhaltungsversuch gerechtfertigt erscheint.

Literatur

1   Rieger H, Brug E: Das Panaritium. München, Hans Marseille Verlag, 1992.

2   Schmidt H-M, Lanz U: Chirurgische Anatomie der Hand. Stuttgart, Hippokrates, 1992, pp 30–34.

3   Fritz G: Die subkutane Infektion der Volarfläche der Hand – Einteilung und chirurgische Behandlung. Mschr Unfallheilk 1975;78:581–587.

4   Buck-Gramcko D: Komplikationen nach oberflächlichen Eiterungen an der Hand. Lan-
     genbecks Arch Chir 1973;334:505–508.
5   Neviaser RJ: Infections. in Green DP: Operative hand surgery. 3rd ed, vol 1. Edinburgh,
     Churchill Livingstone, 1993, pp 1021–1038.
6   Geldmacher J, Flügel M: Infektionen; in Nigst H, Buck-Gramcko D, Millesi H: Handchir-
     urgie. Stuttgart, Thieme, 1981, Band 1, pp 14.1–14.65.
7   Brüser P: Die Osteomyelitis im Bereich der Finger. Operat Orthop Traumatol 1993;5:60–
     65.

Chirurgie. München, Sympomed, 1998, vol 3, pp 261–263.

Neurovasculärer Insellappen

A. Kröpfl, R. Helmberger

Unfallkrankenhaus Salzburg, Österreich

Einleitung

Der vollständige Sensibilitätsverlust taktil wichtiger Areale im Handbereich stellt eine deutliche Gebrauchsminderung der betroffenen Hand dar. Von entscheidender Bedeutung ist die Sensibilität vor allem an:

1. die ulnare Beugeseite des Daumenendgliedes und die distale Hälfte des Daumengrundgliedes

2. die radiale Beugeseite des Zeigefingerendgliedes und Zeigefingermittelgliedes

3. die radiale Beugeseite des Mittelfingerendgliedes und Mittelfingermittelgliedes

4. die ulnare Beugeseite des Kleinfingers

Bei einem Sensibilitätsverlust in den angeführten Hautarealen ist vor allem das Versorgungsgebiet des Nervus medianus klinisch wichtig. Dabei stellt die Wiederherstellung der taktilen Gnosis an der Radial-Beugeseite des Daumens eine absolute Priorität dar. Der neurovasculär gestielte Insellappen ist eine bewährte Operationsmethode [1,2, 4–7], um einen Gefühlsverlust am Daumen, selten am Zeigefinger, zu beheben bzw. zu minimieren. Nach *O'Brien* [6] und *Reid* [7] gelten als Indikationen zum Transfer des Insellappens:

1. der Gefühlsverlust am Daumen oder an der Radialseite des Zeigefingers trotz Nervennaht oder Nerventransplantation

2. der narbige Verlust der Weichteile am Daumen oder Zeigefinger an den taktil wichtigen Zonen

3. weiterhin bestehender Sensibilitätsverlust nach Daumenaufbau-Plastik mittels eines Rundstiel-Lappens aus dem Bauch- oder Leistenbereich.

Als Konkurrenz-Verfahren zum neurovasculären Insellappen gelten:
1. mikrochirurgischer Gewebetransfer [3,8] mit Nerven- und Gefäßanschluß (Wrap-around-Plastik)
2. Stiellappen-Plastik mit zusätzlicher Nervennaht im Empfängergebiet
3. Lappenplastik unter Erhaltung der Nervenversorgung aus dem Radialisgebiet, Medianusgebiet oder u. U. einem Handrest

Operationstechnik

Durch die Hebung eines Haut-Unterhautgebietes mit seinen sensiblen Endorganen und die gleichzeitige Mitpräparation des versorgenden Fingernervs und der entsprechenden Digitalarterie ist sowohl die Sensibilität als auch die Ernährung des transferierten Lappens gewährleistet. Der neurovasculäre Stiel enthält neben dem Fingernerv und der Arterie auch einen Venenplexus, der im Fettgewebe neben dem Nerv und um die Arterie gelegen ist.

Als geeignete Entnahmestellen für den neurovasculären Insellappen gelten, in absteigender Wertigkeit:

a) die Ulnarseite des Mittelfingers
b) die Radialseite des Ring- oder Mittelfingers
c) die Ulnarseite des Ring- oder Kleinfingers

Als Voraussetzung zur Hebung des neurovasculären Lappens gilt, daß der Entnahmefinger eine normale Sensibilität und Durchblutung aufweisen muß.

Bei der Hebung des Lappens stellt man zunächst unter Blutsperre den entsprechenden Fingernerv und die Digitalarterie im Hohlhandbereich bis zum Gebiet des oberflächlichen Hohlhandbogens dar. Als Zugang wird dazu ein Hautschnitt nach *Bruner* gewählt, wobei dieser am jeweiligen Langfinger bis zu der zu umschneidenden Hautinsel verlängert wird. Im Hohlhandbereich wird der entsprechende Nervus digitalis palmaris communis stumpf in seine beiden Anteile für die zugewandten Fingerareale separiert. Das zum Nachbarfinger abgehende Fingergefäß wird am Abgang von der Arteria digitalis communis ligiert. Nun kann das entsprechende Gefäßnervenbündel unter Mitnahme des umgebenden Fettgewebes (Venenplexus) bis zur Hautinsel nach distal präpariert werden. Zuletzt wird der umschnittene Hautlappen mit dem Gefäß-Nervenbündel gehoben. Durch vorübergehendes Öffnen der Blutsperre wird die intakte Durchblutung des Insellappens überprüft. Am Empfängergebiet wird das zu entfernende Hautareal in der gleichen Größe wie der Insellappen umschnitten und abpräpariert. Zur Transposition des Insellappens kann nun die Inzision im Hohlhandbereich nach Hebung des Insellappens ebenfalls mit einem Hautschnitt nach *Bruner* zum Empfängergebiet erweitert werden. Eine andere Variante ist das Anlegen eines subkutanen Tunnels vom Hohlhandbereich zum Empfängergebiet. Dieser muß jedoch ausreichend geräumig angelegt werden, und beim Lappendurchzug ist ein Verdrehen des Lappenstiels unbedingt zu vermeiden, um die Lappenernährung nicht zu gefährden. Der transponierte Hautlappen wird im Empfängergebiet mit nicht zu dichten Hautnähten fixiert, die Inzisionen werden ebenfalls locker verschlossen, und die Entnahmestelle wird mit einem Vollhaut-Transplantat, entnommen von der Beugeseite des gleichseitigen Handgelenkes, plastisch gedeckt.

Bei gleichzeitigem Sensibilitätsverlust am Daumen und der Radialseite des Zeigefingers kann ein kombinierter neurovasculärer Insellappen von der Ulnarseite des Ringfingers und der Radialseite des Kleinfingers, unter Umständen unter Mitnahme der Kommissur, entnommen werden. Dadurch kann neben der Sensibilität am Daumen und der Radialseite des Zeigefingers auch eine Korrektur einer narbigen Kontraktur der 1. Zwischenfingerfalte durchgeführt werden.

Sensibilitätsresultate

Hinsichtlich der zu erwartenden Sensibilität am Empfängergebiet gilt, daß die Zwei-Punkte-Diskrimination anfänglich beeinträchtigt ist. Geringe Berührungen des Lappens werden zunächst gehäuft im Entnahmegebiet bzw. als Berührung in beiden Fingern angegeben. Die Neuorientierung der Oberflächensensibilität vom Entnahme- auf das Empfängergebiet kann unter Umständen auch Jahre in Anspruch nehmen [4]. Im Gegensatz dazu werden starke Berührungen auf Grund der Tiefensensibilität meist richtig zugeordnet. Die Umstellung der Sensibilitäts-Zuordnung vom Spender- zu Empfängerfinger läßt sich durch entsprechendes Sensibilitäts-Training schneller bewerkstelligen bzw. wird durch gehäuftes und richtiges Einsetzen der Hand bei jedweder Tätigkeit gefördert. Dies unterstreicht den hohen Stellenwert der postoperativ durchgeführten Ergotherapie hinsichtlich des Sensibilitäts-Trainings und des richtigen Einsetzens der resensibilisierten Fingerabschnitte.

Literatur

1   Krag C, Rasmussen KB: The neurovascular island flap for defective sensibility of the thumb. J Bone Joint Surg 1975;57-Br:495–499.
2   Le-Quang C: Reconstruction of the traumatic thumb in practice. Ann Chir Plast Esthet 1993;38:437–442.
3   Morrison WA, O'Brien B, Hamilton RB: Neurovascular free foot flaps in reconstruction of the mutilated hand. Clin Plast Surg 1978;5:265–272.
4   Scharizer E: Sensible Ersatzpersonen; in Nigst H, Buck-Gramcko D, Millesi H (Hrsg): Handchirurgie. Stuttgart – New York, Thieme, 1983.
5   Strauch B, Vasconez LO, Hall-Findlay EJ: Grabb's encyclopedia of flaps. Boston – Toronto – London, Little, Brown and Company, 1990.
6   O'Brien B: Neurovascular pedicle island flaps for terminal amputations and digital scars. Br J Plast Surg 1968;21:258.
7   Reid DAC: The neurovascular island flap in thumb reconstruction. Br J Plast Surg 1966;19:234.
8   Tax A, Georgi E: Daumenrekonstruktion mit freiem, neurovaskulärem «Wrap-around»-Lappen (Bigtoe Skin-Nail Flap) nach traumatischer Amputation. Handchir Mikrochir Plast Chir 1997;29:321–329.

Chirurgie. München, Sympomed, 1998, vol 3, pp 264–267.

Verletzungen des Nagelbettes und der Fingerkuppe

R. Helmberger, A. Kröpfl

Unfallkrankenhaus Salzburg, Österreich

Nagelbettverletzungen

Der Fingernagel besitzt, neben einer kosmetischen Rolle, eine wesentliche Stabilisierungsfunktion für die Fingerkuppe beim Betasten und Halten von Gegenständen. Deformierungen der Nägel sind mit unangenehmen Folgen verbunden und bedürfen einer besonderen Aufmerksamkeit bei der Versorgung.

Subunguales Hämatom
Beim Einklemmen der Fingerkuppe entsteht durch Einblutung ein sich flächenhaft ausbreitendes Hämatom, das durch seinen Druck heftige Schmerzen verursacht. Abhilfe schafft eine möglichst frühzeitige Entlastung durch vorsichtiges Anbohren mit einer Skalpellklinge, oder auch durch Perforation des Nagels mit einer glühenden Büroklammer. Die Perforation soll im Zentrum des Hämatoms, jedoch immer distal der Lunula durchgeführt werden, um Schädigungen des Stratum germinativum zuverlässig zu vermeiden. Auf Einhaltung aseptischer Verhältnisse ist zu achten!

Traumatische Nagelablösung
Bei vollständiger Ablösung wird der Nagel gereinigt, evtl. zugeschnitten, die Matrix wird revidiert und bei klaffenden Einrissen genäht. Der Nagel wird dann wieder aufgelegt, um das Nagelbett zu schienen; eine Fixation mit durchgreifenden U-Nähten hält den Nagel dann in seiner Position [*Schiller*, 1957]. Bei Nagelverlust oder großen Defekten können auch Silastikblätter aufgebracht werden.

Verletzungen des Nagelbettes
Wunden im Bereiche des Nagelbettes erfordern nach entsprechender Reinigung eine exakte Adaptation der Wundränder durch Naht, besonders am Nagelwall und der Nagelwurzel; auf eine exakte Naht ist besonders an der Umschlagfalte der Nagelwurzel zu achten. Hier empfiehlt sich eine Refixation mittels U-Nähten. Kleinere Defektverletzungen distal des Stratum germinativum, bei denen damit zu rechnen ist, daß keine Nagelwachstumsstörungen resultieren

werden, können mit freiem Vollhauttransplantat, oder noch besser, mit Dermis [*Kleinert* et al., 1967, *Clayburgh*, 1983] gedeckt werden. Hautdefekte des Nagelwalles können nach der Methode von Barford mit zwei lateralen, proximal gestielten Schwenklappen gedeckt werden.

Nageldeformitäten
Spaltnägel oder längsverlaufende Furchen im Nagel werden entweder durch Narben, durch dorsale Exostosen des Nagelfortsatzes, oder auch durch sterile Matrixanteile hervorgerufen. Zur Sanierung ist nach Entfernung oder Fenestrierung des Nagels eine exakte Exzision bzw. Abtragung erforderlich. Kleine Defekte können durch Direktnaht geschlossen werden, bei größeren entstandenen Defekten ist auch hier wieder eine Deckung, wie oben angegeben, durchzuführen. Für breitere Matrixdefekte ist eine Verschiebeplastik des Nagelbettes erforderlich. *Johnson* (1971) empfiehlt nach längsverlaufender, keilförmiger Exzision von der Fingerspitze bis etwas über den Nagelwall nach proximal, eine Mobilisierung des Nagelbettes über zwei lateral gelegene Hilfsschnitte durchzuführen. So entstehen zwei proximal und distal gestielte Lappen, die zur Mitte hin genähert und vernäht werden können. *Foucher* et al. (1980a), *Morrison* (1981) und *Schernberg & Amiel* (1985) schlagen vor, zwei proximal gestielte Lappen zu bilden, durch Setzen eines 2–3 mm vom seitlichen Nagelwall entfernten Schnittes und Mobilisierung der Matrix und der Haut vom Knochen.

Verletzungen der Fingerkuppe

Die Fingerkuppe hat einerseits eine überragende Bedeutung im Rahmen der taktilen Wahrnehmung, andererseits ist sie einer erheblichen mechanischen Beanspruchung ausgesetzt. Die Erzielung stabiler Haut-Weichteilverhältnisse und eines Maximums an Sensibilität müssen als das Ziel der Versorgung angesehen werden. Schon geringfügige Defekte – Narben – bewirken schwere Funktionsstörungen. Deshalb hat hier die zarte, lineare Narbe erstrangige funktionelle Bedeutung. Es muß getrachtet werden, den Ersatz mit vollwertiger, möglichst aus der unmittelbaren Umgebung entnommener Haut zu vollziehen.

Fingerkuppendefekte können nur in Ausnahmefällen, wenn sie nicht größer als 2–3 mm sind, nach Mobilisierung der Weichteile, durch Direktnaht verschlossen werden; bei oberflachlichen Defekten mit erhaltener Subcutis kann eine Vollhautdeckung durchgeführt werden. Manchmal kann auch, wenn die Haut der Kuppe noch vorhanden ist, nach Entfettung, die Refixation der Cutis durchgeführt werden.

Bei freiliegendem Knochen ist jedoch eine suffizientere Deckungsart angezeigt. Die häufigste Methode ist wohl die von Tranquili-Leali beschriebene.

V-Y-Plastik
Vorteile des Verfahrens sind: einfache Operationstechnik, identische Hautqualität, normale Sensibilität, gutes funktionelles Ergebnis, geringe Spendermorbidität, gutes ästhetisches

Ergebnis. Als Nachteile gelten die Möglichkeit der sekundären Krallennagelbildung und die Gefahr der partiellen Lappennekrose.

Operationstechnik nach Wilhelm (1997): Die Operation erfolgt in Lokalanästhesie und lokaler Blutsperre. Der palmare Hautlappen wird triangulär mit dem palmaren Defektrand als Dreiecksbasis geplant. Diese sollte etwas breiter als der dorsale Defektrand am Nagelbett sein, um eine ästhetisch zufriedenstellende Wiederherstellung der Fingerkuppenrundung zu erzielen. Wird die Basis des Lappens allerdings zu breit gewählt, besteht die Gefahr, daß die Fingerkuppe zu eckig wird. Die Spitze des dreieckigen Hautlappens liegt meist im Bereich der Beugefalte des DIP-Gelenkes, kann aber auch weiter proximal zu liegen kommen. Die beiden Schenkel des Dreiecks sollten nicht gerade, sondern leicht nach lateral geschwungen angelegt werden.

Die Hautinzisionen müssen die Cutis vollständig durchtrennen, dürfen aber das Subkutangewebe mit der neurovaskulären Versorgung der Fingerkuppe nicht verletzen. Mit der Schere werden nach einer eventuell nötigen Knochenbegradigung die Bindegewebssepten der Fingerbeere zum Periost und zur Beugesehnenscheide durchtrennt. Der Ansatz der tiefen Beugesehne darf dabei nicht von der Endphalanx gelöst werden.

Die Lappenplastik wird mit einem Hauthaken distalwärts gezogen, mit der Spitze der Schere werden die entsprechenden Bindegewebssepten durchtrennt. Der palmare Hautlappen wird spannungsfrei beidseits fixiert. Durch eine zu straffe Vernähung des Lappens im Nagelbereich kann es zu einer großen Zugspannung innerhalb des Lappens kommen, die primär zu Perfusions- und Sensibilitätsstörungen sowie sekundär zu einer Krallennagelbildung führen kann. Überstehendes Nagelbettgewebe ist bis auf die Länge der vorhandenen knöchernen Unterlage zu kürzen, um so die Bildung eines Krallennagels zu verhindern. Das Spendergebiet kann anschließend mit Hilfe der V-Y-Nahttechnik verschlossen, oder auch nur locker adoptiert werden. Die rekonstruierte Fingerkuppe ist zwar schmäler als die ursprüngliche, ist aber gut gepolstert und verfügt über hervorragende Sensibilität. Nach Öffnen der Blutleere wird die Durchblutung des Hautlappens überprüft. Bei insuffizienter Lappenperfusion müssen einzelne Hautfäden entfernt werden.

Zur Fingerkuppenrekonstruktion von Daumen und Langfingern kann mit gutem Erfolg der *beugeseitige Näherungslappen am Daumen nach Moberg* (1964) *oder nach O'Brien* (1968), verwendet werden. Es handelt sich um eine neurovaskuläre Dehnungs-Lappenplastik von der Beugeseite des Fingers mit Distalisierung des gesamten Haut-Weichteilmantels. Als Variante ist auch die bipedikulär neurovaskuläre Insel-Lappenplastik nach *O'Brien* (1968) möglich. Vorteile sind das Vorliegen identischer Hautqualität, gute Sensibilität, einzeitiges Vorgehen, keine heterodigitale Immobilisierung, geringer Hebedefekt. Als Nachteile sind anzuführen die Möglichkeit einer Beugefehlstellung im Interphalangealgelenk, Durchblutungsstörungen des Lappens sind möglich.

Eine Nahlappenplastik zur Deckung palmarer Defekte bietet der *dorsale Cross-finger-Lappen nach Cronin und Bauer* (1949): Zunächst wird der Spenderfinger ausgewählt. Für Zeige- und Kleinfinger kommen nur die jeweils angrenzenden Finger in Frage. Bei Mittel- und Ringfinger wird derjenige der benachbarten Finger gewählt, der eine günstigere Immobilisierungsposition erlaubt. Als Spenderstelle ist die gesamte Fingerrückseite bis zum DIP-Gelenk geeignet. Abhängig davon, um welche zwei Finger es sich handelt und wie die Form der Hand ist, lassen sich 70–100% der palmaren Seite eines Fingers auf diese Weise ersetzen. Zur Sicherung der Lappenvitalität darf das Längen-Breiten-Verhältnis von 3:1 nicht überschritten werden. Zur Vermeidung von Beeinträchtigungen im Spendergebiet müssen bei der Lappenplanung unbedingt die funktionellen Einheiten der Fingerhaut beachtet werden. Prinzipiell kann die Cross-finger-Lappenplastik lateral, proximal oder distal gestielt werden.

Die Operation beginnt mit der Vorbereitung des palmarseitigen Hautdefektes. Nun wird am Nachbarfinger ein derart großer Hautlappen markiert, daß dieser dem Hautdefekt und der nicht defektdeckenden Strecke (Lappenscharnier) zwischen den Fingern entspricht. Die Schnittführung sollte möglichst die funktionellen Einheiten des Fingerrückens berücksichtigen, der Hautlappen sollte also z. B. zwischen PIP- und DIP-Gelenk gehoben werden. Mit größerem Hebedefekt kann zusätzlich die Haut dorsal des PIP-Gelenkes entnommen werden. Nach lateral hin sollte der Hautlappen die Mediolaterallinie nicht überschreiten.

Der Hautlappen wird nun auf der dorsalen Seite von Mittel- oder Endphalanx des Spenderfingers umschnitten und zum verletzten Finger hin präpariert. Die Präparation erfolgt in der lockeren Bindegewebsschicht über dem Peritendineum der Streckaponeurose bis zu der dem verletzten Finger zugewandten medio lateralen Linie hin. Die Hautbrücke muß so lang sein daß nach Abschluß der Operation einige Millimeter Spielraum zwischen beiden benachbarten Fingern bleiben. Anschließend wird der gehobene Hautlappen an seinem Hautstiel um 180° gewendet und auf die palmare Seite des verletzten Fingers verlagert. Es ist ratsam, die beiden Finger zusätzlich mit zwei festen Nähten jeweils neben dem Hautstiel gegeneinander zu fixieren, um so jegliche Spannung auf den Lappen zu vermeiden. Der Hebedefekt und der nicht defektdeckende Lappenanteil sollten aus kosmetischen Gründen möglichst mit einem Vollhauttransplantat verschlossen werden. Vorteile dieses Verfahrens sind die relativ einfache Operationstechnik, als Nachteile gelten die zweizeitige Operation und eine Schädigung des Nachbarfingers.

(Auszugsweise aus *Wilhelm*, 1997)

Bei der handschuhartigen Denudation (Deglovement) der Finger bleiben zumeist nur die entblößten Knochen und Sehnen zurück. Solche Finger sind nur durch sofortiges Decken mit zuverlässig durchbluteten Lappen zu retten. Sehr gut eignet sich dazu *der einstielige Rundstiellappen*, der von der Bauchwand, der Deltopektoralregion, dem submammären Gebiet oder der kontralateralen Extremität entnommen werden kann.

In traumatisch denervierten Bezirken gibt die entfernte Lappenplastik in bezug auf die Sensibilität kein brauchbares Ergebnis, deshalb ist die Wiederherstellung der Sensibilität Aufgabe einer späteren Operation.

Die Behandlung der Verletzungen der Nagelregion und der Fingerkuppe bietet eine komplexe Problematik und stellt hohe Anforderungen an korrekte Indikationsstellung und subtile chirurgische Technik. Die Anzahl der beschriebenen operativen Behandlungsverfahren ist groß, die vorliegenden Behandlungsvorschläge können nur eine kleine Auswahl darstellen. In jedem einzelnem Fall ist kritisch abzuwägen, welche Methode das beste Endergebnis bringen könnte; bei ausreichender Erfahrung sind Variationen der einzelnen Verfahren durchaus möglich.

Literatur beim Verfasser

Chirurgie. München, Sympomed, 1998, vol 3, pp 268–271.

Lokale Verschiebelappen an der Hand

R. Helmberger, A. Kröpfl

Unfallkrankenhaus Salzburg, Österreich

Einleitung

Lokale Lappen bieten das beste funktionelle und ästhetische Ergebnis, da die Eigenschaften des ursprünglichen Gewebes und die der Ersatzhaut nahezu gleich sind. Als besonderer Vorteil gilt die kurze Heilungsdauer; es ist dabei nur ein einziger Eingriff nötig. Bei einem Mißlingen der Methode besteht jedoch ein Verlust der Chance auf einen optimalen Hautersatz.

Die Z-Plastik

ist das am häufigsten angewandte plastische Verfahren; es dient vor allem zur Narbenauflösung und zur Vertiefung der Zwischenfingerfalten. Besonders häufig wird es zur Korrektur der narbigen Daumenadduktionskontraktur verwendet (Abb. 1, 2).

Limberg beschreibt jene mathematischen Berechnungen, mit deren Hilfe im gegebenen Fall Form, Abmessungen und Winkel der erforderlichen Lappen exakt geplant werden können.

Theoretische Grundlage des Verfahrens: Wird von den beiden Endpunkten eines geraden Schnitts je ein Schnitt von gleichem Winkel und gleicher Länge geführt, so entstehen zwei Dreiecklappen. Werden nun diese angehoben und gegeneinander ausgetauscht eingenäht, so ändern sich Richtung und Länge der ursprünglichen Geraden. Das grundlegende Ziel der Z-Plastik besteht also in der Verlängerung und Verlagerung geschrumpfter Narben, in der Aufhebung von Kontrakturen. Das angrenzende Gewebe muß tolerieren, daß die in der einen Richtung erfolgende Ver-

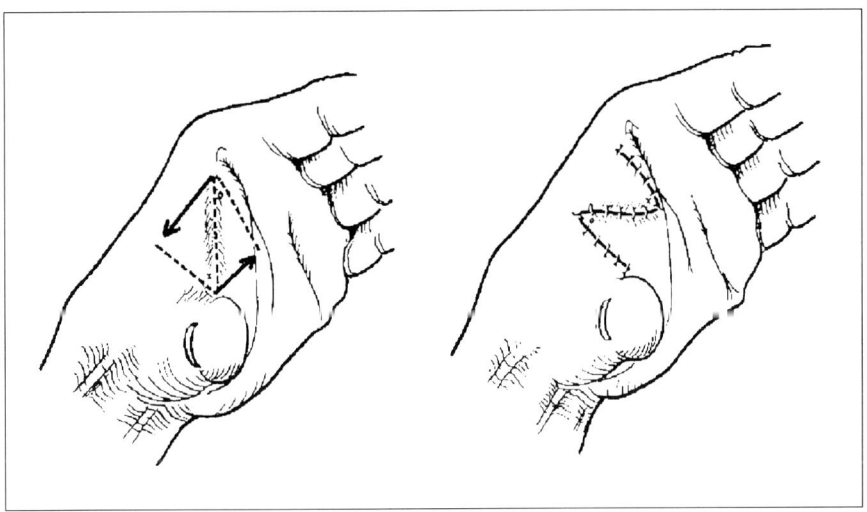

Abbildung 1. Z-Plastik bei Adduktionskontraktur des Daumens.

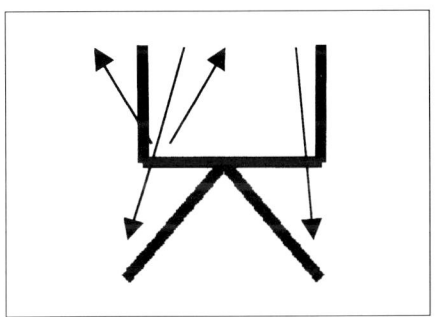

Abbildung 2. «Schmetterlingsplastik» (zwei gegenläufige Z-Plastiken) zur Vertiefung der Zwischenfingerfalten.

längerung durch die in der anderen Richtung vor sich gehende Verkürzung kompensiert wird.

Bei der häufigsten Form sind alle drei Schenkel des Z-förmigen Schnittes gleich lang und die eingeschlossenen Winkel 60°. Die Dreiecke ergeben einen Rhombus, dessen kürzerer Durchmesser vom mittleren Schenkel des Z gebildet wird, während der längere Durchmesser die Endpunkte der Seitenschenkel verbindet. Nach dem Austausch der beiden Lappen verlängert sich der kürzere Durchmesser an beiden Enden um 36,5%, während sich der längere Durchmesser dementsprechend verkürzt.

Je länger der mittlere Schenkel des Z-Schnittes ist, um so länger müssen die beiden Seitenschnitte sein. Dies ist aber nur dann möglich, wenn die zur

Lappenentnahme nötige Hautmenge an beiden Seiten der Wunde zur Verfügung steht. Ist das Gebiet im Vergleich zur Wundlänge relativ schmal, muß der Abstand in mehrere Abschnitte unterteilt und in jedem Abschnitt gesondert die seinen Abmessungen entsprechende Z-Plastik ausgeführt werden, deren Summe die gleiche Verlängerung ergibt, die mit einer einzigen, groß ausgedehnten Z-Plastik erreicht würde. Bei zu schmalen Schenkeln, bei zu langen Lappen mit schmaler Basis ergibt sich die Gefahr der Nekrose.

Schwenk- oder Verschiebelappen

Diese Formen der lokalen Lappenplastiken finden Anwendung zur primären Deckung von freiliegenden Gelenken, Sehnen oder Nerven bei entstandenen Substanzdefekten der Haut. Besonders an der Streckseite der Hand kann durch Schwenken, Rotieren oder durch Bildung eines Visierlappens in vielen Fällen eine suffiziente, spannungsfreie Deckung erreicht werden. Die schon erwähnte Z-Plastik stellt eine Sonderform dieser Lappenart dar.

Gestielte Nahlappenplastiken

Sehr häufig kommt der *dorsale Cross-finger-Lappen* (nach *Cronin, Bauer*, 1949) zur Anwendung, bei dem ein beugeseitiger Defekt mit Haut vom Dorsum des Nachbarfingers gedeckt wird. Nach exakter Markierung des zu

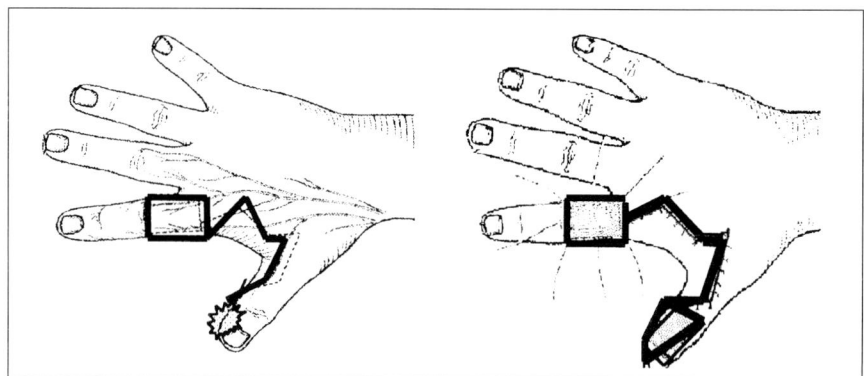

Abbildung 3. Dieser Lappen kann auch im Sinne eines neurovaskulär gestielten Insellappens transponiert werden.

hebenden Areals, wird dorsal unter Schonung des Peritendineums der Strecksehne bis zum meist seitlich gelegenen Stiel des Lappens präpariert, der Lappen in den Defekt eingeschwenkt und eingenäht. Zur Deckung des Hebedefektes und eventuell freiliegender Stielanteile wird Spalt- oder Vollhaut verwendet. Eine Ruhigstellung mit Schiene bis zur Stieldurchtrennung nach 10–14 Tagen ist erforderlich.

Der *dorso-radiale Lappen* (nach *Hilgenfeldt*) vom Zeigefinger ist besonders gut geeignet zur resensibilisierenden Defektdeckung am Daumenstrahl, auch beim Bestehen eines langen Daumenstumpfes; es ist ein neurovaskulärer Transpositionslappen mit sensiblen Radialisästen, gut arteriell versorgt durch axiale Äste der ersten Mittelhandarterie. Die transponierte Haut weist nur eine unwesentlich schlechtere Beanspruchbarkeit als die Originalhaut auf (Abb. 3).

Literatur beim Verfasser

Chirurgie. München, Sympomed, 1998, vol 3, pp 272–274.

Gestielte Fernlappenplastiken

R. Helmberger, A. Kröpfl

Unfallkrankenhaus Salzburg, Österreich

Einleitung

Wenn größere Defekte an den Weichteilen der Hand bestehen, die durch Lappen aus der Nachbarschaft nicht gedeckt werden können und bei denen der Ersatz der Subcutis nötig ist, weil das Gebiet eine bedeutende mechanische Inanspruchnahme zu ertragen hat und tiefe Gebilde wie Sehnen, Nerven, Gefäße freiliegen, so ist ein gestielter Fernlappen zu transplantieren. Die *Vorteile* dieses Verfahrens sind erstens ein zu erwartendes gutes funktionelles Ergebnis und zweitens ein stabiler Hautmantel; es sind allerdings 2–3 Operationsschritte erforderlich. Als *Nachteile* gelten eine ästhetische Schädigung der Spenderstelle, das Fehlen einer Innervation und eine 2- bis 3wöchige Fixation in Zwangshaltung. Voraussetzungen für den Einsatz von gestielten Fernlappenplastiken sind: jugendliches Alter des Patienten, intakte Gelenke und einwandfreier peripherer Kreislauf. Zum Einsatz kommen praktisch nur mehr direkte Fernlappenplastiken; äußerst selten bietet sich heutzutage wohl noch eine Indikation für die Wanderlappenplastik.

Cross-arm-Lappenplastiken
nach McCash, Colson und Janvier

Indikationen und Kontraindikationen: Die Cross-arm-Lappenplastik nach McCash ist zur Deckung von großflächigen Defekten der palmaren und der dorsalen Seite der Hand und von tiefen, palmaren und dorsalen polydigitalen Hautdefekten indiziert. Seltenere Indikationen sind ausgedehnte Defekte am Übergang von der Hohlhand zu den Fingern, vom Hand- zum

Fingerrücken und zur ersten Kommissur. Bei bestehenden Gelenkkontraktu-
ren und bei älteren Patienten sollte diese Lappenplastik äußerst zurückhaltend eingesetzt werden.

Große Sicherheit bezüglich der Einheilung bietet der zweifach gestielte
Lappen nach Colson; hier handelt es sich um einen sehr dünnen Lappen, der
bis an die Grenze von der Subcutis zum Corium geschnitten werden kann.
Durch das Vorliegen eines proximalen und eines distalen Stieles ist die Lap-
pendurchblutung trotz der geringen Dicke ausreichend.

Vorteile: einfache Operationstechnik, dünne und große Lappenplastik,
haarloser Hautersatz (sofern die Entnahme von der Innenseite des Oberarmes erfolgt), gute Vaskularisation, geringe Gefahr der Stieltorsion, gutes ästhetisches und befriedigendes funktionelles Ergebnis im Bereiche des Spen-
derareales.

Nachteile: Gelenkeinsteifungen der oberen Extremität bei langer Immo-
bilisationsphase, mehrzeitiges Verfahren, keine oder nur geringe Sensibilität;
optisch exponierter Hebedefekt, wenn die Entnahme an der Außenseite des
Oberarmes erfolgt; ein ästhetisch unbefriedigendes Ergebnis im Defekt ist
bei Verschluß unter zu starker Spannung möglich.

Bauchhaut-Lappenplastik

Mit dieser Lappenart gelingt es, auch große Substanzdefekte kosmetisch
und funktionell zufriedenstellend zu decken. Die Dicke des subcutanen Pol-
sters ist variierbar, eine Ausdünnung kann auch noch sekundär durchgeführt
werden. Es handelt sich hier um ein Verfahren, das nur bei sehr schweren
Defektverletzungen nach Quetschungen oder ausgedehnten Verbrennungen
zur Anwendung kommen sollte.

Lappenplanung
Zur Deckung radialer Defekte ist eine Stielbildung proximal erforderlich, ulnare Defekte
werden durch distal gestielte Lappen gedeckt (Abb. unten).

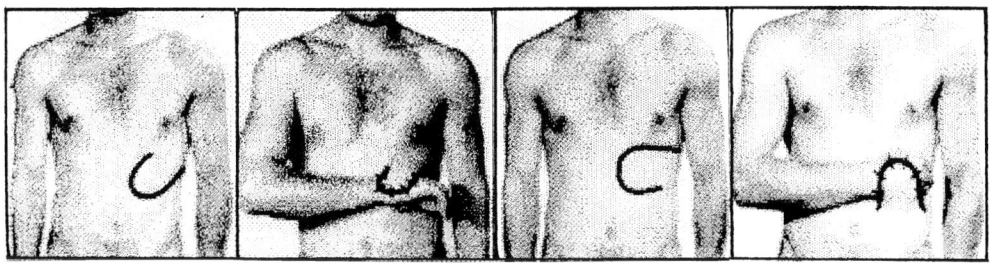

Durch die zweifache Lappenverschiebung nach Bunnell ist eine Deckung zirkulärer Kuppendefekte auch mehrerer Finger bis zu einer Länge von 3–4 cm Länge möglich (Abb. unten).

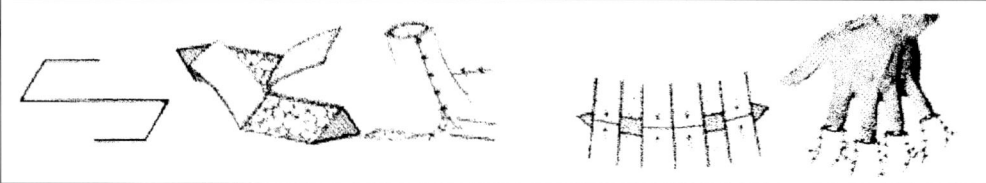

Der Hebedefekt und freiliegende Subcutis des Stieles muß bei allen gestielten Lappenplastiken bei der Erstoperation exakt mit Spalthaut gedeckt werden. Allerdings kann der Hebedefekt durch Verschiebung eines ein- oder zweistieligen Lappens geschlossen, oder zumindest deutlich verkleinert werden; dadurch wird das kosmetische Ergebnis im Spenderareal deutlich verbessert.

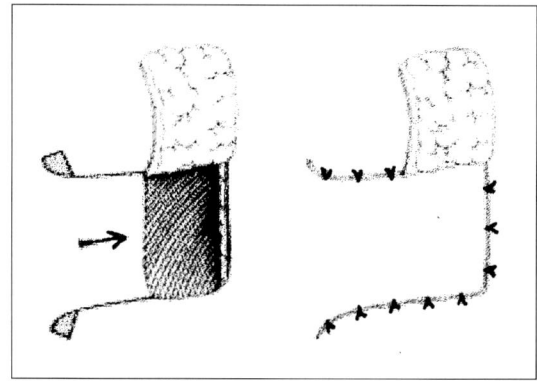

Hebung der Lappenplastik und Bildung einer einstieligen Dehnungs-Lappenplastik zum primären Verschluß des Hebedefektes.

Literatur beim Verfasser

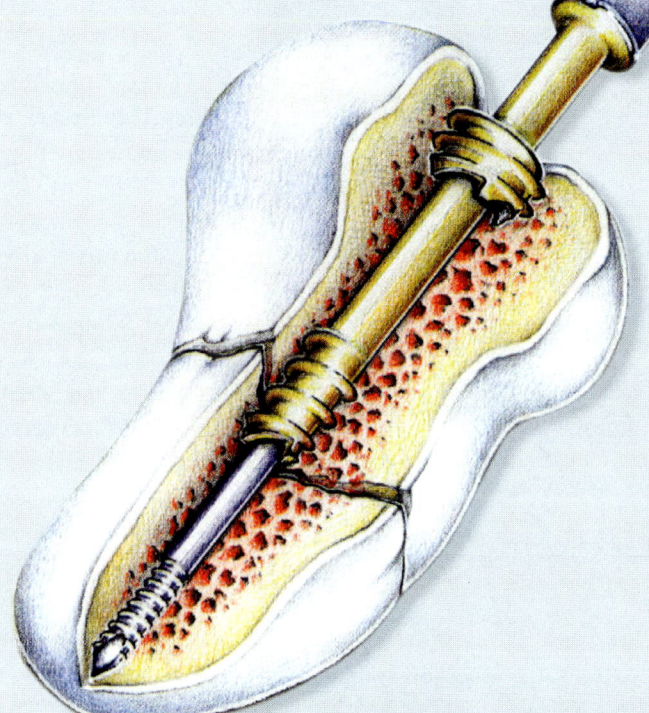
 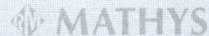

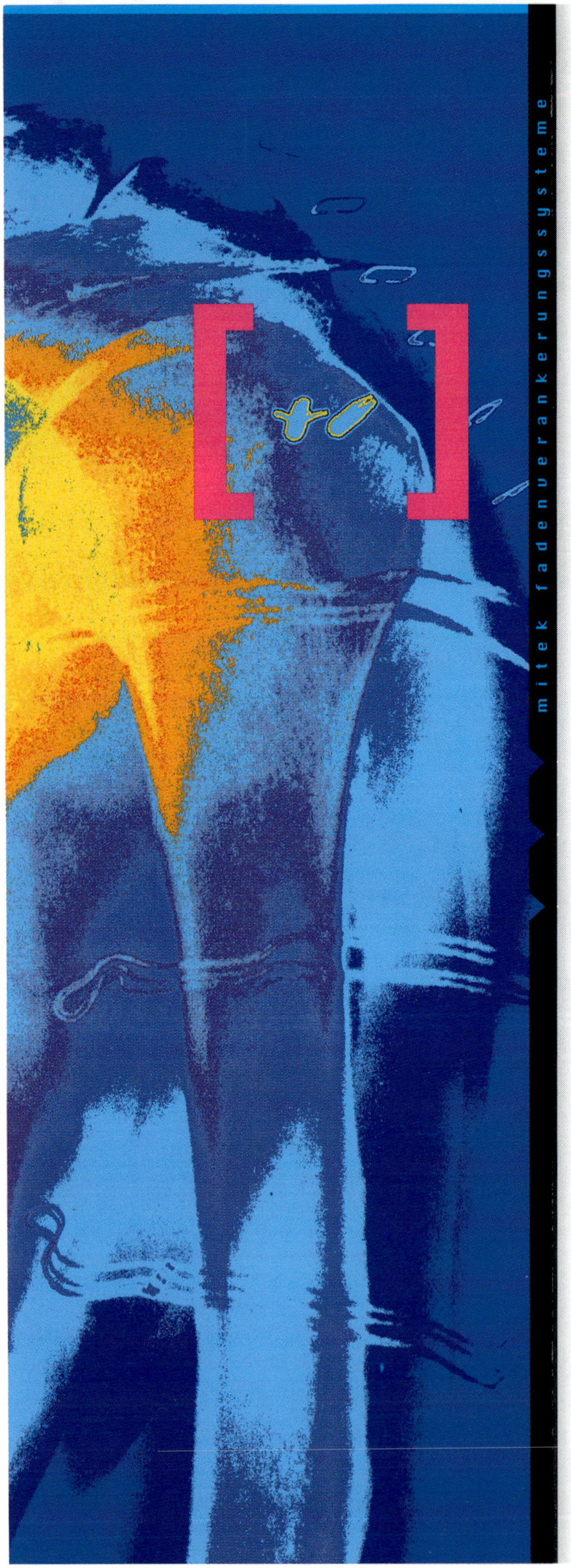

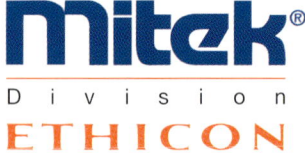

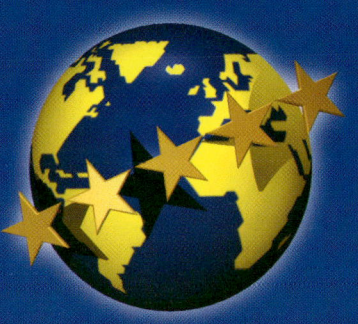

Penicillin G

Ampicillin

Piperacillin

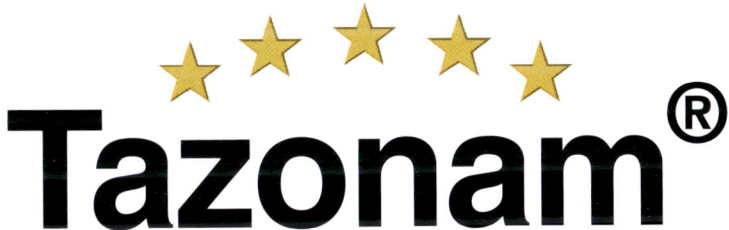

Tazonam®

Piperacillin/Tazobactam

Wyeth-Lederle Pharma GmbH., Storchengasse 1, 1150 Wien